Victor B. Fedjuschin
Rußlands Sehnsucht nach Spiritualität

Victor B. Fedjuschin

Rußlands Sehnsucht nach Spiritualität

Theosophie, Anthroposophie, Rudolf Steiner und die Russen

Eine geistige Wanderschaft

Novalis Verlag

Gesamtherstellung Clausen & Bosse, Leck

ISBN 3-7214-0592-7

»Es gibt ein Heil für Russland und dieses heisst: Theosophie.«
Rudolf Steiner

»Die Russen suchen neue Kultur-und Gedankenwege; eben darin liegt ihr Interesse an der Anthroposophie.«
Andrej Belyj

Inhalt

Vorwort

Die vorliegende Arbeit entsprang der Absicht, eine Art Gesamtüberblick über die Aufnahme des anthroposophischen Impulses in Rußland auszuarbeiten, soweit man ihn aus der Literatur zusammenstellen kann. Dies sollte sowohl von einem mehr allgemein historischen Gesichtspunkt her geschehen – der notwendig das Kapitel über die Theosophie miteinbezieht –, als auch in einer detaillierten Wiedergabe von Einzelschicksalen: Setzen sich doch so gut wie alle bedeutenden Vertreter der russischen Kultur des 1. Viertels unseres Jahrhunderts in irgend einer Weise mit der Anthroposophie auseinander, ließen sich durch sie beunruhigen oder begeistern, fanden in ihr Anregungen für ihre eigene Lebensaufgabe oder lehnten sie heftig ab. Viele sahen in ihr – weit über ihr persönliches Interesse hinaus – die Rettung für die Zukunft Rußlands. Auch wenn eine Auswahl nötig erschien – nicht jeder Einzelne konnte hier dargestellt werden – so bekommt der Leser doch einen erschütternden Gesamteindruck von dem ungeheuren geistigen Ringen und Suchen der Menschen im damaligen Rußland.

Die Anthroposophie war für diejenigen Russen, die sich mit ihr verbanden, keine »interessante Lehre«, sondern die langersehnte Antwort auf die brennendsten geistigen Existenzfragen der Einzelnen sowie des ganzen Volkes.

Aber auch die Zweifeler und Gegner beschäftigten sich oftmals ausführlich mit ihr. Unter ihnen ist besonders N. Berdjaev zu nennen, der nicht umhinkam, fast in jedem seiner Bücher der Anthroposophie ein Kapitel zu widmen. Trotz seines so betonten Einzelgängertums ließ ihn die Auseinandersetzung mit Rudolf Steiner nie los.

Neben den biographischen Abrissen wird vor allem ein Gesamtbild von der Entwicklung der Russischen Anthroposophischen Gesellschaft aus vielen Informationsquellen zusammengetragen. Waren in früheren Jahren noch eine große Anzahl für die russische Kultur bedeutender Russen am Bau des ersten Goetheanum beteiligt gewesen, so schufen die späteren Kriegs- und Revolutionsjahre sowie die veränderte politische Situation eine ganz neue Lage für die russischen Anthroposophen: In fast völliger Abgeschnittenheit vom Dornacher Zentrum mußten sie ihre Arbeit in ganz eigenständiger Weise aufbauen. Sie zehrten dabei wohl von dem, was sie auf ihren Reisen in den Westen und im Briefwechsel mit Marie von Sivers-Steiner (der ja die Hauptrolle in der Verbindung der russischen Schüler mit Rudolf Steiner zukam) hatten aufnehmen können, waren aber im übrigen ganz und gar auf sich selbst gestellt.

Welche Freude, als dann zu Beginn der 20er Jahre wieder Informationen durchsickerten, hauptsächlich über die praktischen Arbeitsfelder der Anthroposophie!

Es bleibt zu hoffen, daß das Buch den Leser zu einer Vertiefung der angeschnittenen Themenkreise anregt und daß es für alle, die sich mit der Sprache und Kultur Rußlands beschäftigen, eine echte Erweiterung bedeutet.

Barbara Fedjuschina

Zur Umschrift der russischen Namen

Die russischen Wörter im Text wurden in einer populären Form transkribiert, die *ungefähr* der Aussprache im Deutschen entspricht. Für die russischen Literaturangaben wurde jedoch die in der Slawistik gebräuchliche Art der Transliteration übernommen. Bei den Zitaten anderer Autoren wurde die ursprüngliche Transkriptionsweise beibehalten. Auf diese Weise erklärt sich, daß ein und derselbe russische Name im Text zuweilen in verschiedener Schreibweise auftaucht.

Geschichtliche Krisis

»Verschwinde in die Weiten, verschwinde,
O Rußland, mein Rußland!« *

Es gibt nicht wenige Meinungen und Aussagen darüber, daß das 20. Jahrhundert, das heißt unser heutiges Zeitalter, gar nicht damals anfing, als diese chronologische Tatsache vom Kalender angezeigt wurde. Die meisten Zeitgenossen legen den Anfang des Jahrhunderts gewöhnlich auf das Jahr 1914, nämlich auf den Beginn des ersten Weltkrieges. Diese europäische Krisis, die in einem furchtbaren Kampf zum Ausdruck kam, begann nicht mit der Ermordung des österreichischen Thronfolgers Franz Ferdinand am 26. Juli 1914 in Sarajevo, sondern schon viel früher, nämlich in der zweiten Hälfte des 19. Jahrhunderts. Rußland, das schon seit der Zeit Peters des Großen aktiv am politischen Leben Europas teilnahm, konnte in sich nicht die rechten, notwendigen inneren Kräfte finden, um ohne Schaden für sich selbst aus dieser schicksalhaften Situation heraus zu kommen.

Es erkannte sie nicht und wollte auch nicht mit jenen dunklen Kräften rechnen, welche es ins europäische Spiel gezogen hatten; ein Spiel, das für Rußland mit dem Bolschewismus endete. Seit jeher war Rußland mit Zentraleuropa, besonders mit Deutschland eng verbunden gewesen. Dies zeigte sich nicht nur im deutschen Blut des Hauses Romanow (das russische Blut verschwand mit der Thronbesteigung Elisabeths I. im Jahre 1762 vollständig aus dem Herrschergeschlecht), sondern mehr noch in geistiger Beziehung – Rußland suchte im Wesen des germanischen Geistes eine Ergänzung, die seine inneren Kräfte erwecken und seine unerschöpf-

* Andrej Belyj, aus dem Gedicht »Verschwinde Rußland«, 1908; Sammelband »Asche«, Petersburg 1909 (»Izčezni, Rossija«, 1908; »Pepel«, Petersburg 1909).

lichen Möglichkeiten entwickeln sollte. Schon in der Zeit M. V. Lomonosovs (1711–1755), den man mit Recht als russischen Goethe und als einen Begründer der slawischen Kultur im Osten bezeichnet, begann Deutschland eine Stätte für die Ausbildung der Elite der russischen Jugend zu werden. Für viele Leute der gebildeten Schicht in Rußland, die in den Ideen der deutschen Romantik und des deutschen Idealismus aufgewachsen waren, war Deutschland die Hoffnung für eine glückliche Zukunft Europas. Es ist nicht verwunderlich, daß in der zweiten Hälfte des 19. Jahrhunderts immer heftigere Unzufriedenheit mit der Politik Bismarcks, dem Begründer des deutschen Einheitsstaates, sich bemerkbar machte. Diese Enttäuschung spiegelt sich besonders eindrücklich in den Worten des russischen Slawophilen Jurij Samarin (1819–1876), welche dieser im Jahre 1876, kurz vor seinem Tode äußerte, wider: »Deutschland sei in seiner Jugendzeit eine Hoffnung für jeden gebildeten Russen gewesen, von der man lange gezehrt habe, umso größer aber sei nun sein Schmerz, daß dieses Deutschland unter dem Einfluß nationalistischer und positivistischer Gedanken aus dem Westen zu ›verschwinden‹ beginne.« [1]

Nun war mit der Gründung des deutschen Einheitsstaates im Jahre 1871 eine neue Weltfrage in Europa geboren worden, die man deutsche oder besser alleuropäische Frage nennen kann, da sie mit dem Schicksal ganz Europas verbunden war. Das Erscheinen eines so mächtigen und so lebenskräftigen Staates auf der politischen Karte rief in verschiedenen Kreisen ernsthafte Besorgnis hervor, so auch unter den einflußreichen Persönlichkeiten um den Prinzen von Wales, den späteren König Edward VII. (1841–1910). Schon Dostojevskij unterstrich die besonders heikle Situation des großen britischen Empire. Im »Tagebuch eines Schriftstellers für das Jahr 1877« schreibt er: »England befindet sich in einer ganz kritischen Lage... Diese kritische Situation läßt sich in ein einziges Wort fassen: Einsamkeit. Denn noch niemals war England in einer so furchtbaren Einsamkeit wie jetzt. O wie froh es gewesen wäre, in Europa jetzt ein Bündnis zu finden, irgend eine Entente cordiale.« [2] Der enge Kreis um den Prinzen von Wales erkannte klar die Notwendigkeit eines Bündnisses, weil er einen allgemeinen europäischen Krieg für unvermeidlich hielt. Man entwarf in diesem Kreis, zu dem u. a. Lord Robert A. Salisbury (1830–1903) gehörte, einen

Plan für das zukünftige Europa. In diesem Plan wurde Rußland die traurige Rolle zugewiesen, für die britischen Interessen einzustehen. Schon im Jahr 1887 ersannen die englischen Politiker ein Bündnis zwischen Frankreich und Rußland, hinter dem im Kriegsfall auch England stehen würde. Diesen Plan kann man mit den Worten Dostojevskijs chrakterisieren: »... England braucht vor allem ein vorteilhaftes Bündnis, d. h. eines, bei dem es alles nimmt und nach Möglichkeit selber nichts bezahlt.«[3] Am Ende des 19. Jahrhunderts unternahm die britische Geheimdiplomatie alles mögliche, um eine Annäherung zwischen dem republikanischen Frankreich und der russischen Monarchie zu erreichen. Dieses Bestreben war von Erfolg gekrönt: Im Jahr 1894 wurde ein Bündnis zwischen Frankreich und Rußland geschlossen, welches nichts anderes als ein Militärbündnis war. Lev Tolstoj äußerte sich über diesen Vertrag folgendermaßen: »Die französisch-russische Allianz kann nur bedeuten, was sie in Wirklichkeit ist, nämlich ein Kriegsbündnis... Was sich in Toulon und Paris abgespielt hat, wird zu einer furchtbaren Metzelei führen. Und dann wird die alte, längst bekannte Geschichte von vorn anfangen. Exaltierte Leute werden unter dem Anschein des Patriotismus bemüht sein, in den Zeitungen den Haß und die Mordgier zu verbreiten. Man wird die Unternehmer und die Militärs, die mit Mordwerkzeugen bewaffnet, wie eine Herde geführt, vorbeiziehen werden, sich geschäftig tummeln sehen...«[4]

Bei der Bewertung der Geschichte der Jahrhundertwende sollte man auch in die Tiefe der ewigen Werte eindringen, die immer die Frage nach Gut und Böse und nach der Schuld einschließen. In der modernen Geschichtsschreibung wird die Schuldfrage häufig durch die Frage nach der Ursache ersetzt; dabei verliert die Bewertung der Geschichte ihre moralische Bedeutung. Alexander Solschenizyn äußerte sich genau in diesem Zusammenhang und unterstrich dabei, daß die absoluten Werte niemals ihre Bedeutung verlieren: »Im heutigen Leben, im 20. Jahrhundert, ist es fast lächerlich geworden, von ›gut‹ und ›böse‹ zu sprechen. Das sind fast schon altmodische Begriffe, Begriffe aus einer Sphäre über uns.«[5] Deswegen soll man auch die Geschichte, besonders die russische Geschichte am Ende des 19. und zu Beginn des 20. Jahrhunderts, als einen Kampf zwischen Gut und Böse, diesen zwei ewigen Urgründen des menschlichen Seins, betrachten. Natürlich spielen Faktoren wie die verschiedenen diplomatischen Verträge, die wirtschaftliche Lage, Handelsbeziehungen, Ausbildungsniveau usw. für die Politiker und Geschichtsschreiber eine bedeutende Rolle. Aber auch Leute, Kräfte und Mächte, welche selten oder überhaupt nicht öffentlich auf der Bühne der Geschichte auftreten, welche aber bestimmte Vorstellungen über die Zukunft haben, können mit Handlungen die Entwicklung der Ereignisse beeinflussen und den Gang der Geschichte sogar dirigieren.

So setzen sich um die Jahrhundertwende gewisse, von dunklen Kräften inspirierte Kreise eine ganz bestimmte Aufgabe: Die bestehende Ordnung in Rußland zu vernichten und es in ein riesiges soziales Experimentierfeld zu verwandeln. C. G. Harrison charakterisierte im Jahr 1893 in einem Londoner Kreis namens »Berean Society«, dessen Präsident er war, diese Bestrebungen in einer Reihe von Vorträgen in der Weise, daß nach einem zukünftigen europäischen Krieg das zaristische Rußland fallen würde, so daß man auf seinem Territorium die verschiedensten sozialen, politischen und ökonomischen Experimente durchführen könnte, denen in Westeuropa zuviel Hindernisse entgegenstünden.[6]

Um die Situation im zaristischen Rußland zu Beginn des Jahrhunderts zu verstehen, ist es auch notwendig, auf die verschiedenen okkultistischen und mystischen Einflüsse, meist nationalistisch gefärbt, einzugehen, welche am Zarenhof wirkten. So lebte am Anfang des Jahrhunderts der französische Arzt Dr. Gérard Encausse (1865–1916), der unter dem Namen Papus publizierte, für einige Zeit in St. Petersburg. Zusammen mit Maître Philippe de Lyon (Nizier-Anthèlme Vachod, 25.4.1849–2.8.1905) gründete er eine Martinistenloge, welcher auch der Zar angehörte und die okkultistisch tätig war. Papus war Mitglied verschiedener esoterischer Gesellschaften und profunder Kenner der Magie; sein Einfluß stärkte die frankophile Partei am Hofe. Zusammen mit dem Zar führte er spiritistische Séancen durch, wo Nikolaus mit dem Geist seines Vaters, Alexanders III., sprach und immer wiederholte, daß er das Bündnis mit Frankreich nicht brechen würde. Es ist anzunehmen, daß solche Übungen ein freundschaftliches Einvernehmen mit dem Deutschen Reich erschwerten.

Auf der anderen Seite hatte der russische Bauer G.E. Raspu-

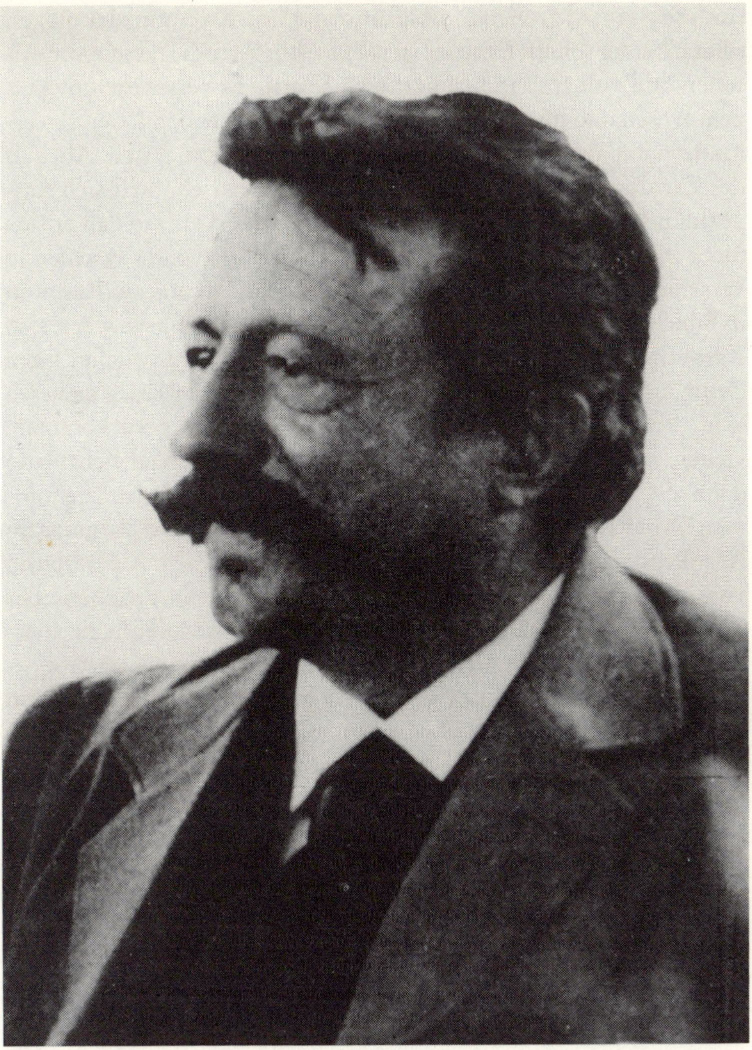

Nizier-Anthélme Vachod – Meister Philippe (1849–1905).
Französischer Wunderheiler, wirkte am Zarenhof in Rußland.

tin (1865–1916) großen Einfluß am Zarenhof. Rasputin, der oft von seinen Leidenschaften getrieben war, verkörperte die religiös-mystischen und volksrussischen geistigen Kräfte. Er versuchte mit ganzem Wesen und mit ganzer Kraft, den bevorstehenden Krieg zu verhindern und damit Rußland vor dem Untergang zu retten. Aber als der Zar den Befehl zur Mobilisierung unterschrieb, hielt sich Rasputin in seinem weit entfernten sibirischen Dorf auf, so daß er sich nicht in der Nähe des Zaren befand. Im Sommer 1914 erschien in verschiedenen Zeitungen der Bericht über ein Attentat auf Rasputin in Sibirien. Man kann sich fragen: Was wäre geschehen, wenn sich Rasputin in den dramatischen Tagen des Kriegsausbruches beim Zaren aufgehalten hätte? Wäre er, der immer gegen Krieg gewesen war, nicht verhindert gewesen, nach St. Petersburg zu kommen, vielleicht hätte er den Krieg verhindern können? Vielleicht hätte dann die europäische Geschichte einen anderen Verlauf genommen? Aber Rasputin mußte sich in den Tagen des Kriegsbeginns im Krankenhaus aufhalten, um vom Attentat zu genesen. Als Rasputin vom Ausbruch des Krieges erfuhr, schickte er sein prophetisches Telegramm an den Zaren: »Mein Freund, ich wiederhole dir abermals: Eine furchtbare Gefahr bedroht Rußland. Eine Katastrophe, ein Leid ohne Ende. Es ist Nacht. Kein Stern mehr am Himmel. Ein Ozean von Tränen. Ein Ozean von Blut... Ein Schrecken ohne Ende. Ich weiß, daß sie alle den Krieg fordern, auch die Treuesten. Sie machen sich nicht klar, daß sie dem Abgrund entgegen rasen. Aber was soll aus Rußland werden? Wenn ich nachdenke weiß ich, daß unser Vaterland nie ein Martyrium gelitten hat, wie das, was uns erwartet. Rußland wird im eigenen Blut ertrinken. Unendliche Leiden und Trauer...«.[7] Über Rasputin sagte Rudolf Steiner im Jahre 1916 folgendes: »Alles, was man von ihm sagt, ist schon wahr, aber er ist trotzdem ein ›Gott-Schauer‹, das ist ein okkulter Terminus für eine Einweihungsstufe. Durch ihn allein kann die geistige Welt, der russische Volksgeist, jetzt in Rußland wirken, durch keinen anderen.«[8]

Eine weitere Ursache dafür, daß der Zar seine Krone, sein Reich und sein Leben verlor und daß das Land den Bolschewiken anheimfiel, lag darin, daß die in Rußland existierende Monarchie nicht ideal war.

Nikolaus II. hatte von Natur aus nicht die Eigenschaften eines

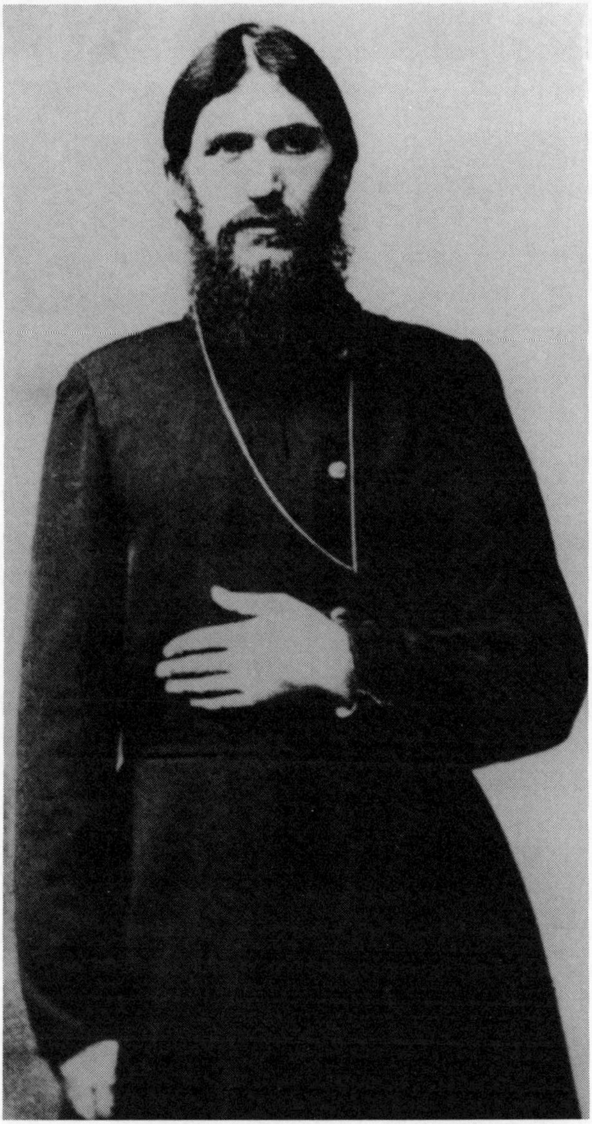

Grigorij Efimovitsch Rasputin (1865–1916).

willensstarken Monarchen. Er konnte das größte Imperium der Welt nicht erfolgreich regieren. Im Jahr 1902 schrieb Graf Leo Tolstoi an den Zaren: »Ein Drittel von Rußland ist im Zustand der Anarchie«. Die Bevölkerung des damaligen Rußland bestand hauptsächlich aus Bauern, unter denen alle möglichen Sekten und religiös-politische Strömungen verbreitet waren. Diese religiöse Gärung ist in Andrej Belyjs Roman »Die silberne Taube« sehr gut beschrieben. Das Ende der russischen Monarchie lag in der Luft: Die offizielle russisch-orthodoxe Kirche, die schon seit Peter dem Großen nicht mehr durch das Patriarchat, sondern durch ein staatliches Amt, den Hl. Synod geleitet wurde, hatte unter den russischen Bauern und in der Intelligenz viel an Prestige verloren. Das in den großen städtischen Zentren aus dem Bauerntum entstehende und an Zahl ständig zunehmende Proletariat stand unter dem Einfluß aller möglichen revolutionären Vereinigungen. Am Zarenhof wucherten die Intrigen und Meinungsverschiedenheiten, welche die Durchführung konkreter liberaler Reformen störten. Im Fernen Osten reifte ein Konflikt mit Japan heran, welcher zu dem für Rußland erfolglos endenden russisch-japanischen Kriegs führte, der die erste russische Revolution von 1905 auslöste.

Diese Unstabilität des riesigen slawischen Staates kündigte etwas Neues an. Einen entscheidenden Platz in der kommenden, neuen Kulturperiode sollte den Slawen am Ende des 19. und zu Beginn des 20. Jahrhunderts die theosophische Bewegung anweisen. Für einige englische Theosophen war es klar, daß die kommende Kulturepoche von der sechsten arischen Unterrasse, den Slawen bestimmt sein wird. Nach ihrer Ansicht mußte sich das Angelsachsentum, wollte es den Gang der Geschichte maßgeblich beeinflussen, zum Lehrmeister der Slawen machen. Dazu war es in ihrem Sinne notwendig, die theosophische Lehre in den höheren russischen Gesellschaftskreisen zu verbreiten, und dies begann am Anfang unseres Jahrhunderts.

Einige geistig suchende russische Intellektuelle fanden eine innere Stütze in den Impulsen und Ideen des deutschen Denkers Rudolf Steiner, dessen Beziehung zum Christentum ihnen viel näher lag als die östlichen Weisheiten Elena Petrovna Blavatskajas und ihrer Nachfolger. Obwohl Rudolf Steiner zuerst innerhalb theosophischer Kreise wirkte und bis 1912 die deutsche Sektion der

Theosophischen Gesellschaft geleitet hatte, waren seine Ideen und seine Lehre in der Wurzel von der angelsächsisch-asiatischen Theosophie radikal verschieden: Rudolf Steiner entwickelte seine Anthroposophie aus dem abendländisch-christlichen Geistesleben heraus. Eigentlich wollte er seine Anthroposophie aus dem abendländischen Geistesleben entwickeln, indem er an Goethes naturwissenschaftlichen Schriften und seine eigene »Philosophie der Freiheit« * anknüpfte, aber da ist er nicht verstanden worden. So mußte er seine Anthroposophie aus der östlichen Theosophie hervorgehen lassen.

Daraus erklärt sich, daß in Rußland zu Anfang des Jahrhunderts viele die angelsächsische Theosophie und die Lehre Rudolf Steiners gleichsetzten.

---

* Rudolf Steiner, »Die Philosophie der Freiheit. Grundzüge einer modernen Weltanschauung. Seelische Beobachtungsresultate nach natur-wissenschaftlicher Methode«, Berlin 1894.

Das religiöse Suchen der russischen Intelligenz

Vom Marxismus zum Idealismus

Um die Gründe zu verstehen, wie und weshalb die Theosophie und die Lehre Rudolf Steiners ein Echo innerhalb eines bestimmten Kreises der russischen Intelligenz fanden, ist es unumgänglich, den allgemeinen geistigen Hintergrund zu betrachten, der in Rußland um die Zeit der Jahrhundertwende herrschte.

In den sechziger Jahren des 19. Jahrhunderts schrieb N. G. Tschernyschevskij (1828–1889), der sich damals in Einzelhaft in der Peter-Paul Festung in St. Petersburg befand, seinen bemerkenswerten Roman »Was tun?«.[1] Der Roman, der im Jahre 1863 aus dem Gefängnis geschmuggelt werden konnte, wurde für ein halbes Jahrhundert lang das Evangelium der russischen demokratischen Intelligenz. Das Evangelium des Atheismus, der Revolution und der Gleichberechtigung der Frau. Ein solches revolutionäres Evangelium war der Roman für die verschiedenartigsten Vertreter der russischen gebildeten Kreise: für den Dichter N. A. Nekrasov (1821–1878) und den Literaturkritiker N. K. Michajlovskij (1842–1904), für die Sozialrevolutionäre G. V. Plechanov (1856–1918) und V. I. Lenin (1870–1924), für die Schriftsteller V. G. Korolenko (1853–1921) und M. Gorkij (1868–1936).

Aber dann ziehen die neunziger Jahre herauf. Es beginnt die Zeit des inneren Suchens. Deutlich zeichnet sich am geistigen Interessenhorizont eine Orientierungswende ab: das allgemeine Interesse beginnt sich von zeitlichen auf ewige Werte zu verlagern. Diese Wende zum religiösen Suchen ergab sich für die Intelligenz auf dem Weg einer schwierigen Bewältigung der materialistischen Vergangenheit, die ihren Ausdruck fand in den radikalen Ideen der Nihilisten, der Volksfreunde und Marxisten. Für die suchende neue russische Intelligenz auf der Schwelle der Jahrhundertwende wird klar, daß die materialistischen Ideen niemandem etwas einbringen. Die Reden der Nihilisten nehmen sich aus wie knabenhafter Zeitvertreib: für alle ist klar, daß das neue Zeitalter etwas Schreckliches, noch nie Dagewesenes, Unbegreifliches bringen wird. Ein Dichter des 20. Jahrhunderts, ein Mann mit tragischem Schicksal, schrieb:

> »Mein Zeitalter, mein Tier,
> Wer kann in Deine Pupillen schauen
> Und mit seinem Blut die Wirbel
> Zweier Jahrhunderte zusammenkleben?«
>
> *Aus dem Russischen;*
> *(Osip Mandelstam; Das Gedicht*
> *»Das Zeitalter«, 1922)*

Überhaupt macht sich beim Übergang von einem Jahrhundert zum anderen Enttäuschung bemerkbar über die revolutionären politischen Ideen, die in der zweiten Hälfte des XIX. Jahrhunderts herrschten. Die Unruhe setzte sich natürlich fort, sowohl in den Universitäten als auch in den Fabriken, in den linken Zeitschriften wie in den Salons einiger marxistisch beeinflußter reicher Kaufleute, und auch eine terroristische Untergrundbewegung machte von sich reden. Nichtsdestoweniger beruhigten sich die politischen Leidenschaften innerhalb der höheren russischen Intelligenz merklich während des ersten Jahrzehnts der Regierung Nikolaus' II. Sie flammten mit neuer Kraft auf im Zusammenhang mit der fernöstlichen Katastrophe: dem Krieg mit Japan im Jahre 1905.

Diese politische Windstille und gleichzeitig die Vorahnung bevorstehender historischer Katastrophen gaben vielen russischen Menschen den Impuls, sich mit Fragen der Erkenntnis des eigenen Selbst und der eigenen Beziehung zu Gott zu beschäftigen. Ein solches Suchen begünstigte das kraftvolle Aufblühen der allgemeinen russischen Kultur. Auf allen Gebieten der Kultur: in der Philosophie, der Literatur, der Malerei, der Musik, dem Theater, dem Ballett, läßt sich ein bemerkenswerter geistiger Aufschwung beobachten. Das erlaubte den Zeitgenossen, die Periode des Übergangs vom XIX. zum XX. Jahrhundert und den Anfang des XX. Jahrhunderts, analog zum goldenen Zeitalter A. S. Puschkins, eine geistige Renaissance oder das silberne Zeitalter der russischen Kultur zu nennen, das sich bis in die 20er Jahre hinein fortsetzte.

Obwohl der größere Teil der gebildeten russischen Gesellschaft weiterhin nach den früheren Idealen lebt, verwirft die Elite die radikale Weltanschauung, die sich in den Worten des russischen nihilistischen Publizisten D. Pisarev (1840–1868) so ausdrückt: »Ein Paar Stiefel sind mehr wert als der ganze Puschkin« und ruft in sich das Interesse wach für die vergessenen Probleme der Ästhetik, der Philosophie und Religion. Die Generation, die zu Beginn des neuen Jahrhunderts zur Reife gelangt, reicht über die Köpfe der Väter hinweg ihren Großvätern und Urgroßvätern die Hand, den ›Idealisten‹ der dreißiger und vierziger Jahre. Es beginnt eine ›Umwertung aller Werte‹, aufgrund derer Puschkin, Gogol, Tjutschev, Dostojevskij und Tolstoj in einem neuen Licht erscheinen. Die Hauptaspekte der schöpferischen Evolution in Rußland waren die Rückkehr der Intelligenz zur Kirche und gleichzeitig der Protest gegen den verknöcherten, reaktionären Klerikalismus der Hl. Synode, das Heraufkommen einer neuen symbolistischen Weltanschauung gegenüber dem primitiven Naturalismus, aber auch der Kampf der jungen Dozenten der russischen Universitäten gegen die geistige Verknöcherung im Milieu der Professoren. Die idealistische Weltanschuung gewinnt in Rußland durch den religiösen Umschwung, der sich mit dem großen russischen Schriftsteller Lev Nikolaevitsch Tolstoj (1828–1910) vollzog, einen besonderen Aufschwung. Tolstoj, der sich in seinen künstlerischen Werken an der Schönheit und endlosen Mannigfaltigkeit des sinnlich wahrnehmbaren Erdenlebens berauschte, erklärte in seiner »Beichte«, wie er die Sinnlosigkeit, Leere und Nichtigkeit dieses Lebens erkannte. In einer Reihe von religiösen Schriften, derentwegen er beinahe seine großartige künstlerische Begabung vernachlässigte, begann Tolstoj zu verkünden, daß man das Leben nur über das Christentum begreifen könne, auf dem Weg der Absage an die Kultur, die Wissenschaft, die Kunst und die Politik. Nach seiner Meinung ist es unumgänglich, zum bescheidenen, entbehrungsreichen, mühseligen Leben des russischen Bauern zurückzukehren. Tolstoj selbst vertauschte seine gräfliche, westeuropäische Kleidung mit dem einfachen, bäuerlichen

Gewand, aber dessen ungeachtet behielt er immer einen Diener bei sich in Bereitschaft mit dem für jeden Fall unumgänglichen Frack. Die Predigt Tolstojs rief unter der Intelligenz eine ganze Bewegung hervor, das ›Tolstojanertum‹, das sich in der Masse des Volkes durch eine Verstärkung des Sektierertums widerspiegelte. Was die russische Intelligenz betrifft, war Tolstoj der erste, der durch seine machtvolle Predigt die Aufmerksamkeit der gebildeten russischen Gesellschaft für Fragen der Religion gewann, zu einer Zeit, in der diese Fragen als überlebtes und veraltetes Vorurteil angesehen wurden.

»Der Mensch ist ein schwaches, unglückseliges Lebewesen, solange in seiner Seele nicht das Licht Gottes brennt. Wenn aber dieses Licht sich entzündet (aber es entbrennt nur in der durch die Religion aufgeklärten Seele), wird der Mensch zu einem machtvollen Geschöpf dieser Welt. Und das kann nicht anders sein, weil dann in ihm tatsächlich nicht seine eigene Kraft wirkt, sondern die Kraft Gottes.«[2]

Das ist das Licht, das die russische geistige Elite auf ihrer Suche in sich entzünden mußte.

Eine wichtige Rolle in der geistigen Entwicklung Rußlands spielte auch das Schaffen F.M. Dostojevskijs (1821–1881). Auch Dostojevskij, ein großer Schriftsteller, ein Erforscher der menschlichen Seele, der sich durch eine besondere Feinfühligkeit auszeichnete, die beinahe an seherische Voraussicht grenzte, erfaßte die wesentlichen Besonderheiten der künftigen Weltanschauung. Er wird der geistige Vater des Symbolismus auf russischem Boden, einer Strömung welche zukunftsweisende Elemente mit solchen der Dekadenz in sich trug.

Ein anderer Vorbote der religiösen Wiedergeburt in Rußland war der bemerkenswerte Denker Rußlands im XIX. Jahrhundert Vladimir Solovjev (1853–1900), den Rudolf Steiner den »reinsten und schönsten Repräsentanten des Christus-Volkes« nannte. In seiner Jugend war Solovjev ein leidenschaftlicher Bewunderer von Ludwig Büchner (1824–1899) und seinem Materialismus. Aber schon mit 21 Jahren sagte sich Solovjev von der materialistischen Weltanschauung los und wendete sich der Philosophie zu. Er schrieb das Büchlein: »Die Krise der westlichen Philosophie – gegen die Positivisten«. In dieser Schrift, die zugleich seine Doktorarbeit war, wie auch in seinem weiteren Schaffen, kritisierte Solovjev den groben

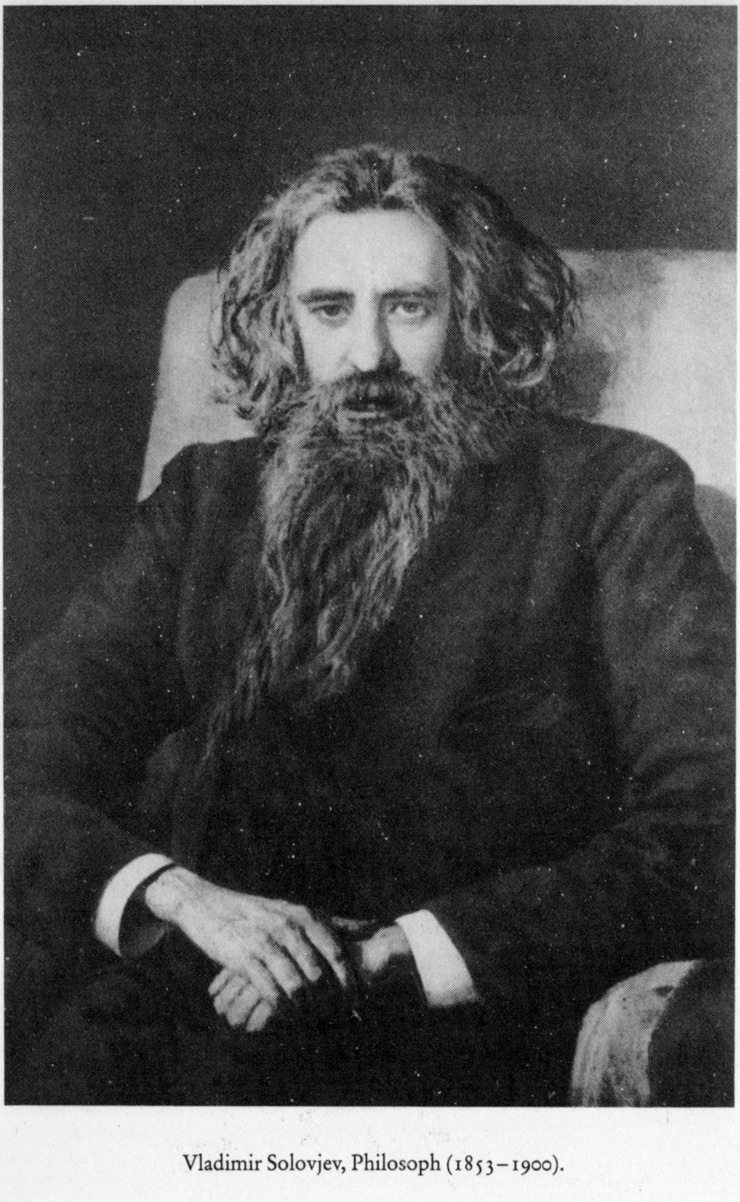

Vladimir Solovjev, Philosoph (1853–1900).

Empirismus und Positivismus, die sich in Westeuropa entwickelt hatten, und bestimmt gleichzeitig die Aufgabe der Philosophie als ein verbindendes Glied zwischen der Religion und der Wissenschaft, zwischen dem Osten und dem Westen. Solovjev gab auf die Frage N. G. Tschernyschevskijs »Was tun?« zur Antwort:

»Stellen wir uns eine Menge Menschen, blinde, taube, lahme und besessene Menschen vor und stellen wir uns vor, daß plötzlich aus dieser Menge die Frage ertönt: ›Was sollen wir tun?‹ Die einzig vernünftige Antwort ist hier: ›Suchet Heilung! Solange ihr nicht geheilt seid, gibt es für euch keine Arbeit; solange ihr euch aber für gesund ausgebt, ist auch keine Heilung für euch zu finden.‹ Ein Mensch, der sein Recht zu handeln und die Welt auf seine Art umzugestalten, auf seine moralische Ungesundheit, auf das Böse und Sinnlose, das in ihm ist, gründet, solch ein Mensch ist, wie auch immer sein äußeres Schicksal und seine Taten beschaffen sein mögen, seinem eigentlichen Wesen nach ein Mörder. Er wird unweigerlich die anderen Menschen vergewaltigen und vernichten, und er selbst wird unweigerlich durch Vergewaltigung zugrunde gehen.« [3]

Solovjev forderte zu einer religiösen Begründung der Weltanschauung auf. Ein inspirierter Denker und Schüler Schellings, der in seiner Jugend das Gottesreich auf Erden nah sah: am Ende seines Lebens gelangte er dennoch zu einer endzeitlichen Prophezeiung. Mit seinem letzten Werk »Drei Gespräche« und der in ihm eingeschlossenen »Kurzen Erzählung vom Antichrist« verstärkte Solovjev leidenschaftlich die apokalyptische Stimmung in der russischen Gesellschaft und befruchtete einige Denker mit einem bestimmten Mißtrauen und einer Furcht in Bezug auf Asien.

»Panmongolismus – Wort der Schrecken!
Doch mir gefällt der wilde Klang,
Als wolle Gott uns nur entdecken
Des letzten Schicksals schweren Gang.« [4]

Die große Weltkrise – dieser Gedanke beendet das Schaffen Vladimir Solovjevs, das ist der Schlußakkord seiner geistigen Tragödie, die Kulturwelt blieb ohne Gott, deshalb ermattete sie und war dem Untergang geweiht, und niemand kann ihn verhüten:

»Nun, es wird noch viel Geschwätz und Nichtigkeit auf der Bühne geben, aber das Drama ist eben schon lange ganz zu Ende geschrieben, und weder den Zuschauern, noch den Akteuren ist es erlaubt, etwas an ihm zu ändern.« [5]

Durch seinen prophetischen Scharfblick sah Solovjev voraus, daß ein neuer Typus von Machthabern über menschliches Geschick in der historischen Arena auftauchen werde: der Redner-Demagoge, der Machtsüchtige, der über die Menge herrscht, und in dem deutlich die Charakterzüge der Diktatoren des XX. Jahrhunderts zutage treten – Lenins, Trotzkij's, Hitlers und Stalins.

Vladimir Solovjev wurde bis zum Ende von seinen Zeitgenossen nicht verstanden. Er geriet oft in die Stoßrichtung des Spotts und blieb ein einsamer Denker. Er fing an, richtig geschätzt zu werden und ein großes Echo zu finden unter der neuen Generation zu Beginn des Jahrhunderts.

Auf der Schwelle zwischen den Jahrhunderten taucht in Rußland ein neues Phänomen auf: der Modernismus der Orthodoxie. Der Kampf gegen den Formalismus in der orthodoxen Kirche verstärkt sich. Es taucht eine neue Strömung auf im Milieu der russischen Intelligenz – das Gottessuchertum.

Im Jahre 1902 gibt eine Gruppe ehemaliger russischer Marxisten, junge Denker wie N. A. Berdjaev (1874–1948), S. N. Bulgakov (1871–1944), P. B. Struve (1870–1944), S. L. Frank (1877–1950) und andere, einen Sammelband, »Probleme des Idealismus«,[6] heraus, in dem sie dazu auffordern, sich vom Positivismus und Materialismus zu entfernen und sich der idealistischen Philosophie zuzuwenden. Mit diesem Sammelband wurde der von Vladimir Solovjev begonnene Kampf fortgesetzt. Unter ihrem Idealismus ist nicht eine abgeschlossene, bestimmte Weltanschauung zu verstehen, sondern vielmehr ein allgemeines Suchen nach neuen Werten im Gegensatz zum positivistischen Weltbild. Die ehemaligen legalen Marxisten begannen, nicht eine soziale Revolution zu predigen, sondern eine Revolution des Geistes, eine geistige Befreiung des Menschen, wobei man sich im wesentlichen nicht mehr auf die unpersönliche Masse stützte, sondern auf das einzelne Individuum.

Im Jahre 1909 veröffentlicht dieselbe Gruppe russischer Denker einen noch sensationelleren Sammelband, »Wegweiser«,[7] in dem sie die ganze Weltanschuung der russischen revolutionären Intelligenz wegen ihres Materialismus und ihrer Ablehnung geistiger Werte einer heftigen Kritik unterzieht und schon ohne Umschweife zur religiösen Begründung des Lebens und der gesellschaftlichen Ideale auffordert. Den ehemaligen Marxisten schlossen sich die Philosophen – Spiritualisten, die Brüder Sergej (1862–1905) und Evgenij (1863–1920) Trubezkoj an.

Gleichzeitig mit der Erneuerung der Weltanschauung der ehemaligen russischen Marxisten beginnt die innere Wandlung unter den russischen Schriftstellern. Die Rückkehr vieler Schriftsteller in den Schoß der Kirche bedeutete noch nicht das vorbehaltlose Akzeptieren dieser reaktionär-versteinernden Institution. So kam es auf Initiative einer religiös gestimmten Gruppe von Schriftstellern unter Führung von D. S. Mereschkovskij (1865–1941) 1901 in St. Petersburg zu »Religiös-philosophischen Versammlungen«, auf denen zum ersten Mal in der russischen Geschichte eine ideelle Begegnung zwischen freien religiösen Denkern und der Hierarchie der orthodoxen Kirche stattfand. Leider bestanden diese »Religiös-philosophischen Versammlungen« nicht lange, sondern nur bis zum Jahre 1903; aber sie wurden zum Impuls für das Auftreten der folgenden philosophisch-schriftstellerischen Vereinigungen und Zirkel. Auf diesen Versammlungen wurden interessante, aktuelle Themen behandelt, und die Teilnehmer waren Vertreter der geistigen Elite Rußlands. Die orthodoxe Kirche wurde auf den Versammlungen durch 19 Geistliche repräsentiert, unter ihnen waren zwei Metropoliten und vier Archimandriten. Ihnen schlossen sich Dozenten und Professoren der geistlichen Akademien und Seminare an, aber auch Theologieprofessoren der Universität von Petersburg. Auf der Seite der Intelligenz verdienen folgende Namen hervorgehoben zu werden: D.S. Mereschkovskij, V.V. Rozanov (1856–1918), D.V. Filosofov (1872–1929), N.M. Minskij (1855–1937) und die Frau von Mereschkovskij, Z.N. Gippius (1870–1945). Der Saal der geographischen Gesellschaft in Petersburg, wo die Versammlungen stattfanden, war immer überfüllt, und die Diskussionen fanden in einer lebhaften Atmosphäre statt. Die Öffentlichkeit bekundete ein umfassendes Interesse für die im Augenblick erörterten Themen, die den Bedürfnissen der Gegenwart entsprachen:

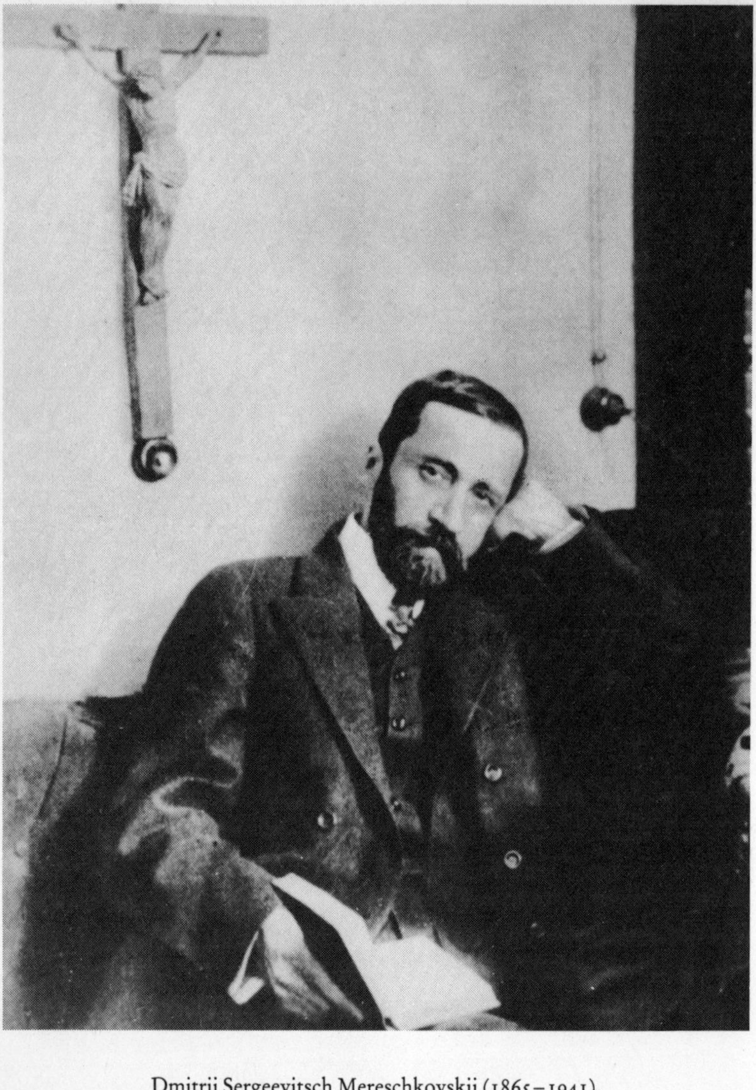

Dmitrij Sergeevitsch Mereschkovskij (1865–1941),
Dichter, Philosoph, Schriftsteller.

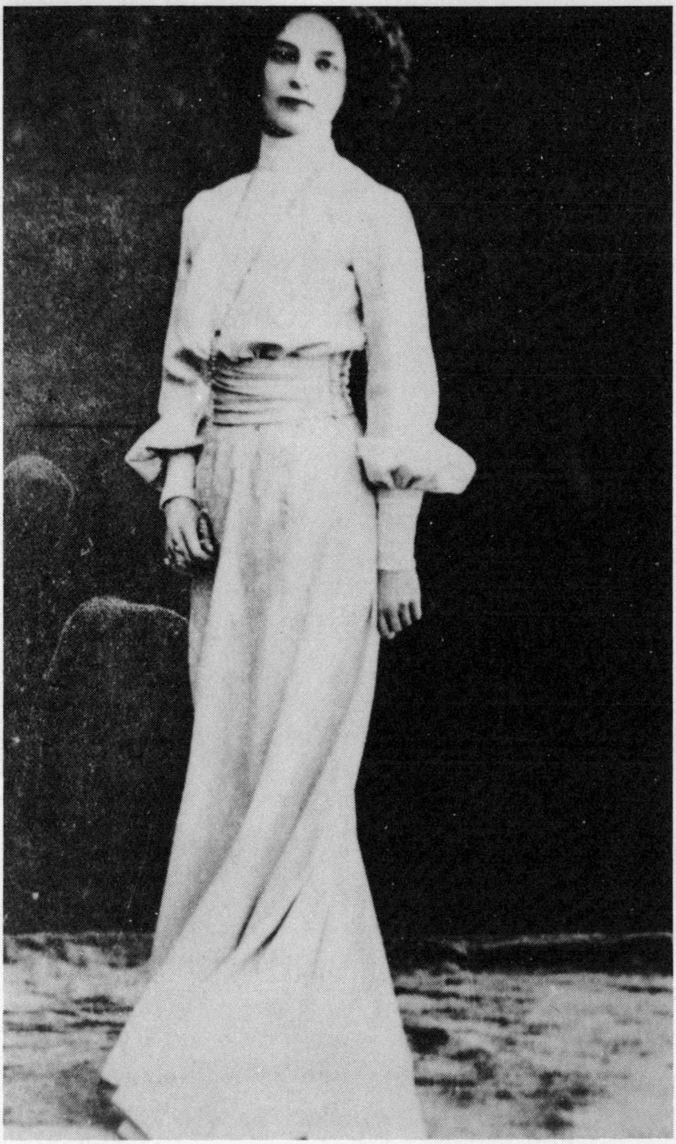

Zinaida Gippius (1870–1945),
Dichterin, Frau von D. S. Mereschkovskij.

das Verhältnis von Kirche und Intelligenz,
L. N. Tolstoj und die Kirche,
die Gewissensfreiheit,
das Verhältnis von Kirche und Kultur,
die Ehe als Sakrament und Mysterium,
die christlichen Dogmen und ihre Entwicklung,
die Rolle des Priestertums.

Am 5. April 1903 wurden die »Religiös-philosophischen Versammlungen« auf Befehl der Hl. Synode geschlossen; aber der Anfang war gemacht worden. Das offizielle Verbot der Versammlungen konnte den in Gang gekommenen Prozeß nicht unterbrechen. Viele Teilnehmer fahren fort sich in der Mereschkovskij-Wohnung zu treffen. Dort werden Streitgespräche über Religion, über das eigene Schaffen, über die Kunst und Politik ausgetragen. Oft besuchte auch Andrej Belyj (1880–1934) die Familie Mereschkovskijs. Er war damals Student der Naturwissenschaften an der Universität von Moskau. Zu jener Zeit waren in Moskau, Petersburg, Kiev, aber auch in anderen Städten Rußlands verschiedenartige Zirkel und Salons verbreitet, in denen man alle möglichen philosophischen, religiösen und literarischen Fragen diskutierte. An dieser Stelle scheint es angebracht, einige Worte zu sagen über solche russischen Salons. Als Salon diente im wesentlichen das offene Haus reicher Gutsbesitzer oder Kaufleute, das die Möglichkeit zu gesellschaftlichem Verkehr bot für Menschen, die sich für Fragen der Literatur, der Kunst, der Philosophie, der Politik und ähnliche Themen interessierten. Zu Beginn des XX. Jahrhunderts z. B. zog der Salon der reichen Kaufmannsgattin M. K. Morozova in Moskau die besten Geister jener Zeit an und wurde zum Vorboten der philosophisch-religiösen Gesellschaft mit dem Namen Vladimir Solovjevs in Moskau (1906) mit dem Vorsitzenden Ratschinskij. Auf dem Boden der Salons entstanden als Nachfolgerinnen der religiös-philosophischen Versammlungen die Petersburger Philosophisch-religiöse Gesellschaft (3. 10. 1907) und die Philosophisch-religiöse Gesellschaft in Kiew (1906).[8]

So entwickelte sich in Diskussionen und Streitgesprächen solcher philosophisch-religiösen Gesellschaften das Gottessuchertum als

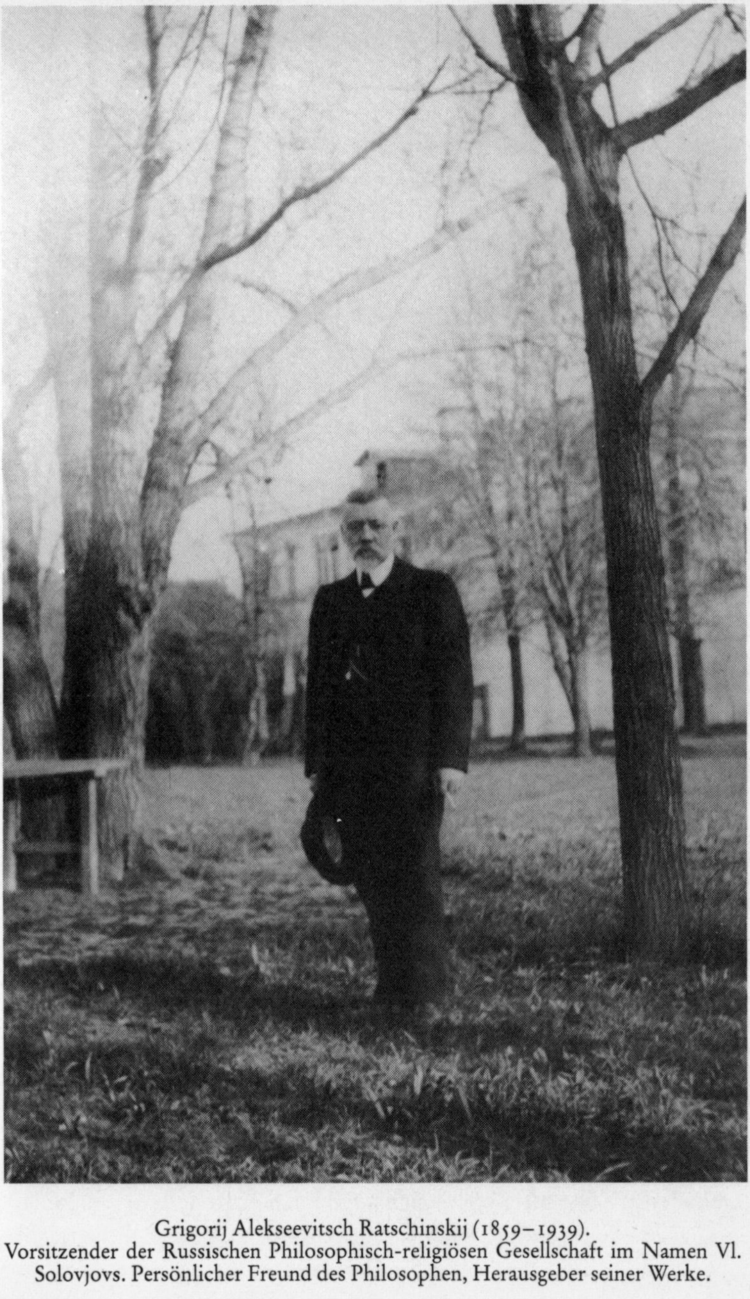

Grigorij Alekseevitsch Ratschinskij (1859–1939).
Vorsitzender der Russischen Philosophisch-religiösen Gesellschaft im Namen Vl. Solovjovs. Persönlicher Freund des Philosophen, Herausgeber seiner Werke.

philosophisch-literarische Richtung. D. S. Mereschkosvskij legte seine Ideen in den Werken: »Christus und der Antichrist«, »Das Gesicht des Tieres« und auch in dem Sammelband von Artikeln »Der kommende Ham« dar;[9]) Sergej Bulgakov in seinen philosophischen Abhandlungen: »Zwei Städte«, »Vom Marxismus zum Idealismus«[10] sowie in dem Buch »Das unsichtbare Licht«, Nikolaj Berdjaev in seiner fundamentalen Arbeit »Der Sinn des Schaffens«[11]. Die Ideen des Gottessuchertums begeistern viele Vertreter der russischen Intelligenz.

Die Vertreter der russischen Sozialdemokratie bleiben nicht abseits stehen. Zum Entsetzen der Begründer der Sozialdemokratie, Plechanovs und Lenins, kommt im Jahr 1908 das Buch A. V. Lunotscharskijs (1875–1933) »Religion und Sozialismus« heraus.[12] Es erscheint auch der Roman »Die Beichte« von Maxim Gorkij, der von den Ideen der Gottessuche durchdrungen war. Auf der Insel Capri entsteht zu Beginn des Jahrhunderts eine russische Schule für Arbeiter, in der sozialdemokratische Vortragende die Ideen des Gottesbauertums entwickeln. Die »Erbauer des Gottesstaates« unterscheiden sich von den Gottessuchern dadurch, daß sie sich entschieden zum Atheismus bekennen. Sie rechnen jedoch damit, daß die marxistische atheistische Philosophie den Menschen nicht zu revolutionären Heldentaten begeistern kann, keinen Enthusiasmus weckt, daß sie nicht die Grundlage für eine revolutionäre Aktion sein kann. Auf der Suche nach einer neuen ideologischen Basis wenden sich die Gottesbauer dem deutschen Philosophen Feuerbach zu; sie sprechen von der Religion der Natur, von der Religion des Menschen, von der Vergöttlichung der höchsten menschlichen Potenz. Die Gottesbauer behaupten, daß Gott nicht existiert, daß man ihn für den Menschen erschaffen müsse, um diesen dadurch zu begeistern für die soziale Umgestaltung der Gesellschaft.

Das neue religiöse Suchen berührte auch die Literatur. In einigen Ländern Europas treten gegen Ende des XIX. Jahrhunderts Schriftsteller auf, die von ihrer Enttäuschung im Leben sprechen, von ihrer Verzweiflung, vom Verfall, vom Niedergang der alten europäischen Kultur. Deshalb nannte man sie Verfallsapostel oder Dekadente. Dekadente Züge offenbaren sich auch bei Schriftstellern wie H. Ibsen (1828–1906) und K. Hamsun (1859–1952); diese beiden beeinflussen die frühen russischen Symbolisten.

In der Regel sprechen die Literaturforscher von der Hoffnungslosigkeit als der vorherrschenden Stimmung der ›Dekadenz‹. Aber dies war nicht durchweg so: die Hoffnung auf eine Erneuerung des Lebens starb nicht, sondern ging über auf eine andere surrealistische, mystische Ebene. Solch berühmte französische Dichter wie Baudelaire, Verlaine, Rimbaud, Menschen wie Oscar Wilde und August Strindberg – sie alle übten einen großen Einfluß auf das Entstehen des Symbolismus in Rußland aus.

Den früheren russischen Symbolisten darf man Leute zurechnen wie Vaerlij Brjusov (1873–1924), K.D. Balmont (1867–1942), D.S. Mereschkovskij und seine Frau, Z.N. Gippius, sowie ihre ›jüngeren Brüder‹ A.Blok (1880–1921), Andrej Belyj und Vjatscheslav Ivanov (1866–1949). Die russischen Symbolisten waren der Gegensatz ihrer vorhergehenden Generation. Diesen Unterschied kennzeichnete sehr schön der Literaturkritiker N.K. Michajlovskij (1842–1904): »Die Väter waren in der Politik – Narodniki (Volksfreunde), in der Kunst – Realisten, in der Religion – Positivisten. Die Kinder sind in der Politik – Marxisten, in der Kunst – Symbolisten, in der Religion – Mystiker.[12] Es ist jedoch notwendig zu unterstreichen, daß die russischen Symbolisten zum größten Teil keine Marxisten waren; dennoch waren sie durchaus revolutionär eingestellt. Das Credo der russischen Symbolisten formulierte D.Mereschkovskij in dem Buch »Über die Gründe des Zerfalls und über die neuen Tendenzen der gegenwärtigen russischen Literatur« (1893); er stellte folgende Forderungen für den Symbolismus auf: »... der mystische Inhalt, die Symbole und die Vertiefung der künstlerischen Sensibilität.«[13] Diese drei Aspekte findet Mereschkovskij schon in der russischen Literatur des XIX.Jahrhunderts: der Inhalt der Werke Tolstojs und Dostojevskijs ist mystisch; Turgenev (1818–1883) entwickelt beim Leser die Sensiblität und Gontscharov (1812–1891) stellt unbewußt seine Helden in Symbolen dar.

Die neue Richtung der russischen Literatur findet gleichzeitig ihre Mäzene und Verleger. Zu Beginn des Jahrhunderts sprießen neue Verlage und Zeitschriften wie Pilze aus dem Boden. Der reiche und hochgebildete Sproß der Kaufmannsfamilie Poljakov zusammen mit dem Dichter V.Brjusov gründen die symbolistische Zeitschrift »Die Waage«, die sich nach den französischen Symbolisten

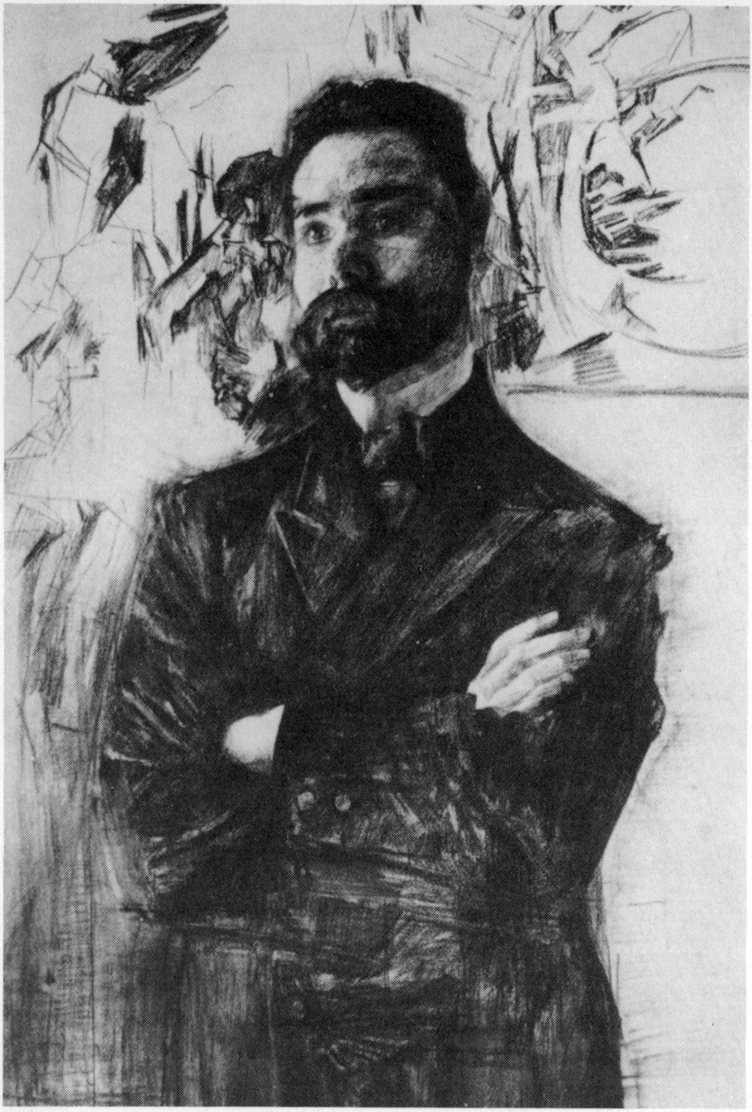

Valerij Jakovlevitsch Brjusov (1873–1924),
Dichter, Theoretiker des Symbolismus.
Bildnis von Vrubel' 1905.

orientiert. Als Konkurrent zu dieser Zeitschrift tauchte der Verlag »Musaget« auf. Hier wehte mehr ein germanischer Geist, in diesem Verlag herrschten die Ideen Goethes, Wagners und der deutschen Mystiker. Der Hauptredakteur des Verlags war E.K. Medtner (1872–1936), ein Bruder des berühmten Komponisten. Die Redaktion des »Musaget« verwandelte sich abends in einen Salon, wo »ein Freundeskreis der Schriftsteller sich auf dem Ecksofa um den eichenen Teetisch unter den Bildnissen Puschkins und Tjutschevs versammelte«. An solchen Abenden vertrat jeder Schriftsteller seine Interessen und seine Weltanschauung. Im Verlag »Musaget« veröffentlicht ein junger Student, ein Freund des Dichters Ellis (1876–1947), V. Nilender (1883–1965) die Übersetzungen der »Hymnen« des Orpheus und der Fragmente Heraklits von Ephesus. Der Dichter V. Ivanov, der anerkannte Führer der Symbolisten, gibt die Übersetzung der »Hymnen an die Nacht« von Novalis heraus. A. S. Petrovskij, der Freund Andrej Belyjs, übersetzt »Aurora« von Jakob Böhme, Margarita Sabaschnikova den Meister Eckehart. (1912)

Parallel zur Übersetzertätigkeit, die der Verbreitung und Vertiefung des russischen kulturellen Bewußtseins diente, veröffentlichte der Verlag »Musaget« auch theoretische Arbeiten, die ästhetischen und religiös-philosophischen Fragen gewidmet sind. Zum Beispiel erblicken die Arbeiten A. Belyjs »Der Symbolismus (1910) und »Arabesken« (1911) das Licht der Welt; E. K. Medtner veröffentlicht eine tiefsinnige Arbeit über Goethe mit einer Kritik an Rudolf Steiner (»Gedanken über Goethe«, 1914). A. Belyj gab rasch eine Antwort auf dieses Buch heraus (Rudolf Steiner und Goethe in der Weltanschauung der Gegenwart, 1917).

Das gesamte Schaffen der russischen Symbolisten erfolgte unter dem Zeichen der Religiosität. Hier drängt es sich auf, das Credo von zwei bedeutenden Symbolisten anzuführen, von V. Brjusov und A. Belyj:

»Wir fordern vom Dichter, daß er unermüdlich seine heiligen Opfer darbringt, nicht nur mit Versen, sondern mit jeder Stunde seines Lebens, mit jedem Gefühl – mit seiner Liebe, seinem Haß, seinen Erfolgen und Niederlagen. Möge der Dichter nicht seine Bücher schaffen, sondern sein Leben gestalten. Möge er die Altarflamme unverlöschlich bewahren wie das Feuer der Vesta, möge er

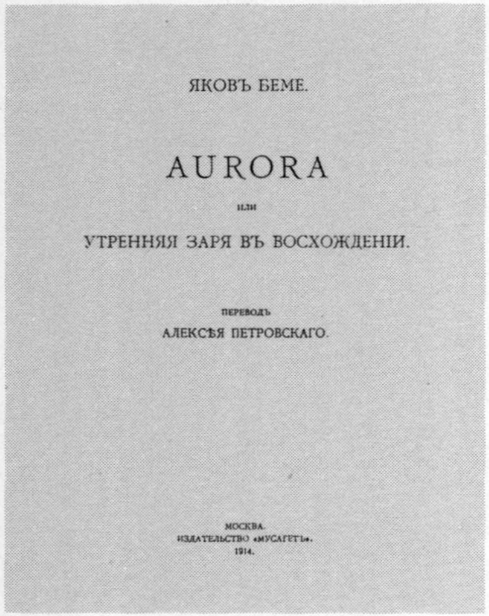

ЯКОВЪ БЕМЕ.

AURORA

или

УТРЕННЯЯ ЗАРЯ ВЪ ВОСХОЖДЕНИИ.

ПЕРЕВОДЪ

АЛЕКСѢЯ ПЕТРОВСКАГО.

МОСКВА.

ИЗДАТЕЛЬСТВО «МУСАГЕТЪ».

1914.

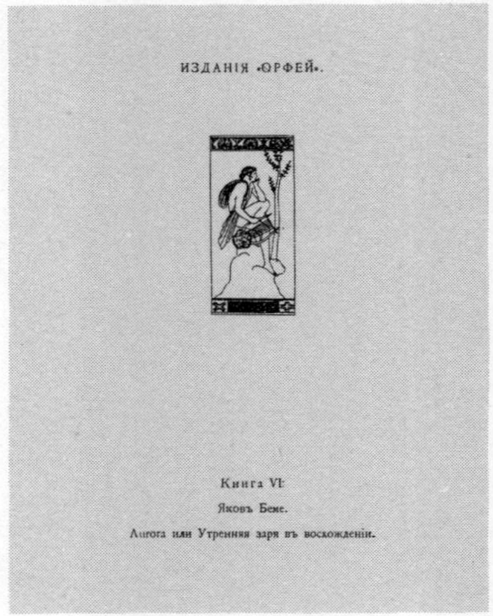

ИЗДАНІЯ «ОРФЕЙ».

Книга VI:

Яковъ Беме.

Aurora или Утренняя заря въ восхожденіи.

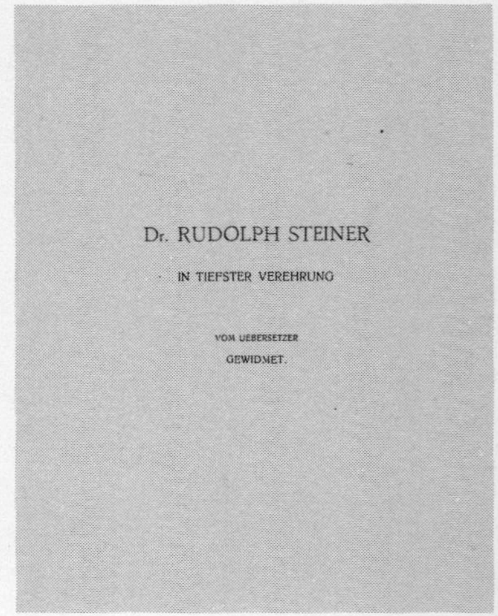

Dr. RUDOLPH STEINER

IN TIEFSTER VEREHRUNG

VOM UEBERSETZER

GEWIDMET.

Titelblatt der russischen Ausgabe von »Aurora« von Jakob Böhme mit Widmung an Rudolf Steiner. Übersetzer Alexej Petrovskij. Moskau, Verlag »Musaget« 1914.

sie zu einem hohen Feuerstoß entfachen ohne Furcht, daß auf ihm sein Leben verbrennt. Auf den Altar unserer Gottheit werfen wir unser eigenes Selbst. Nur das Opfermesser des Priesters, das die Brust zertrennt, gibt das Recht auf den Namen Dichter.« [15]

Das Schaffen von Brujsov ist die beste Rechtfertigung für diese Forderung.

»Symbol – Vereinigung; Symbolismus – Vereinigung der Gestalten des schaffenden Willens – wofür? Es ist ganz gleich, für das gegenwärtige oder zukünftige, das alte oder neue Leben, aber für das Leben. Je tiefer der innere Weg, umso neuer, geheimnisvoller sind die Gestalten, umso mehr Anstrengungen machen wir, wir, die Zeitgenossen, für das Erkennen und das Erleben eines geschaffenen Wertes: das war für die Zeitgenossen das Erscheinen des ›Zarathustra‹.

Der wahre Symbolismus fällt zusammen mit dem wahren Realismus...Der echte Künstler kann nicht mehr Realist oder Symbolist im früheren Sinn genannt werden... Das Symbol... vertieft und ausgedehnt, analog der Idee, verbunden mit dem Weltsymbol. Das ist der letzte, unwandelbare Hintergrund aller Symbole. Als ein solches Symbol erscheint die Beziehung des Logos zur Weltseele, wie zum mystischen Anfang der Menschheit.« [16]

Der allgemeine Zustand der russischen Intelligenz, wie er zu Beginn des XX. Jahrhunderts erlebt wurde, kann eine ideelle und kulturelle Krise genannt werden. Das gesamte Schaffen vollzog sich im Zeichen der Verkrampfung, der inneren Umwertung, der Aggressivität. Einige Denker meinten, daß ein derartiger Zustand der Krise, der immer mehr die geistigen Strömungen der suchenden Menschen erfaßte, durch einen neuen, kräftigen und tiefergreifenden geistigen Impuls absorbiert und befriedet werden müsse. Einen solchen Ausweg aus der sich herausbildenden geistigen Krise begannen nun einige Vertreter der geistigen russischen Elite in der eben geborenen Theosophie E. P. Blavatskajas und ihrer Nachfolger und auch in der Mission Rudolf Steiners und seinen Werken zu suchen.

Theosophie in Rußland

»Die Form vergeht, aber
die Idee lebt ewig.«
Aus der »Bhagavad Gita«

Die Vorläufer

Die göttliche Allweisheit Sophia

Für das Schicksal des russischen Volkes war es ein seltenes Glück, das Christentum in einer Zeit anzunehmen, in der die Anzeichen einer nationalen Selbstbestimmung noch kaum spürbar waren. Das Christentum in Rußland mußte sich nicht gegen die schon ausgeprägte Lehre oder reiche Überlieferung irgend einer anderen Religion durchsetzen. Die russische Sprache mit ihrer reinen und geschmeidigen Natur war schon in ihrer Form immer empfänglich für das Christentum. Die christliche Lehre in Rußland gelangte zu den unberührten Seelen, und ihr ganzes weiteres Werden, ihre innere Entwicklung geschah unter dem direkten Einfluß der christlichen Impulse.

Mit der Annahme des Christentums kristallisierte sich in der russischen Volksseele deutlich dasjenige Streben heraus, das Rudolf Steiner »die Sehnsucht der russischen Volksseele nach der unpersönlichen Theosophie« [1] nannte. Dieses Suchen nach der göttlichen Weisheit äußerte sich in der Verehrung der Sophia – der göttlichen Allweisheit in der orthodoxen Glaubenslehre, und besonders in der orthodoxen Ikonenmalerei und im Gottesdienst.

Die Verehrung der göttlichen Allweisheit in der russischen Kirche beinhaltete und beinhaltet noch heute zwei Wesenszüge. Auf der einen Seite ist Sophia die ewige Allweisheit, durch die Gott die Welt erschaffen hat, die gesamte Welt, die irdische und himmlische (im Kirchengesang heißt es: die Allweisheit hat alles erschaffen). Andererseits wird die göttliche Allweisheit-Sophia von den russischen Orthodoxen in menschlicher Gestalt gesehen.

Gott hat in seiner Allweisheit die Welt geschaffen und damit alle himmlischen und irdischen Kreaturen; die Allweisheit-Sophia ist die Sphäre der ewigen Ideen und Urbilder, die Gott in das Wesen der Schöpfung gelegt hat – Sophia ist die ewige Wirklichkeit in Gott.[2]

Die alten Russen, die von Byzanz die fertige dogmatische Lehre übernahmen, strebten aus tiefster Seele nach seelischen Aufschwüngen, nach sittlicher Reinheit, und sie fanden an Reinheit und Heiligkeit für die einzelne Seele Gefallen. Und die göttliche Weisheit bekam in ihrem Bewußtsein einen Aspekt der Unberührtheit und Jungfräulichkeit und einen Aspekt der geistigen Vollkommenheit und inneren Schönheit.

Schon für Konstantin[3] (erster Lehrer der Slawen, geistiger Vater des russischen Volkes und Schöpfer des kyrillischen Alphabets), als Mönch-Kyril, hatte Sophia-göttliche Allweisheit eine außerordentliche Bedeutung. Wenn man seine Vita liest, erfährt man, daß sein ganzes Leben unter dem Zeichen der Sophia-göttlichen Allweisheit stand. Seine Eltern, der Vater ein bekannter und reicher Ehrenmann mit dem Namen Lev und seine Mutter Maria, lebten gottesfürchtig und erfüllten alle Gebote Gottes. Konstantin, ein Kaisername, war das siebte Kind in der Familie. Sieben – die Zahl der Weisheit. Mit der Geburt Konstantins gelobten seine Eltern, ihr weiteres Leben wie Bruder und Schwester zu leben, und so verbrachten sie vierzehn Jahre ($14 = 7 \times 2$) bis zu ihrem Tod. Als Konstantin sieben Jahre alt war, hatte er einen Traum: ein Krieger seiner Heimatstadt versammelte alle Jungfrauen und sagte zu Konstantin: »Wähle dir zur Hilfe und als Weggefährtin aus, wen du willst.« Konstantin wählte die Schönste von allen mit einem leuchtenden Gesicht, das mit Gold und Edelsteinen verziert war. Ihr Name war »Sophia«. Konstantin wußte auf seinem Lebensweg von seiner Freundin und wurde von

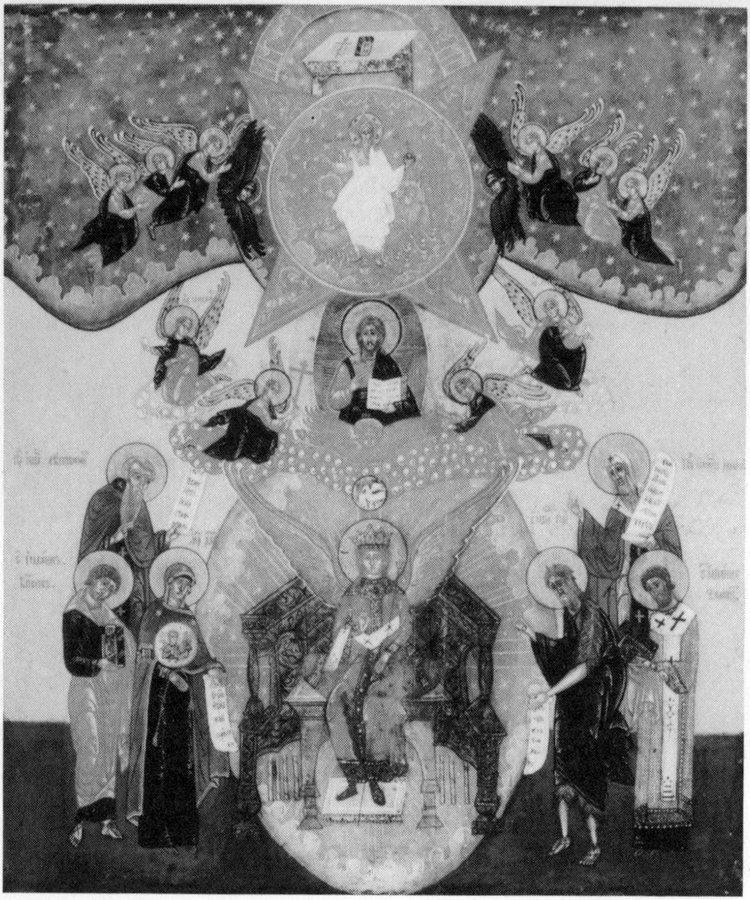

Hl. Sophia. Die göttliche Allweisheit.

Die untere Hälfte der Ikone zeigt die göttliche Weisheit (hl. Sophia), vor einer farbigen Aureole und auf einem Thron sitzend, mit Krone auf dem Haupt und hochgestellten Flügeln. Sie bildet mit daneben stehenden Heiligen eine erweiterte Deesis: Links die Muttergottes mit Christus Emanuel auf der Brust, Johannes der Theologe sowie Johannes der Faster. Rechts: Johannes der Täufer, Johannes Chrysostomos und Johannes von Damaskus. In der oberen Hälfte der Tafel ist die neutestamentliche Dreifaltigkeit wiedergegeben. In einer mit Sternen bedeckten Himmelsfläche mit Mond und Sonne schwebt in einer Aureole der Gottvater. Von der Aureole gehen vier Zacken mit Evangelisten-Symbolen aus. Der Gottvater segnet mit der Rechten, die Linke hält eine Weltkugel. Er wird von Seraphim und Engeln flankiert. Darüber ein Tisch mit Evangelienbuch und Kreuzigungssymbolen. Darunter Christus mit Evangelienbuch; Erzengel Michael und Gabriel mit einer Weltkugel in der Hand sowie zwei weitere Engel mit Kreuzigungssymbolen; dazwischen ein Seraph. Eine Taube als Heiliger Geist ist im Medaillon dargestellt.

ihr nicht vergessen. Von eben diesem Auserwählten der göttlichen Weisheit hat die russische Orthodoxie ihren Anfang genommen. Sophie wurde gleich zu Beginn die Schutzpatronin dieses neuen christlichen Volkes.

Die ersten Gotteshäuser in Rußland waren ja anfangs Sophien-Kirchen und haben erst später andere Namen erhalten.

Das Rosenkreuzertum in Rußland[4]

Später, ab Anfang des 17. Jahrhunderts sprengte das spirituelle Streben nach göttlicher Weisheit allmählich den Rahmen der offiziellen russischen orthodoxen Kirche und wurde in besonderem Maße in solchen russischen Menschenkreisen gepflegt, die ihre Impulse aus dem Rosenkreuzertum bekamen. Schon zu dieser Zeit sind geistige Kontakte zwischen Rußland und dem germanischen Raum vorhanden. Am Ende des 17. Jahrhunderts und Anfang des 18. Jahrhunderts strömten in das Moskauer Zarenreich wie eine unaufhaltsame Welle die Vertreter und Waren der westeuropäischen Kultur – von den Technikern und Werkzeugen bis zu den Büchern und Philosophen. Als einer von diesen Philosophen erschien in Moskau im Jahre 1689 der Vorläufer des russischen Rosenkreuzertums, der deutsche Mystiker Quirinius Kuhlmann (1651–1689).[5] Er war ein überzeugter Nachfolger Jakob Böhmes, ein Theosoph und Chiliast. Kuhlmann kam auf den Gedanken, daß das sündige Babylon Westeuropa untergehen und ein Jesuelitisches Königreich entstehen würde. In den Gerüchten über das Wiederaufleben des nördlichen moskowitischen Volkes sah er die Morgenröte eines neu beginnenden Lebens. In Amsterdam, noch im Jahre 1687, ließ er in diesem Zusammenhang einen besonderen Aufruf an die moskowitischen Zaren verlauten: »Drei und Zwanzigstes Kühl-Jubel aus dem ersten Buch des Kühl-Salamons an ihre Czariche Majestäten.« Zur persönlichen Übergabe dieses Aufrufs kam Kuhlmann eigens nach Moskau. Mit seinen Predigten böhmischer Ideen brachte er Aufruhr in das Deutsche Viertel von Moskau. Der lutheranische Pastor von Moskau, I. Meinike, unterrichtete die Machthabenden über die politischen Gedanken Kuhlmanns. Am 4. Oktober 1689 wurden

Kuhlmann und sein Moskauer Nachfolger K. Nordermann wegen Häresie verbrannt.

Der Einfluß Kuhlmanns beschränkte sich nicht nur auf das Deutsche Viertel. Nach seinem Tode begannen sich russische Übersetzungen der Werke von Jakob Böhme zu verbreiten. Als Beweis für die große Bedeutung Kuhlmanns für das russische geistig-esoterische Leben galt das Kuhlmann-Denkmal auf dem Gut des russischen Rosenkreuzers I. V. Lopuchin (1756–1816). Neben Böhmes Schriften zirkulierten in handschriftlichen Übertragungen andere mystische Werke, die ihre eifrigen Leser am Ende des 18. Jahrhunderts fanden.

Eben in dieser Zeit entstand in Rußland auch der Rosenkreuzer-Orden, welcher seine geistigen Impulse aus Deutschland empfing. Der Gründer des Ordens Rose und Kreuz in Rußland war der Moskauer Universitätsprofessor I. E. Schwarz (gest. 1784), der während seiner Deutschlandreise 1781 die deutschen Mitglieder des Rosenkreuzertums kennenlernte; er war auch der Urheber der kurzen und strengen Formulierung des Eides zur Aufnahme in den Orden. Sie lautete: »Ich NN, verspreche freiwillig und nach reiflicher Überlegung: 1. Während meines ganzen Lebens werde ich mit meinem Geist und mit Aufrichtigkeit den ewigen und allmächtigen Jehova verehren. 2. Ich werde mich nach meinen Möglichkeiten bemühen, Seine Allmacht und Allweisheit in der Natur zu erkennen. 3. Ich sagte mich los vom sinnlosen Treiben der Welt. 4. Ich verspreche, mich nach meinen Möglichkeiten um das Wohl meiner Brüder zu kümmern, sie zu lieben und ihnen zu helfen. 5. Ich verspreche, absolute Verschwiegenheit zu wahren, so wahrhaft, wie Gott unsterblich ist«. Dies war der Eid für die Aufnahme in den Theoretischen Grad, welcher nicht die letzte Errungenschaft der Moskauer Rosenkreuzer bleiben sollte. Er bereitete den Eintritt in »die sakralen Heiligtümer des Haupttempels – die höheren Stufen des Rosenkreuzer-Ordens – vor«.[6]

Zur zentralen Figur des russischen Rosenkreuzertums wurde am Ende des 18. Jahrhunderts Nikolaj Ivanovitsch Novikov (1744–1818); seine geistige Tätigkeit, die den Rahmen der Loge sprengte, weitete sich in großem Umfang auf das gesellschaftliche Leben und auf die Literatur aus und stand ganz im Dienste der Weisheit. Dieser Persönlichkeit verdanken wir, daß sich das Be-

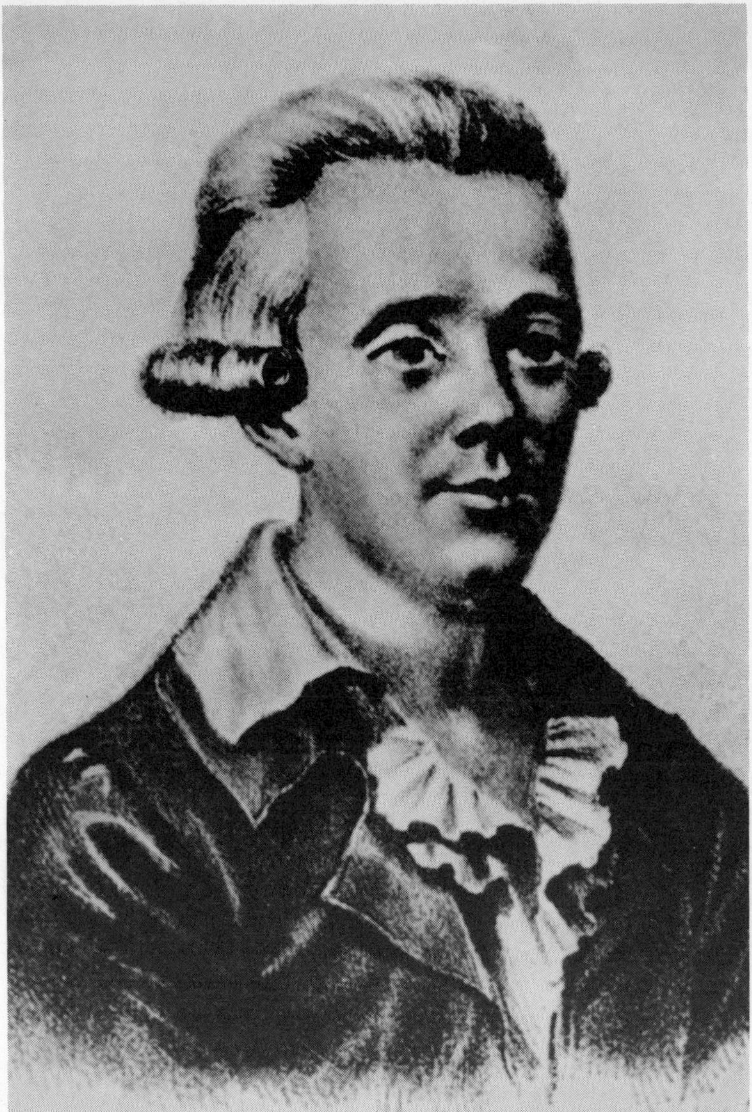

I. G. Schwarz (gest. 1784),
Gründer des Rosenkreuzerordens in Rußland.
Bildnis von Barans.

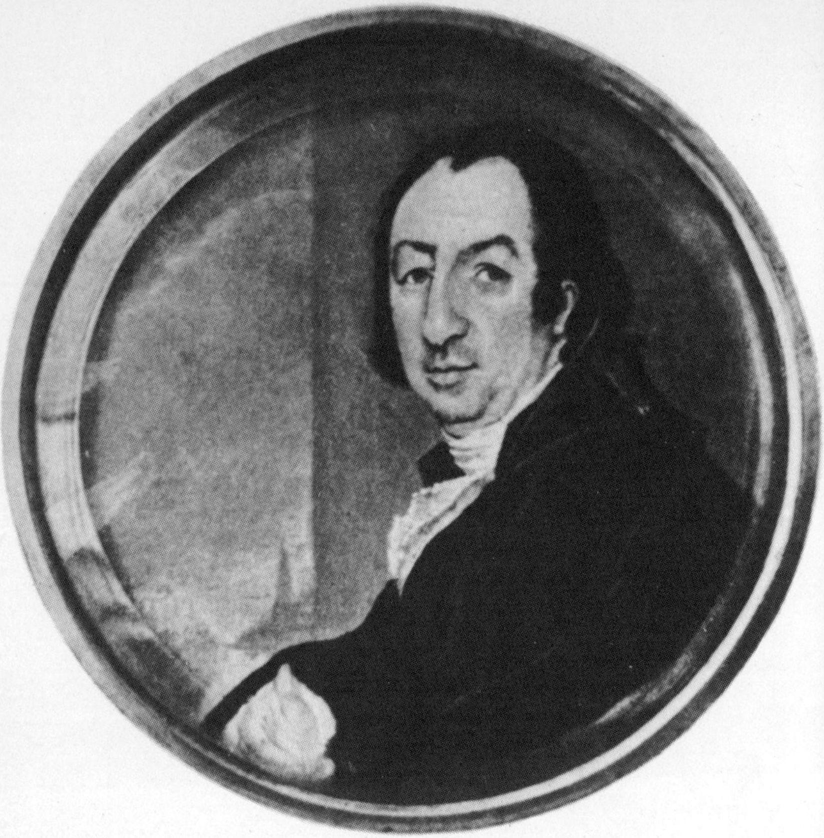

Nikolaj Ivanovitsch Novikov (1744–1818),
Russischer Rosenkreuzer.

griffssystem des Rosenkreuzertums nicht nur in den Logen zu verbreiten begann, sondern, durch die Herausgabe der zum Verständnis notwendigen Literatur, auch in der russischen Gesellschaft. Auf diesem Weg fand eine große Zahl von Menschen einen Zugang zu den Begriffen des Rosenkreuzertums. Die Bücher wirkten auf die Leser, die sich dadurch im Charakter ihrer Anschauungen den Mitgliedern des Ordens näherten. So waren sie für weitere Offenbarungen der göttlichen Weisheit vorbereitet. Durch die mystische Literatur wurde das Rosenkreuzertum zu einer Erscheinung, die weitaus allgemeiner war, als wenn man es auf die Loge begrenzt hätte; deshalb erlangte der enge Freund von I. Schwarz, N. I. Novikov, als aktiver und unternehmungsfreudiger Herausgeber eine erstrangige Bedeutung in der Geschichte des russischen Rosenkreuzertums und in der Verbreitung des theosophischen Gedankenguts, dessen Echo sich durch das ganze 19. Jahrhundert zog. Zuerst benutzte er die Druckerei der Moskauer Universität, doch nach dem Erlaß von Katharina der Großen im Jahre 1783 über die freien Druckereien veranstaltete Novikov mit großem Erfolg eine Herausgabe der Bücher in seiner eigenen Druckerei. Zu den herausgegebenen Büchern gehörten die Werke der asketischen Weisen, sowie auch andere Werke christlich-mystischer Philosophie. Durch diese Buchreihe schlossen sich die russischen Rosenkreuzer an die üblichen kirchlichen Schriften an, und dieser Anschluß war aufrichtig, da sie immer streng orthodox blieben – in ihren Augen war das Rosenkreuzertum der orthodoxen Kirche durch die gleiche Auslegung der christlichen Symbolik sehr nahe. So zum Beispiel erschienen in der russischen Sprache die Schriften von Basilius dem Großen, Ioann Zlatoust, dem Heiligen Augustin, Thomas von Kempen, Jakob Böhme, Erasmus von Rotterdam, Johan Mason und anderen. Parallel zur christlich-mystischen Literatur wurden Werke herausgegeben, die den vorchristlichen Mysterien und Geheimkulten gewidmet waren, sowie auch die Werke von Saint-Martin (1743–1803) und Paracelsus (1493–1541). Es wurde auch eine gewisse Anzahl von Büchern herausgegeben, die die Geschichte des Rosenkreuzertums darstellen.

Ein charakteristisches Merkmal der russischen Rosenkreuzer war der Gedanke, daß das Rosenkreuzertum nur ein vertieftes Verständnis und eine praktische Anwendung der traditionellen Wahrheiten des Christentums sei und daß es der religiösen Mystik der orthodoxen Überlieferung ganz treu bliebe. Die Struktur des Rosenkreuzer-Ordens in Rußland hatte einen eigenen Mechanismus. Die in Moskau erarbeitete theosophische Literatur gelangte dank den Beziehungen des Ordens in alle Städte, in denen Logen existierten, und ebenda wurde sie studiert und drang in die Seele der Geistsuchenden ein. So hing die Tätigkeit des Moskauer Rosenkreuzer-Zentrums – nämlich der Zirkel von Novikov – nicht »in der Luft«. Das verlegerische Unternehmen dieses Zirkels, das unmittelbar durch die höheren Ordensbrüder geführt wurde, bemühte sich um die regelmäßige Verwirklichung der Ordensziele. Die Arbeiten des Zirkels – handgeschriebene und gedruckte Manuskripte – wurden über die Verbindungen der Rosenkreuzer in alle Städte gebracht, wo die Arbeit in den Logen stattfand.

Der von der Zahl her außerordentlich begrenzte Kreis der Rosenkreuzbrüder erlangte mit Hilfe seiner perfekt organisierten Struktur und seiner strengen Organisation einen großen Einfluß auf den geistigen Entwicklungsgang der russischen Gesellschaft.

Das Wirken der russischen Rosenkreuzer, die sich voll und ganz der Vertiefung der Lehre über die göttliche Allweisheit gewidmet hatten, wurde im Jahre 1827 offiziell unterbunden. In diesem Jahr hatte der russische Selbstherrscher Nikolaus I. (1796–1855) jegliche Logen in Rußland verboten. Aber das geistige Korn war gesät, und es sollte in der Zukunft zahlreiche Früchte tragen. Die russischen Denker der zweiten Hälfte des 19. Jahrhunderts und anfangs des 20. Jahrhunderts strebten zur Idee der mystischen Kirche hin, indem sie über die Einheit aller Geschöpfe in Gott nachdachten. Und die Idee der Sophia erreichte sie wieder, und zwar unter dem Aspekt der Kirche. Durch was zeigte sich ihnen die Sophia?

Wenn man sich aufmerksam in die Werke Gogols und Dostojevskijs, in die Poesie Fets und in die Philosophie Vladimir Solovjevs einliest, so wird man gewahr, welche gewaltige Rolle Sophia, die Weisheit und das Gedächtnis Gottes, in der Schöpfung spielt, und daß außerhalb ihrer Wahnsinn und Tod walten.

E. P. Blavatskaja[7]

»Vor einem großen Charakter
verblaßt auch der stärkste Intellekt«
Emerson

Als einen späteren Nachkommen des russischen Rosenkreuzertums kann man eine außerordentlich bemerkenswerte russische Frau, die Begründerin der heutigen Theosophischen Gesellschaft, Elena Petrovna Blavatskaja, betrachten; allerdings knüpfte sie ihre Theosophie an das orientalische Geistesleben an. Das Schicksal dieser bedeutenden Persönlichkeit, die von ihren Zeitgenossen »Die Sphinx des 19. Jahrhunderts« genannt wurde, ist so ungewöhnlich und rätselhaft, daß ihr an Paradoxen und Widersprüchen reiches Leben ihren Gegnern bis heute als Ansatzpunkt der Kritik dient, ihren Nachfolgern dagegen als Gegenstand der Bewunderung und Ehrerbietung gilt. Sehr mannigfaltig erscheint uns das Leben dieser Individualistin:

E. P. Blavatskaja verließ Rußland schon als junge Frau. Dennoch bewahrte sie ihr ganzes Leben lang die typischen Züge einer russischen Barynja (Gutsherrin), vereinigte sie doch in ihrem Charakter russische Offenherzigkeit und Zutraulichkeit gleich nach der ersten Begegnung, mit einer tiefen Menschenverachtung und der Fähigkeit, andere auszunutzen. Dieses »Wunder der Kultur«, wie sie Rudolf Steiner bezeichnete, konnte nur aus dem Milieu Osteuropas (Rußland) hervorkommen. Blavatskaja rief alleine, ohne jegliche andere Mittel als ihren Verstand, ihre außergewöhnlichen Fähigkeiten und ihre große Willenskraft, eine bedeutende geistige Bewegung ins Leben, die die ganze Welt umfaßte, und die einen unmittelbaren Einfluß auf die geistige Entwicklung des 20. Jahrhunderts ausübte.

Blavatskaja wurde 1831 im Süden des russischen Imperiums, in der Stadt Ekaterinoslavl' in der Familie des Kavalleriehauptmanns Petr Alekseevitsch Gan, der von dem alten deutschen Geschlecht Hahn-Hahn von Rottenhahn abstammte, geboren. Von der Seite ihrer Mutter gehörte sie zu der reichbegabten Familie Fadeev, aus der viele sehr talentierte Persönlichkeiten auf verschiedensten Ge-

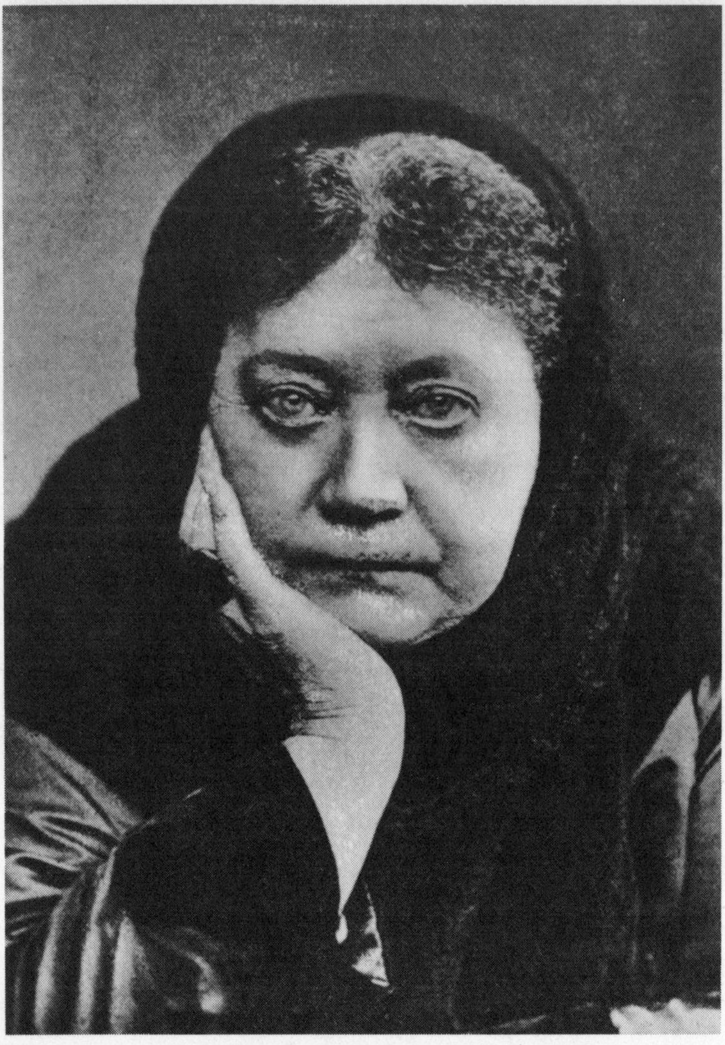

Elena Petrovna Blavatskaja (1831–1891),
Gründerin der Theosophischen Gesellschaft.

»Und für den Westeuropäer ist es unleugbar, in jeder Beziehung unleugbar, daß der Körper, in dem die Individualität, die in dieser Inkarnation Helena Petrowna Blavatsky hieß, eingeschlossen war, eben nur aus dem Milieu Osteuropas, Rußlands, hervorgehen konnte. Denn sie hatte alle russischen Eigenschaften. Aber Helena Petrowna Blavatsky ist versetzt worden durch die besonderen karmischen Verhältnisse der Gegenwart nach dem Westen.«

Rudolf Steiner aus der Ansprache für die russischen Zuhörer.
Helsingfors, 11. April 1912

bieten hervorgingen. Die Mutter E. P. Blavatskajas, Elena Andreevna Gan, geb. Fadeeva, war zu ihren Lebzeiten eine bekannte Schriftstellerin, die einmal von dem berühmten Literaturkritiker V. Belinskij (1810–1848) als »russische George Sand« bezeichnet wurde. Zu dieser Familie gehörte auch der russische Innenminister S. Ju. Vitte (1849–1915).

Nachdem Blavatskaja in jungen Jahren ihre Mutter verloren hatte, wurde sie zusammen mit ihrer Schwester bei ihrer Großmutter E. P. Fadeeva, geb. Fürstin Dolgorukij erzogen. Die Großmutter war eine sehr interessante Frau, die für ihre Kenntnisse in den Naturwissenschaften bekannt war, und die im Briefwechsel mit Alexander v. Humboldt stand. Nach den Worten ihrer Verwandten war die junge Elena nicht sehr lernbegierig, sie war unruhig, der Unterricht war ihr gleichgültig; als Folge davon hatte sie nur eine oberflächliche schulische Ausbildung. Alle ihre Charaktereigenschaften zeichneten sich durch eine besondere Entscheidungskraft aus, die man eher einem Mann zuschreiben würde als einer Frau. Sie anerkannte keine Autoritäten, blieb immer eigenständig, sie machte ihren Weg ohne fremde Hilfe, sie steckte sich unabhängige Ziele, verachtete die Gesellschaftsnormen und überwand mit Entschiedenheit alle ihre Freiheit einschränkenden Hindernisse. Mit siebzehn Jahren, als sie mit ihrer Familie im Kaukasus war, ging sie plötzlich eine Ehe mit einem unansehnlichen alten Beamten, Nikifor Blavatskij ein, der Vize-Gouverneur von Erivan, der Hauptstadt Armeniens, war. Dieser Schritt wurde, wie Blavatskaja im nachhinein erklärte, durch die Notwendigkeit einer Befreiung von ihrer Familie, die ihre Freiheit in Fesseln legte, hervorgerufen.

Einige Monate später verließ Blavatskaja ihren Mann und fuhr nach Konstantinopel und von dort nach einiger Zeit weiter in den Fernen Osten, wo sie zehn Jahre ihres Lebens verbrachte, ohne ein Lebenszeichen von sich zu geben. Im Jahre 1859 kehrte sie nach Rußland zurück. Über ihre Reisen erzählte sie ungern und nebulös, so daß dieser Lebensabschnitt für ihre Biographen im Dunkeln blieb. Ihr Biograph Sinnet, zu dem sie offener war als zu anderen, behauptet, daß sie sich zu jener Zeit in Ägypten aufgehalten habe, wo sie mit ihrer Erforschung des Okkultismus unter der Führung eines alten Kopten begonnen habe, und später dann nach Nordame-

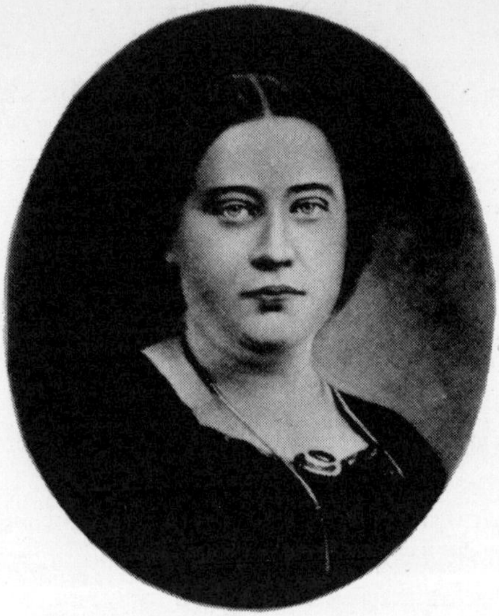

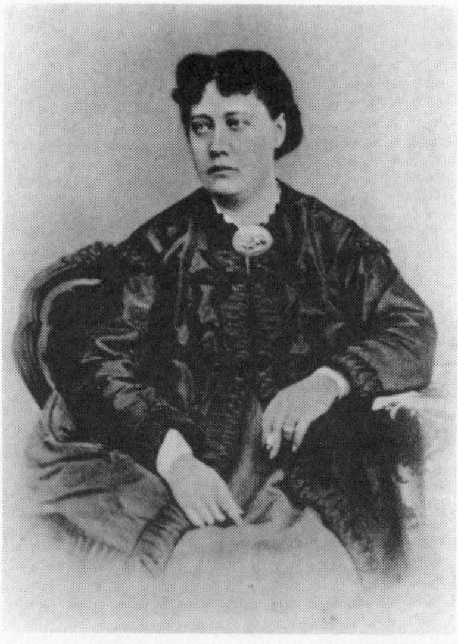

Blavatskaja als junge Frau.

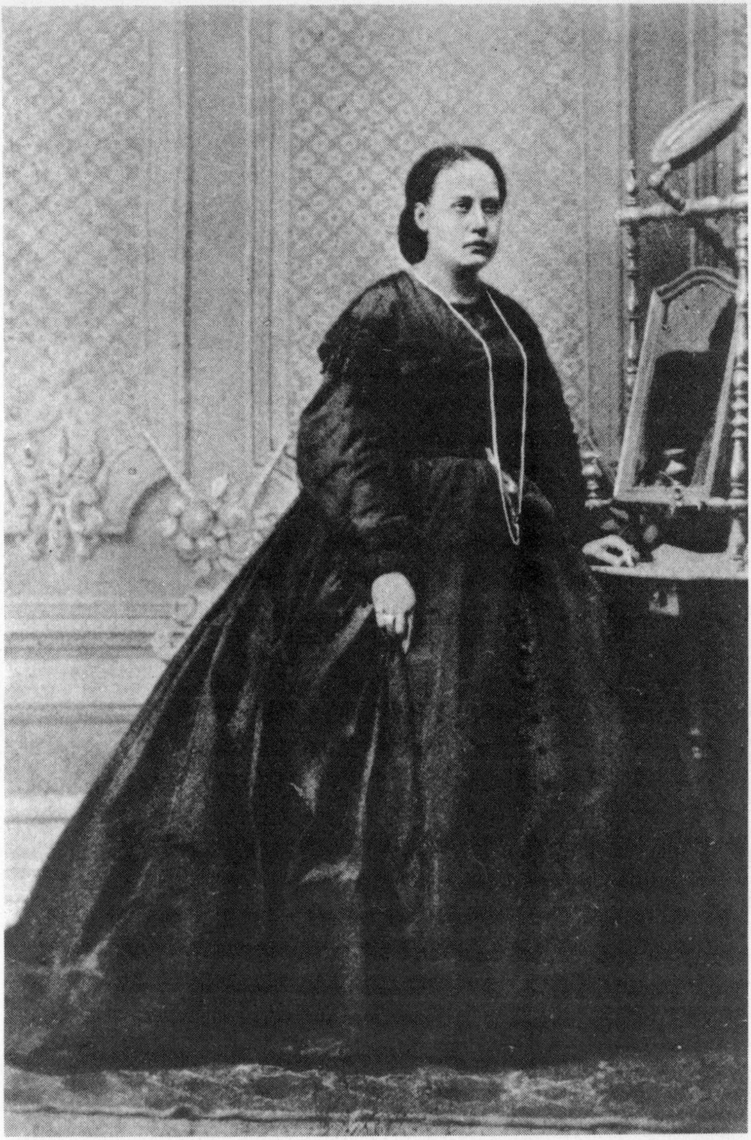

Elena Petrovna Blavatskaja war an Männern grundsätzlich nicht interessiert, und als der alte General Nikifor Blavatskij mit der Ehe Ernst zu machen beabsichtigte, warf sie ihm einen Leuchter an den Kopf und verschwand.

Rudolf Kurtz, »Die Dame mit den Erscheinungen«.

rika, Ceylon und Indien gefahren sei. Von dort sei sie direkt nach Rußland zurückgekehrt, da sie nicht nach Tibet eingelassen wurde. Mit Sicherheit kann man nichts Genaues über die Abenteuer der Blavatskaja in diesen zehn Jahren aussagen.

Blavatskaja war eine Frau, die es ihr ganzes Leben lang zum Handeln drängte. Nach ihrer Rückkehr nach Rußland, wo ja das Wirkungsfeld der Frauen viel stärker begrenzt war als heute, begann Blavatskaja, nachdem sie viele Hindernisse überwunden hatte, die Mittel zur Verwirklichung ihrer geistigen Aufgaben zu sammeln. Blavatskaja war eine große handwerkliche Künstlerin: zuerst gründete sie eine Werkstatt zur Herstellung von künstlichen Blumen, danach weitete sie ihr Wirken auf das Flößen von Nußbäumen ins Ausland aus. Noch später erfand sie eine billige Methode zur Gewinnung von Tinte, und dieses Geschäft ging nicht schlecht, sie verkaufte es mit Gewinn.

Schon zu dieser Zeit zeichneten sich in ihrem Wesen mediumistische und hellseherische Kräfte ab, die sie sich damals nicht erklären konnte: »Ich weiß selbst nicht, was sich da meiner bemächtigt hat. An mir haftet eine Kraft fest, die ich aus Amerika mitgeschleppt habe. Nicht genug damit, daß alles um mich herum klopft und klingt; sogar die Gegenstände geraten in Bewegung, erheben sich sinn- und nutzlos... Aber daneben manifestiert sie sich auch durch sinnvolle Erscheinungen: sie mischt sich durch Klopflaute in ein Gespräch ein, beantwortet Fragen und errät sogar Gedanken. Das muß irgendeine Hexenküche sein.«[8] Erst nach einigen Jahren im Ausland hatte sie gelernt, diese Kräfte durch ihren Willen zu beherrschen. Im Jahre 1864 verließ Blavatskaja von neuem Rußland – diesmal für immer. Sie begab sich wieder auf eine lange Reise, ohne jedoch irgendwo Ruhe zu finden. Ob in Griechenland, Italien oder Ägypten, überall erlangte sie den Ruhm einer ungewöhnlichen Frau, die sich ganz der Erkenntnis des geistigen Lebens hingab, der Erkenntnis jener Weisheit, die durch die positivistische und rationalistische Wissenschaft verloren gegangen war, die aber in den esoterischen Brüderschaften des entfernten Tibet weiterlebte. Mit diesem Ziel gelangte sie nach Tibet und kam in Kontakt mit den Weisen (diese wurden von Nachfolgern der Blavatskaja »Mahatmas« genannt), um die in der westlichen Welt verlorene Weisheit wiederaufleben zu lassen.

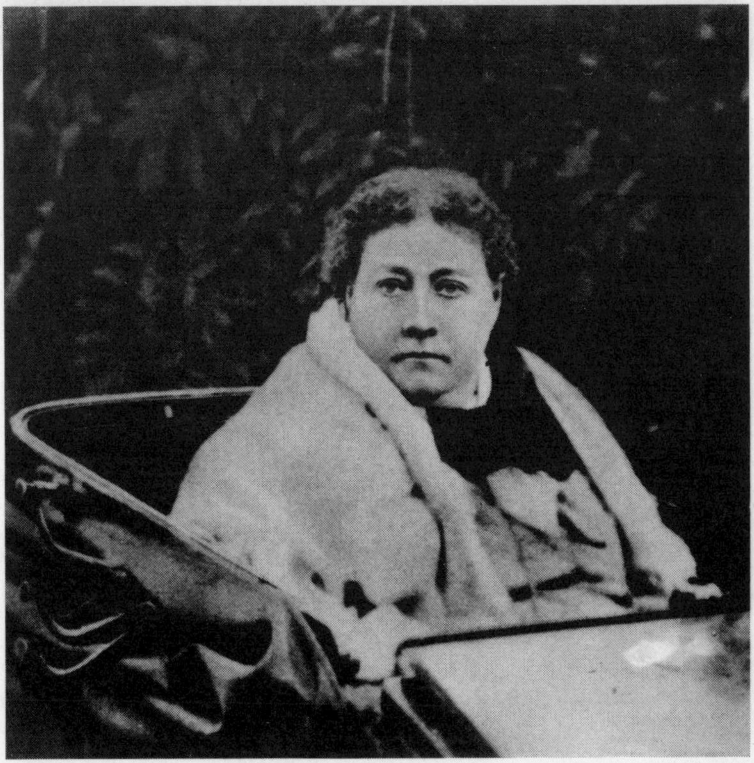

»Ich bin nur ein Medium, bestimmt zur objektiven Wiedergabe dessen, was mein Geist im Astrallicht erschauen darf.«

Blavatskaja an eine Freundin.

Im Jahre 1873 befand sich Blavatskaja in New York. Sie ist schon 42 Jahre alt, ihre Jugend ist verblichen; wenn sie eine durchschnittliche, gewöhnliche Person gewesen wäre, hätte sie eine graue, geistlose und eindimensionale Existenz führen müsen; aber in ihr schlummerten geistige Impulse, die sich gerade in dieser Zeit frei und in großem Umfang entwickelten, als ihre stürmische Jugend vorbei war.

Blavatskaja war die Schülerin von zwei Mahatmas: von Meister Morya und Kut Humi. Blavatskaja erklärte, daß ihre Lehrer eine fast göttliche Macht und Einsicht besäßen. Sie seien in der Lage, die Gedanken aller Menschen zu lesen und aus beliebiger Entfernung auf sie einzuwirken; diese Meister könnten materielle Gegenstände in ihre Bestandteile zerlegen und diese Gegenstände an entfernten Orten wieder zusammensetzen. Blavatskaja blieb in ständigem Kontakt mit ihren Lehrern, die sie, wenn es nötig war, brieflich berieten, und diese Briefe fielen »vom Himmel«. Die Kommunikation mit ihren entfernten Lehrern, die für Außenstehende eine ungewöhnliche und rätselhafte Form annahm, sowie auch ihre eigene Hellsichtigkeit zogen die Neugierigen an und bewirkten eine verlockende Auslegung der Blavatskajaschen »Phänomene«. Sie schrieb darüber später folgendes an Hartmann: »Was Sie über das Unwesen schreiben, das mit den sogenannten »Mahatmas« getrieben wird, so haben Sie leider völlig recht. Habe ich nicht diesen Narrheiten acht Jahre lang zusehen müssen? Habe ich mich nicht gegen N...s (wahrscheinlich H. S. Olcott, V. F.) übertriebene Phantasien gesträubt und dagegen gekämpft und tagtäglich versucht, ihn dazu zu bringen, seine Übertreibung zu unterlassen? Wurde ihm nicht, wie Sie wissen, gesagt, daß, wenn er nicht unsere Lehrer als das betrachte, was sie wirklich sind, und nicht aufhören wolle, die Phantasie der Leute durch seine Übertreibungen zu entflammen, er die ganze Verantwortung auf sich selbst ziehen würde – für alles Übel, das uns befällt? Wurde es ihm nicht schon damals gesagt, daß es keine solchen Mahatmas gäbe, die, wie er glaubt, den Berg Meru auf ihren Fingerspitzen halten und nach Belieben körperlich in der Luft herumfliegen könnten? Ich habe alles vorausgesehen, was aus seinen Übertreibungen entstand: ...«.[9]

Nachdem sie 1873 die amerikanische Staatsangehörigkeit angenommen hatte, begann sie ihr Buch »Isis Unveiled« zu schreiben,

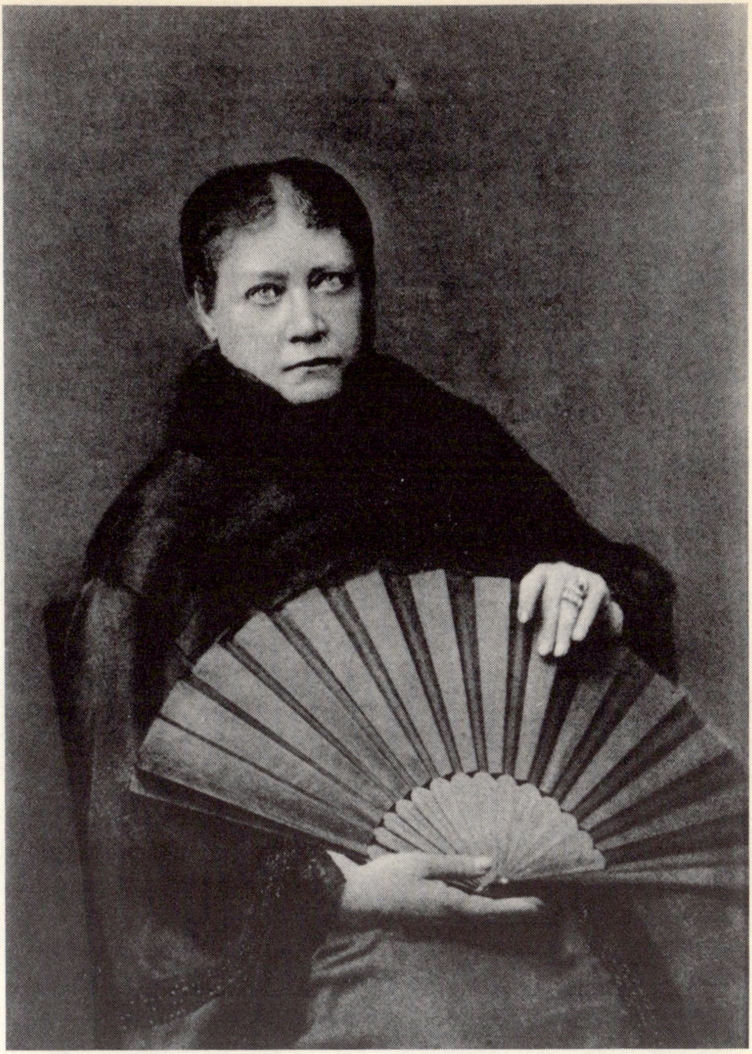

»H. P. B. ist eine bezaubernde, verwirrende, muskulöse Persönlichkeit, neben der die Stifter moderner Religionen einen etwas schmalbrüstigen und blutarmen Eindruck machen. Und daran kann nichts ändern, daß ihr Leben voll von Fragezeichen ist und daß es ihr weniger auf die Tatsächlichkeit ihrer Erlebnisse ankam, als auf die verblüffende, die überzeugende Wirkung.«

Rudolf Kurtz, »Die Dame mit den Erscheinungen«.

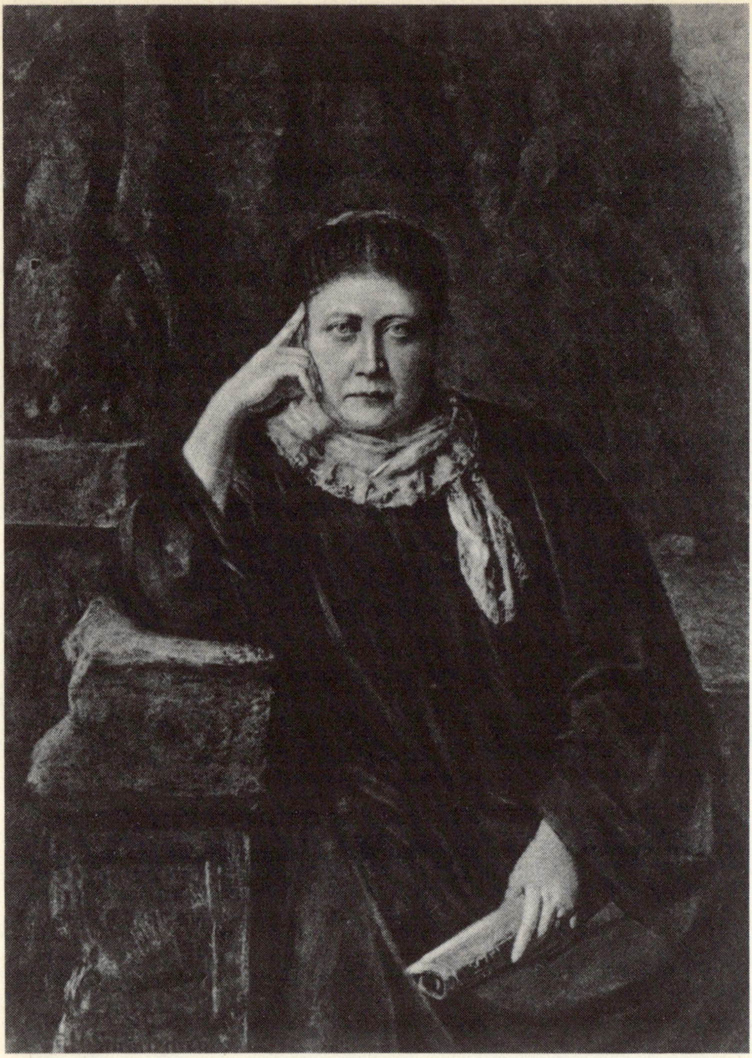

»Um Erkenntnisse geheimer Naturkräfte und verborgener Wahrheiten zu erlangen, muß man vor allem lernen, sein Tun zu beurteilen, nach der Vernunft zu handeln und sich nicht erlauben, mit dem Strom der Zufälle und Umstände zu schwimmen.«

Blavatskaja

das sich als eines der »Phänomene« Blavatskajas erweisen sollte, sowie eine außerordentlich umfangreiche, später begonnene Arbeit mit dem Titel »Secret Doctrine«.[10] Und in der Tat hatte die Blavatskaja, die nie an einer Universität war, und die keinerlei grundlegende Ausbildung erhalten hatte, eine schriftstellerische Arbeit mit kolossalem wissenschaftlichem Inhalt geleistet. Diese Arbeit bestätigt in der Tat Blavatskajas Meinung, derzufolge die Werke nicht ihr selbst zuzuschreiben sind, sondern bei denen sie nur Ausführende der Ideen und Gedanken, die von oben kamen, war. Wie ist nun die Tatsache zu erklären, daß diese Bücher voller Zitate aus Schriften sind, die die Blavatskaja nie gesehen hatte, und daß diese Zitate alle korrekt waren, sogar mit genauer Seitenangabe. Blavatskaja erklärte, daß sie diese Bücher unter dem Diktat ihres Meisters geschrieben habe, mit Mühe die vor ihrem geistigen Auge sich ausbreitenden leuchtenden Bilder aufschreibend, Daten und Zitate von den Manuskripten notierend, die ihr Meister ihr im Astrallicht zeigte.

In ihrem Buch »Isis Unveiled« legte die Blavatskaja oder H. P. B., wie sie ihre englischen und amerikanischen Nachfolger nannten, ihre Lehre dar, die als geistige Basis zur Gründung der Theosophischen Gesellschaft diente.

Die offizielle Begründung der Theosophischen Gesellschaft fand am 17. November 1875 in New York statt. Der Kern der Gesellschaft bestand aus H. P. B., dem Obersten H. S. Olcott und W. Q. Jugde und einigen weiteren Personen, die von den Ideen der H. P. B. begeistert waren. Die Theosophische Gesellschaft setzte sich bei ihrer Gründung drei Hauptziele:

1. Den Grundstein zu legen für eine weltumfassende Brüderlichkeit der Menschen untereinander, ohne Unterschiede in bezug auf Glauben, Rasse und Herkunft. Alle Mitglieder der Gesellschaft sind verpflichtet, nach Selbstvervollkommnung und gegenseitiger Unterstützung in geistiger wie auch in materieller Hinsicht zu streben.
2. Die Erforschung der östlichen Sprachen und Literaturen zu verbreiten.
3. Forschungen anzustellen im Bereich der unerforschten Naturgesetze und der psychischen Kräfte des Menschen.

Indem die Theosophische Gesellschaft in hervorragender Weise als rein philanthropische Gesellschaft auftrat und sich die Devise »Es gibt keine höhere Religion als die Wahrheit« gab, zwang sie ihren Mitgliedern keinerlei religiöse noch andere Überzeugungen auf; dennoch lag das Schwergewicht auf dem dritten der genannten Ziele, dem okkulten, für das sich die Blavatskaja und ihre Freunde vor allem interessierten und das auch die Besonderheit der Theosophischen Gesellschaft ausmachte, indem es die Aufmerksamkeit auf sich zog.

Die erfolgreichste Zeit der Verbreitung der Theosophie Blavatskajas war die Zeit der Gründung der Gesellschaft. Bald entstanden viele Tochtergesellschaften in allen Teilen der Welt. 1879 reiste die Blavatskaja zusammen mit Olcott nach Indien und gründete das Hautpquartier der Gesellschaft in Bombay. Dort begannen sie, die Zeitschrift »Theosophist« herauszugeben.

Sie wurden populär bei den Hindus, die in der Theosophischen Gesellschaft eine nationale und religiöse Auferstehung sahen. Danach nahmen die englischen Machthaber eine feindliche Haltung gegenüber der Blavatskaja ein und beschuldigten sie, eine von der russischen Regierung bezahlte Spionin zu sein. Im Jahre 1882 wurde das Hauptquartier der Theosophen nach Adyar bei Madras verlegt. Dort ließ sich auch Blavatskaja nieder. Ihr Adyar-Quartier wurde zu einer Brutstätte von allerlei Phänomenen, von denen Augenzeugen berichten. Blavatskaja behauptete, daß es ihr am wenigsten um die Phänomene ging, da sie diese als die unbedeutendsten Erscheinungen der Kraft ihrer Lehrer betrachtete und sie nur für die rohe Menge von Interesse wären, die den höheren Sinn der Theosophie nicht verstehe. In diesem Zusammenhang fanden einige ihrer charakteristischen Gedanken ihren Ausdruck in einem Brief an Franz Hartmann:

»Manche Hindus bildeten sich ein, diese Adepten seien ihre alten Rischis, die nie gestorben und über 700000 Jahre alt wären, daß sie unsichtbar in heiligen Bäumen lebten und wenn sie sichtbar würden, mit langem grünem Haar und Leibern aus Mondenschein gemacht erscheinen.

Zwischen diesen Verrücktheiten einerseits und N...s Schwärmereien andererseits, was konnte ich tun? Mit Schrecken sah ich den falschen Weg, den sie einschlugen. Sie glaubten, die »Meister« müßten allwissend, allgegenwärtig, allmächtig sein. Wenn ein Hindu oder Parse sich einen Sohn oder eine Anstellung wünschte, so sollten die »Mahatmas« ihm dazu verhelfen und wenn es nicht geschah, so glaubten sie sich ungerecht behandelt. Wurde in der »Theosophischen Gesellschaft« von irgend jemandem eine Dummheit begangen, so hieß es: »Warum geben die Mahatma nicht besser auf ihn acht?« Daß diese Adepten menschliche Wesen seien, deren Vermögen begrenzt sein könne, ging nicht in die Köpfe ihrer Bewunderer ein...

Die Hauptursache dieses Unverstandes liegt in der allgemeinen Unkenntnis der menschlichen Natur und in dem Fehlschlagen der modernen Wissenschaft und Religion, den Leuten etwas Besseres, Höheres und Edleres zu geben als ein Ringen nach Geld und Ansehen.« [10a]

Auch ihrer Schwester, V. P. Schelichovskaja, sagte die Blavatskaja, daß es ihr gegeben war, Phänomene zu produzieren, um die Leute davon zu übergezugen, wie mächtig die geistigen Gaben und die Kraft des menschlichen Willens sind. Die »Phänomene« als solche bedeuteten nichts und konnten in keinerlei Weise Wirkung auf jemanden oder auf etwas ausüben, außer vielleicht »auf stumpfsinnige Materialisten, die solange nichts begreifen, bis man ihnen das i-Tüpfelchen macht.« [11] Anfang 1884 reiste E. P. Blavatskaja nach Europa zur Besserung ihrer Gesundheit und auch, um in Westeuropa ihre nächsten russischen Verwandten zu besuchen, denen sie aus Indien schrieb:

»Wenn nicht die Hoffnung bestünde, Sie wiederzusehen, ich würde mich nicht von der Stelle rühren... Ist es denn nicht gleichgültig, wo man stirbt? Hier ist es vielleicht besser: bei mir im Garten steht ein Scheiterhaufen aus Sandelholz bereit, zur Verbrennung meines verbrauchten und verfallenen und sündigen Körpers und das nur dank dem guten Radja, der nicht so geizig ist und der mir mein auto-da-fe als Geschenk bringt, und vielleicht würde man mir in Europa nicht erlauben nach meinem Tode mein Fett zu verbrennen? Nun komme es wie es wolle, ich riskiere es... O, wie möchte ich Dich noch mal im Leben sehen und auch Nadeschda Andreevna. (Fadeeva ist eine Tante von Blavatskaja, mit der Elena Petrovna schon von Kindheit auf freundschaftlich verbunden war. V. B. F.) Was wäre das für eine Freude!« [12]

Blavatskaja bot von ihrem Aussehen und ihrer Begleitung her

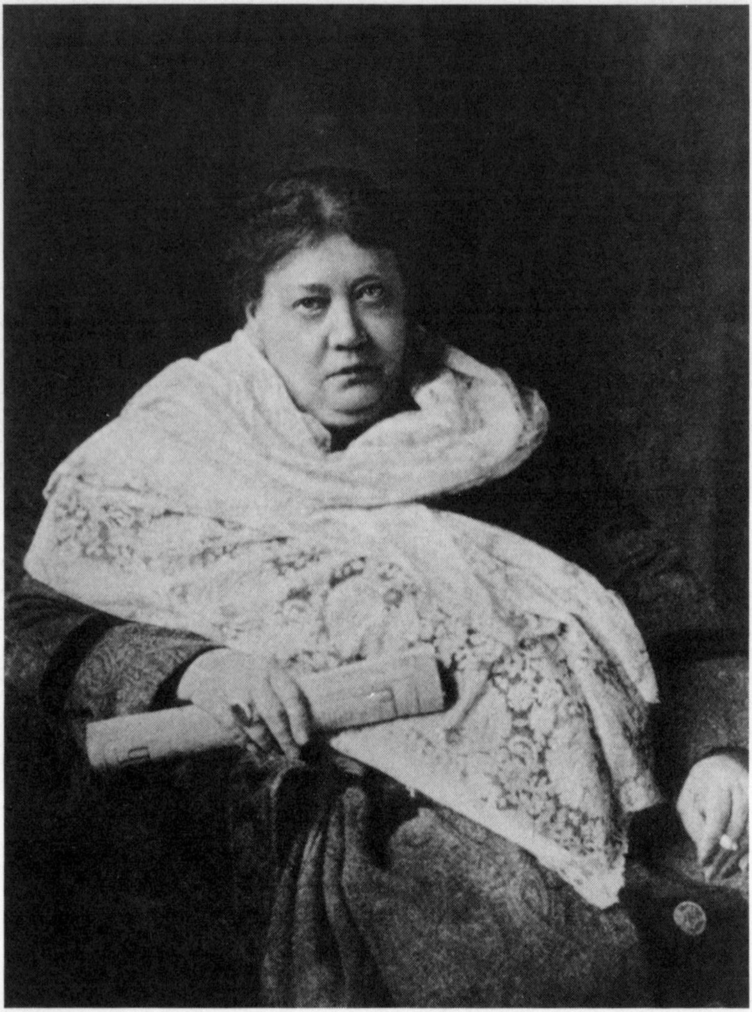

»Sie war jeden Moment anders und zeigte der Reihe nach alle ihre guten und schlechten Eigenschaften abwechselnd, mit sich selbst ständig am Brodeln und Kochen, bildete sie um sich herum einen eigenartigen Sturm, in welchen jeder sich hineinbegab, der mit Blavatskaja in unmittelbaren Kontakt kam. Es war unmöglich, sofort richtig zu sich zu kommen – es wurde einem schwindlig in ihrer Umgebung. Sie aber ging ungeachtet all ihrer physischen Leiden und ihrer Verzweiflungs- und Zornesausbrüche trotzdem ihrem Ziel entgegen.«

Vsevolod Solovjev, »eine heutige Priesterin der Isis«.

einen ungewöhnlichen und originellen Anblick, der auf die Europäer einen einmaligen Effekt hatte. Ihr Landsmann Vsevolod Solovjev, der eine gewisse Zeit ihre Gedanken und Anliegen teilte, sich aber später von ihr trennte, beschreibt anschaulich und mit einigem Sarkasmus eine seiner Begegnungen mit Blavatskaja in einem kleinen Schweizer Dörfchen: »Mit aufgerissenen Mündern schaute das Publikum auf das »Teufelchen« (Indische Begleitung und Diener von Blavatskaja). Doch das Interessanteste sollte noch kommen. Das Teufelchen und die ungeschickte junge Person, später ich und Madame de Morse, versuchten mit großer Anstrengung etwas aus der Postkutsche zu holen, das in ihr eingeschlossen blieb. Dieses »Etwas« war Madame Blavatskaja persönlich, ganz aufgedunsen und von der Fahrt erschöpft, mürrisch dreinschauend mit ihrem riesigen dunkelgrauen Gesicht und ihren zwei runden, verblichenen, Türkissteinen ähnlichen weit aufgerissenen Augen. Auf ihrem Kopf befand sich ein riesiger grauer Feuerwehrhelm aus Filz mit Ventilatoren und einem Schleiertuch. Ihre kugelähnliche Erscheinung wurde noch verstärkt durch ein absurdes riesiges Kleid, das sie auf sich trug.«[13] Ihr Aufenthalt in Europa, der nur kurze Zeit dauerte, wurde durch die Rückkehr nach Indien unterbrochen, um den Beschuldigungen, die gegen sie von einer Untersuchungskommission der Londoner Gesellschaft für psychische Forschungen (The Society for Psychic Research in London) gemacht wurden, auszuweichen und sie zu klären. (Diese Gesellschaft zählte sie zur größten Betrügerin in der Geschichte der Menschheit.) Die Enthüllungen der wissenschaftlichen englischen Kommission, die durch katholische Missionare angestachelt wurde, da deren Position nach der Verbreitung der Theosophie der Blavatskaja in Indien ins Wanken geraten war, dienten auch als Grund für das Austreten derjenigen Mitglieder der Gesellschaft, die von ihr nur Wunder erwarteten und forderten, und denen der wahre Gedanke der theosophischen Bewegung völlig fremd war. Der ständige nervliche Kampf mit Angriffen auf sie schadete Blavatskajas Gesundheit. Die Ärzte sagten ihr, daß ihr der weitere Aufenthalt in Indien schaden würde. Gehen konnte sie schon nicht mehr, so hob man sie in einem Sessel aufs Dampfschiff und brachte sie nach Europa. Am 26. März 1883 lief das Schiff aus. Noch auf dem Schiff begann sie, nach Auskunft des deutschen Theosophen Franz Hartmann, ihr grundlegendes Buch

»Die Geheimlehre« zu schreiben. Später dann, in Würzburg, in Elberfeld und auch in Ostende und London führte sie diese Arbeit fort und vollendete in kürzester Zeit diese, nach ihren Worten, so grandiose Arbeit (einige tausend Seiten) mit Hilfe ihres geistigen Lehrers, der ihr die Manuskripte diktierte.

Von 1886 an läßt sich Blavatskaja endgültig in London nieder, wo sie die wichtigste esoterische Abteilung der Theosophischen Gesellschaft »Blavatsky Lodge« gründet.

Die letzten Jahre ihres Lebens verbrachte die Blavatskaja unter schweren körperlichen Schmerzen, die durch Rheumatismus und Wassersucht hervorgerufen wurden. Doch sie behielt ihre geistige Wachheit und arbeitete ununterbrochen weiter. Es war ihr beschieden, die Eröffnung des Hauptquartiers der Theosophischen Gesellschaft in London im Jahre 1890 zu erleben und an der feierlichen Einweihung dabei zu sein. Doch irgendwie konnte Blavatskaja selbst die neuen, prachtvollen, für sie als Unterkunft fertiggestellten Räumlichkeiten nicht recht ins Herz schließen. Sie fühlte das Nahen des Todes. Elena Petrovna Blavatskaja starb am 8. Mai 1891 nicht im Bett, sondern in ihrem großen Sessel, an ihrem Schreibtisch, an dem sie ununterbrochen für den Durchbruch der Theosophie gearbeitet hatte, für die sie ihr ganzes Leben und ihre Seele hingegeben hatte.

Das, was diese bemerkenswerte russische Frau lehrte, hatte ungefähr das Folgende als Ausgangspunkt:

»Die Welt ist in einem Traumleben oder Scheinleben befangen; das wahre Leben beginnt erst, wenn der Mensch in Wahrheit sich selbst erkennt. Glaubet nicht, daß dasjenige wahre Erkenntnis sei, was man zu wissen glaubt, weil ein anderer behauptet hat, daß es so und so sei oder weil es so und so zu sein scheint. Eine bloße Meinung, Hypothese oder Theorie ist noch lange keine eigene Erkenntnis. Suchet nach der Wahrheit nicht in der Vielheit der Meinungen, sondern suchet sie in der Wahrheit selbst, die einfach ist. Höret auf das Wort der Wahrheit, das in euch selber spricht, auf die »Stimme der Stille«, die aber erst dann gehört werden kann, wenn der Sturm der Leidenschaften zur Ruhe gekommen ist. Meinungen sind vergänglich und wandelbar, aber die Wahrheit, die sich im eigenen höheren Selbstbewußtsein offenbart, ist ewig. Strebet nach Reinheit und Einheit, damit der Geist der Wahrheit sich in euch offenbaren

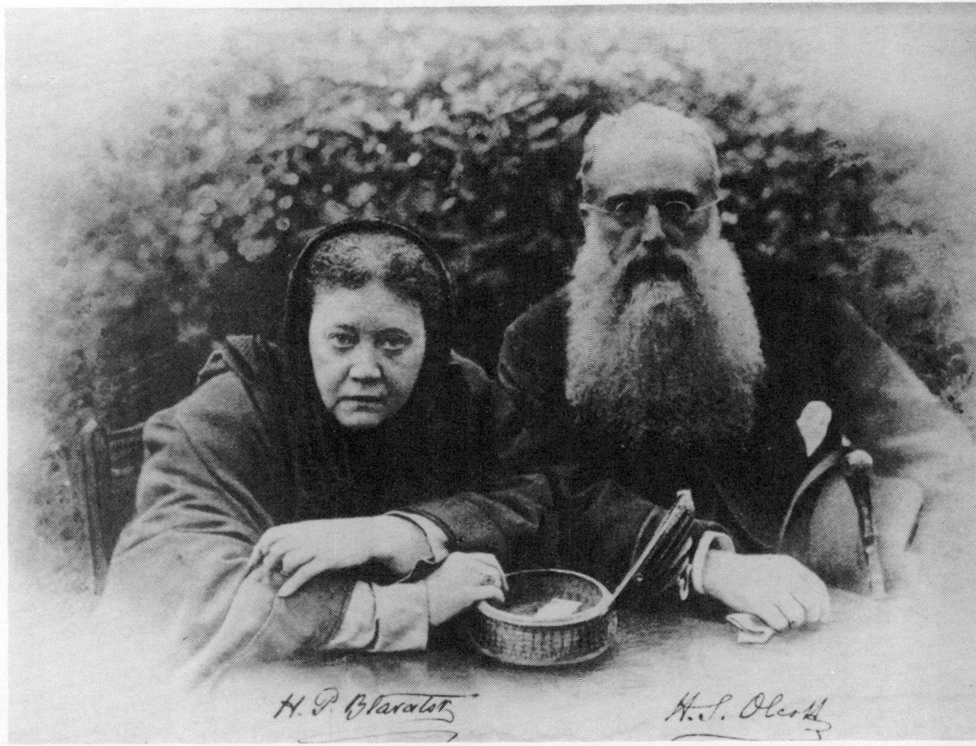

Blavatskaja und ihr enger Mitarbeiter Henry Steele Olcott (1832–1907).

kann. Glaubet diese Lehre, nicht weil ich sie verkünde, sondern weil ihr die Wahrheit derselben in eurem Herzen erkennt.«

»Kümmert euch nicht um den Schein, sondern suchet das wahre Sein« predigte Blavatskaja. »Alles Vergängliche ist nur ein Gleichnis; Erscheinungen beweisen nichts anderes als das Erscheinen. Wenn jemand die Sonne wackeln machen würde, um zu beweisen, daß eine Lüge wahr sei, so würde dies immerhin nichts anderes beweisen, als daß der Betreffende die Sonne wackeln machen kann; nicht aber, daß die Lüge die Wahrheit ist.«[14]

Das 20. Jahrhundert

Noch zu ihren Lebzeiten bemühte sich E. P. Blavatskaja um die Möglichkeit, die Theosophie in Rußland zu verbreiten. Sie arbeitete aktiv an einigen russischen Zeitschriften und Zeitungen mit. Ihre Publikationen erschienen Ende des 19. Jahrhunderts in Rußland unter dem Pseudonym Radda-Baj. E. P. Blavatskaja war der russischen Leserschaft bekannt als Autorin von interessanten und talentiert geschriebenen Erzählungen wie »Aus den Höllen und Urwäldern Hindostans«, oder »Geheimnisvolle Stämme der Blauen Berge«,[15] aber ihre theosophischen Werke sowie allgemein ihr Wirken als Begründerin der Theosophischen Gesellschaft waren in Rußland Ende des 19. Jahrhunderts nur wenigen bekannt. Ihrer Bekanntschaft mit dem in dieser Zeit bekannten, mystisch inspirierten Schriftsteller Vsevolod Solovjev maß Blavatskaja eine große Bedeutung zu, da sie über ihn ihre Theosophie in Rußland verbreiten wollte.

Vsevolod Solovjev trat nach der Begegnung und den Gesprächen mit Blavatskaja in Paris im Jahre 1884 in die Theosophische Gesellschaft ein. Er schrieb kleine Artikel über Blavatskaja und ihre Phänomene in der russischen Zeitschrift »Rebus«[16] und nahm Kontakt mit dem Redaktor der großen Moskauer Zeitschrift »Russischer

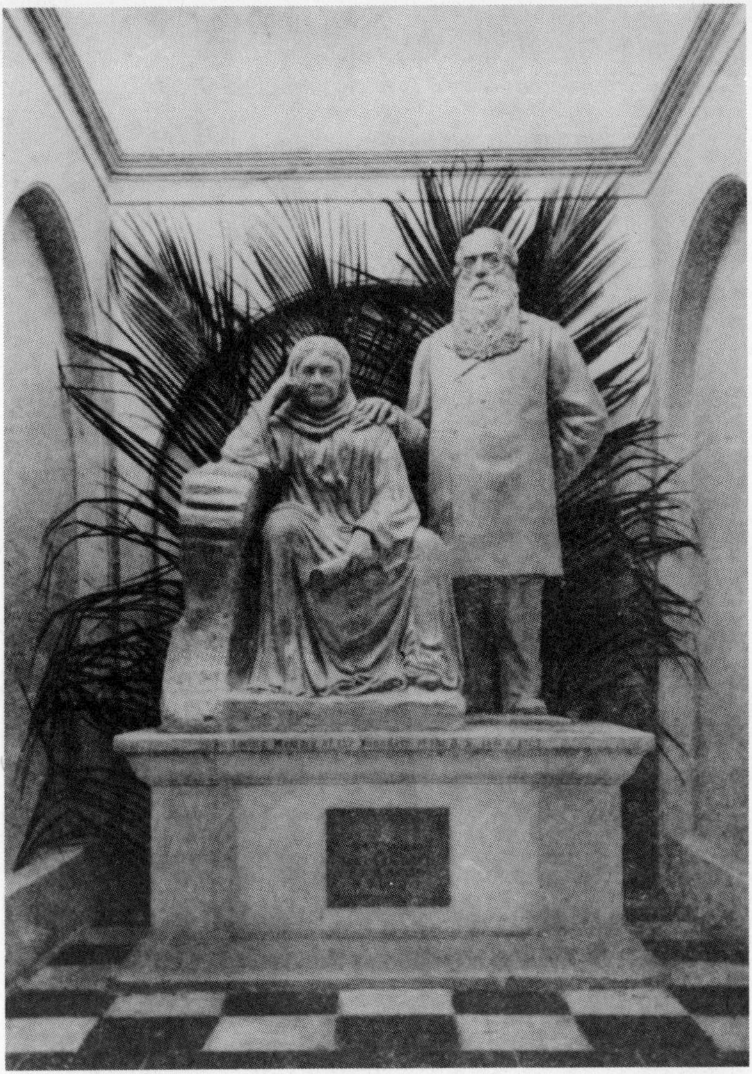

E. P. Blavatskaja und H. S. Olcott (1832–1907), Denkmal in Adyar (Indien).

Bote«, Katkov, auf, wegen der Veröffentlichung der theosophischen Werke der Blavatskaja. Elena Petrovna sprach davon, daß, »wenn sich die Theosophie in Rußland ausbreitet, so wird sie die Intelligenz vom Materialismus und Atheismus, zu denen sie die Wissenschaft führt, befreien, da der Klerus nicht imstande ist, Widerstand gegen den Atheismus zu leisten, ja im Gegenteil, er treibt mit seinem empörenden Verhalten die Menschen in den Unglauben.«[17] Obwohl Vsevolod Solovjev bald mit Blavatskaja brach und seine Mission zur Verbreitung der Theosophie in Rußland nicht verwirklichen konnte, begann man sich dennoch in bestimmten kulturellen Kreisen der beiden russischen Hauptstädte für die Ideen Blavatskajas und ihrer Gesellschaft zu interessieren. Zur Hebung des Interesses an der Persönlichkeit und der Wirkung von E. P. Blavatskaja trugen auch zwei kleine kritische Artikel[18] des bedeutenden russischen Philosophen Vl. Solovjev über die damalige Theosophie bei, in denen der russische Denker, der mit den ersten theosophischen Büchern vertraut war (unwillentlich), den Fehler machte, in der damaligen Theosophie eine Art Neobuddhismus zu sehen.

Anfänge
Die Tätigkeit russischer Frauen im Geiste der Theosophie

Am Anfang des Jahrhunderts begannen sich in Petersburg und Moskau kleine Kreise zu bilden, die sich als Ziel die Erforschung der Grundlagen der Theosophie setzten.

Einige Mitglieder dieser Kreise sahen in der theosophischen Lehre die Möglichkeit einer Rechtfertigung der Religion vor den Augen vieler russischer Gebildeter, für die die religiösen Ideen ihren tieferen Sinn verloren hatten.

Andere sahen den Kern ihrer theosophischen Arbeit darin, daß sie eine religiöse Stimmung in das Leben der Intelligenz einbrachten, um alle Atheisten über die Theosophie zum Glauben zurückzubringen. Sie sollte den Atheisten helfen, ihre materialistische und rationalistische Einstellung zu überwinden. Die ersten russischen Theosophen sahen in den theosophischen Ideen die Möglichkeit eines neuen religiösen Bewußtseins, das der damaligen Zeit entsprach und das dem Menschen ein Vordringen zu den Geheimnissen seines Wesens möglich machte.

Die erste Gründerin des theosophischen Kreises in Moskau war eine gewisse A. S. Gontscharova, von der wir leider nur wenig wissen.[19]

Sie war eine gebildete Frau, die eine lange Ausbildung in Paris genossen hatte, wo sie aller Wahrscheinlichkeit nach persönlich mit E. P. Blavatskaja in Kontakt kam.

Der Kreis der Theosophen in Moskau zog die Aufmerksamkeit und das Interesse der jungen Künstler auf sich, die sich auf eine geistige Suche begeben hatten. Diese Künstler versuchten, durch die Theosophie neue Impulse für ihre symbolistische Kunst zu gewinnen. So wurden am Anfang des Jahrhunderts die Vorträge und Versammlungen, die im Hause von K. P. Christoforova, einer begüterten, aus einer Händlerfamilie stammenden Dame stattfanden, oft von den jungen russischen Symbolisten A. Belyj und L. L. Kobylinskij-Ellis besucht.[20]

Auf Initiative einer Freundin von Marie von Sivers, der deutschen Schauspielerin Marie von Strauch-Spetini, wurde in Petersburg Ende 1902 ein deutscher Zirkel gegründet, der sich zum Ziele setzte, in Rußland eine Theosophische Gesellschaft aufzubauen. Die Gründerin dieses Zirkels, die kurze Zeit, nachdem sich die Mitglieder des Kreises zu versammeln begannen, starb, schrieb dazu an Marie von Sivers:

»Petersburg, 9. September 1902

... Mit Fräulein Kamenskaja war ich einige Male zusammen und wir berühren uns sehr miteinander. Weißt Du, daß ich ihr den Vorschlag gemacht habe, daß wir einmal im Monat zusammenkommen wollen, um so den Grund zu einer kleinen theosophischen Vereinigung zu legen. Sonnabend, den 2. November, versammelten wir uns zum Tee bei mir. Ich habe Frau Sch., Frau W., ihre Mutter und Frau von H. dazu aufgefordert, dann kommt Deine Schwester und die beiden Fräulein Hemboldt... Ich habe noch keine Idee, wie das werden wird, aber hoffentlich hat der Plan Lebenskraft und bringt den Beteiligten Nutzen. Fräulein K. wollte noch einen Herrn und eine Dame dazu auffordern. Dann wären wir schon 10 Personen für einen deutschen Kreis und sie will noch einen solchen russischen bilden.«[21]

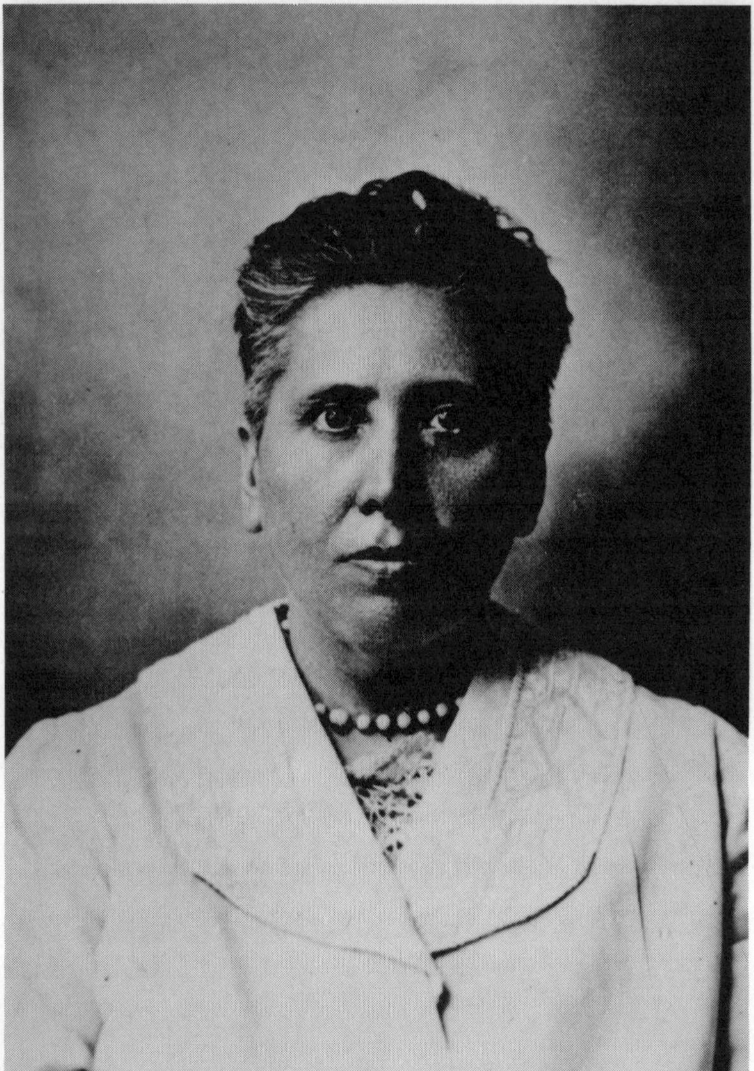

Anna Alekseevna Kamenskaja (gest. 1952).
Gründerin der theosophischen Bewegung in Rußland, Präsidentin der Theosophischen Gesellschaft in Rußland.

Der russische theosophische Zirkel in Petersburg wurde im Jahre 1904 von A. A. Kamenskaja, einer schmächtigen, intelligenten Frau, die Gymnasiallehrerin war, ins Leben gerufen. In der Folgezeit vereinigten sich der deutsche und der russische Zirkel. Die Vereinigung nahm, im Gedenken an Marie von Strauch-Spettini, deren Namen an.

Dank der Energie, dem selbstaufopfernden Geist und dem feurigen Herzen von A. A. Kamenskaja entstand in Rußland eine theosophische Bewegung.

Kamenskaja war verantwortlich für die Einführung und Verbreitung der damals noch unbekannten religiös-philosophischen Lehre, und es gelang ihr innerhalb kürzester Zeit, bei der gebildeten russischen Gesellschaft ein großes Interesse für die Theosophie hervorzurufen.

Über die Anfänge ihres theosophischen Wirkens schrieb Kamensjaja an Marie von Sivers:

»Unser deutscher Zirkel ist schon einmal zusammengekommen und kommt wieder am 5. März zusammen. Als ich in Moskau war, gelang es mir, noch ein paar Leute zu versammeln und ich machte eine Vorlesung aus Annie Besants »The Seeking of the Self«, die ich aus eigenen Notizen vom Sommer zusammenstellte. Ich habe bald vor, hier (in Petersburg) eine Versammlung im russischen Zirkel zu veranstalten. Hier herrscht eine so bedrückende Atmosphäre und noch nie zuvor war unsere erleuchtende Lehre so notwendig wie in dieser Zeit.

Ich sehe mit Freude, daß es ein Verlangen nach Theosophie gibt und daß ich von allen Seiten Briefe bekomme, in denen nach Versammlungen gefragt wird. Es gibt viel zu tun. Es scheint mir, daß ich unter diesen Bedingungen hier arbeiten sollte, da mein großer Schwächeanfall vorüber ist. Ich mache mich mit Begeisterung an die Arbeit.«[22]

An der Verbreitung der Theosophie in Rußland war Anna Pavlovna Filosofova,[23] eine bemerkenswert gesellschaftlich engagierte Frau, beteiligt. Sie war auch Mitglied der Emanzipationsbewegung in Rußland. 1902 lernte Filosofova die Pionierin der theosophischen Bewegung in Rußland, A. A. Kamenskaja, kennen. Aus dem Gespräch mit Kamenskaja wurde ihr klar, daß die Theosophie ihr nicht fremd war: sie war mit dieser geistigen Strömung im Ausland

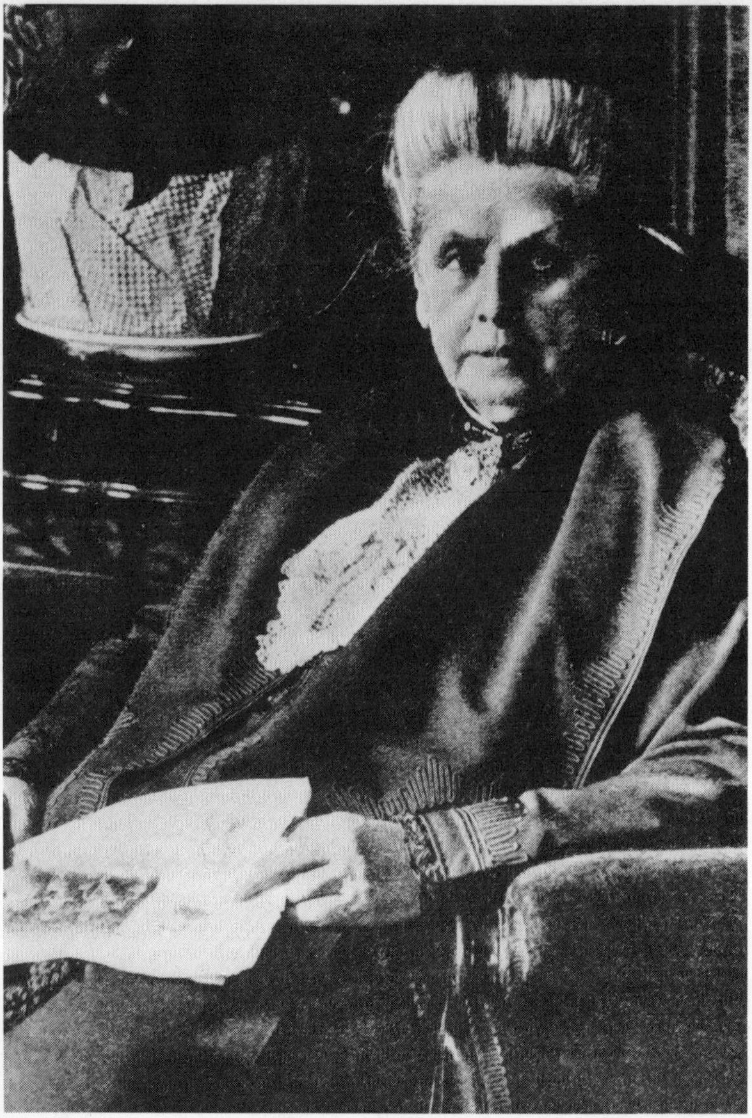

Anna Pavlovna Filosofova (1837–1912), Vizepräsidentin der Russischen Theosophischen Gesellschaft.

bekannt geworden, und sie hatte in ihr nicht nur den Ausdruck ihrer eigenen innersten Überzeugung gefunden, sondern auch eine Bestätigung für den aktiven Idealismus, von dem ihr ganzes Leben durchdrungen war.

Als sie von Kamenskaja erfuhr, daß in Petersburg schon ein Zirkel existierte, in dem sich die an der Theosophie Interessierten zusammenfanden, äußerte sie den Wunsch, diesem Zirkel beizutreten, und bis in ihre letzten Tage nahm sie begeistert an der Sache der russischen theosophischen Bewegung teil.

Da sie eine sehr reiche Frau war, eröffnete sie in Petersburg für die Pioniere der Theosophie einen eigenen Salon und gab ihnen dadurch die Möglichkeit, durch Vorträge und Gespräche die Repräsentanten der russischen Gesellschaft mit diesen neuen Ideen der Theosophie bekannt zu machen. Bei den Lesungen im Salon der Filosofova fanden sich jene aus dem Kreis ihrer zahlreichen Bekannten ein, die das Interesse bekundeten, sich mit der theosophischen Lehre vertraut zu machen, weshalb die Zahl der Leute in Rußland, die sich auf den Weg der Theosophie begaben, rasch anstieg. An einer der Versammlungen des Petersburger Theosophenkreises nahm der bekannte russische Schriftsteller D. S. Mereschkovskij teil, der sich aus zwei Gründen sehr über die Theosophie empörte: einmal weil die Theosophie die Wiederauferstehung des physischen Leibes nicht akzeptiert und dann, weil sie das Thema des Teufels ausschließt.[24]

Die Theosophie verbreitete sich in Rußland, außer in den zwei wichtigsten Hauptstädten des Landes, nicht. Eine enge Freundin der Kamenskaja, E. F. Pisareva, die Besitzerin eines kleinen Gutshofs bei Kaluga war, und die auch im Ausland, vor allem über ihre enge Freundin Kamenskaja, aber auch über M. von Sivers, mit den theosophischen Idealen vertraut wurde, gründete auf ihrem Besitz »Podborki« bei Kaluga einen theosophischen Arbeitszirkel, der sich zum Ziel setzte, die russische Gesellschaft mit der neuen geistigen Bewegung bekannt zu machen. Später, nach der durch Nikolaus II. gegebenen Verfassung, die unter anderem die freie Ausübung der Religion garantierte, begann die theosophische Bewegung in Rußland rasch anzuwachsen. In diesem Zusammenhang muß noch einmal auf die zentrale Rolle von A. A. Kamenskaja verwiesen werden, die, wie schon gesagt, die Theosophie in Rußland einführte und aktiv am Aufbau der ganzen geistigen Bewegung beteiligt war.

Sie veröffentlichte im Jahre 1906 in Petersburg unter dem Pseudonym »Alba«, das sie ihr ganzes Leben lang beibehielt, ein Buch mit dem Titel »Die Aufgaben der Theosophie«, in dem sie ein breites russisches Publikum mit der wenig bekannten Lehre vertraut machte.

Die Gründung der Gesellschaft

Am Anfang des Jahres 1908 waren in den theosophischen Zirkeln in Rußland bis zu 1000 Mitglieder vereinigt, was der Kamenskaja die Möglichkeit gab, am 17. November 1908 in Petersburg die »Russische Theosophische Gesellschaft« als legale Gesellschaft zu gründen.

A. A. Kamenskaja war Präsidentin der Gesellschaft, A. P. Filosofova Vizepräsidentin, und Finanzverwalterin der Gesellschaft war Cecilia Ludwigovna Gel'mboldt († 1937).[25]

Gleichzeitig mit der Gesellschaft wurde die erste periodisch erscheinende theosophische Zeitschrift »Vestnik teosofiij« (Der Bote der Theosophie) ins Leben gerufen, die sich die »Einführung der Theosophie ins russische Leben« zur Aufgabe machte.

Aktivitäten

Nach der Legalisierung der »Russischen Theosophischen Gesellschaft« begann die theosophische Bewegung in Rußland noch stärker anzuwachsen, da immer neue Gruppen hinzukamen. Die Gesellschaft hatte in den sechs größten Städten des Landes Sektionen, und jede Sektion bestand aus mehreren Kreisen. Gleichzeitig mit dem Erscheinen des »Vestnik teosofiij« in Petersburg beginnen in anderen Städten weitere theosophische Zeitschriften zu erscheinen, »Ottuda«, »Teosofskaja zizn« und »Teosofskoje obozrenie«.[26]

Mit großem Erfolg kam die Arbeit in der Kalugaer Sektion der

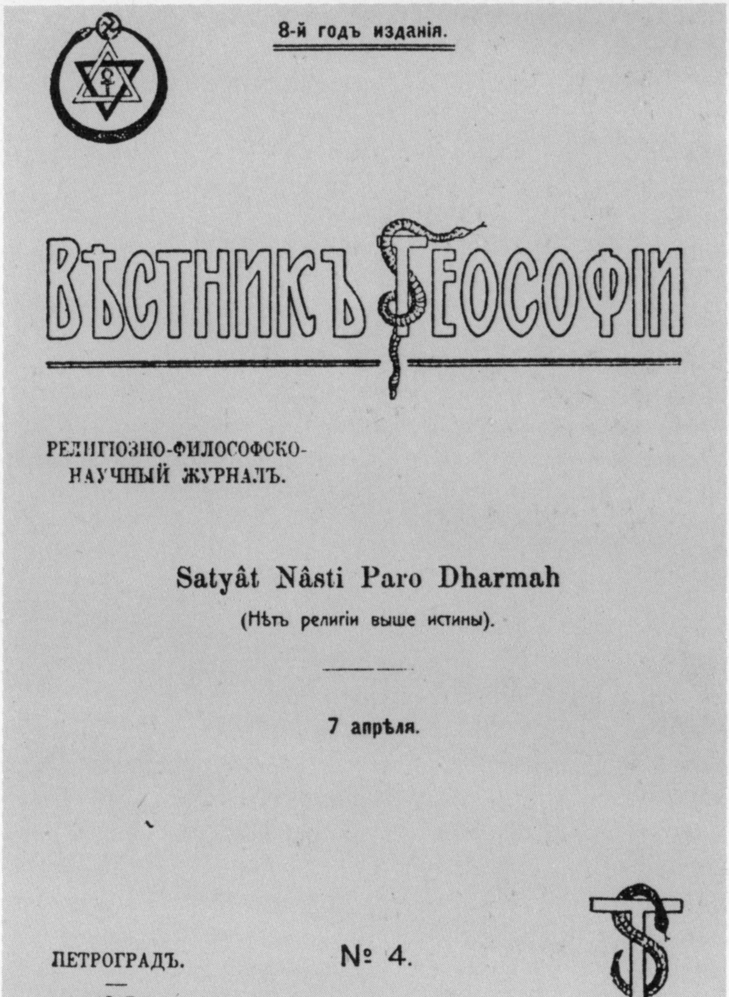
8-й годъ изданія.

ВѢСТНИКЪ ТЕОСОФІИ

РЕЛИГІОЗНО-ФИЛОСОФСКО-
НАУЧНЫЙ ЖУРНАЛЪ.

Satyât Nâsti Paro Dharmah

(Нѣтъ религіи выше истины).

7 апрѣля.

ПЕТРОГРАДЪ.

№ 4.

1915.

Titelblatt der ersten russischen theosophischen Monatszeitschrift: Der Bote der Theosophie« (erschienen von 1908–1917).

Russischen Theosophischen Gesellschaft in Gang. Das Zentrum dieser Sektion stellte E. F. Pisareva dar, die mit solch hervorragenden Schülern der Blavatskaja wie A. Besant und Ch. Leadbeater bekannt war.

Der größte Teil der theosophischen Bücher, die seit Anfang 1905 in Rußland herausgegeben wurden, stellen Übersetzungen aus dem Englischen dar, die von Pisareva besorgt und redigiert wurden. Da sie mit Marie von Sivers eng verbunden war, berichtete sie ihr über die theosophische Arbeit in Kaluga:[27]

»Und jetzt noch etwas über unsere Arbeit in Kaluga. Es ist schon das dritte Jahre, das wir im geschlossenen Kreis arbeiten, aber seit der Zeit, in der die »Russische Theosophische Gesellschaft« legalisiert wurde, machte unsere Arbeit überall große Fortschritte.

Jetzt haben wir ein Recht auf öffentliche Lesungen und Versammlungen. Es gelang uns in Kaluga einmal pro Monat eine öffentliche Versammlung durchzuführen, an der man 30–40 Leute zählte. Für das kleine, nicht sehr intelligente Kaluga ist das sehr, sehr viel. Außerdem bildete sich ein Kreis von Menschen heraus, die brennend an der Theosophie interessiert waren und die sich bei mir allwöchentlich zusammenfanden. Sie bildeten den zweiten Kreis. Bitte berichten Sie dem lieben Lehrer Steiner über unsere Arbeit.«

1908 wurde durch den Mann der E. F. Pisareva, N. P. Pisarev, in Kaluga ein Verlag namens »Lotos« gegründet, der Übersetzungen und theosophische Originalwerke druckte.

Bis zur bolschewistischen Revolution wurden 21 Bücher durch diesen Verlag herausgegeben.

Die Grundidee der Theosophie ist den russischen Menschen sehr nahe, da sie eine wissenschaftlich-religiöse Synthese ist, mit der Tendenz einer Verbrüderung aller Menschen und mit der Idee von der Geburt eines neuen, geistigen Menschen. In den Augen der Russen kann Gott unmöglich von der Inkarnation seiner Wahrheit getrennt werden. Wahrheit ohne das Schöne und das Gute ist für sie undenkbar, so wenig wie das Gute ohne das Schöne oder das Schöne ohne das Gute. So sahen viele Russen in der Theosophie eine allgemeine Verschmelzung von Verschiedenheiten, was ihrer Mentalität so sehr entsprach. Die Theosophie lehrt, daß für eine harmonische Entwicklung des sich in einem historischen Prozeß entwickelnden Lebens das höhere Bewußtsein von einer Weiterentwicklung der Form be-

НЕВИДИМЫЕ ПОМОЩНИКИ
И
НЕВИДИМЫЙ МІРЪ.

Чарльза Ледбитера.

Переводъ Н. Писаревой.

Редакція и предисловіе

Е. П.

КАЛУГА.
Типографія Губернской Земской Управы.
1909.

Titelblatt der russischen Ausgabe von Leadbeaters »Der sichtbare und unsichtbare Mensch«, Übersetzung und Vorwort von E. P. Pisareva, Kaluga 1909.

gleitet sein muß. Darin sahen die russischen Theosophen die Möglichkeit einer Versöhnung zweier geistiger Strömungen im russischen religiösen Denken: des Gottessuchertums und des Gottesbauertums. Diesem Thema widmete A. A. Kamenskaja 1909 in einer Sitzung der religiös-philosophischen Gesellschaft in Petersburg ihren Vortrag.[28]

Ein anderes hervorragendes Mitglied der Russischen Theosophischen Gesellschaft, P. D. Uspenskij (1878–1947) entwickelte die Idee eines esoterischen geistigen Weges und sorgte mit Werken wie z. B. »Der Übermensch« (1911), »U poslednej certy« (An der letzten Schwelle) und mit Artikeln über die Tarotkarten für geistige Nahrung.[29]

Neben diesen geistig-theoretischen Vorträgen, Büchern und Versammlungen spielten die Theosophen auch in der Kinder- und Jugenderziehung eine große Rolle. Im Jahre 1916 wurden durch die Mitglieder der Russischen Theosophischen Gesellschaft Erziehungsmethoden für die junge Generation erarbeitet. Sie wurden in der theosophischen Organisation »Vereinigung zur Erziehung eines freien Menschen« angewendet.[30] Diese Vereinigung wurde 1917 in Petrograd gegründet. Das Programm der Vereinigung beinhaltete drei Ziele:

1. Die Vereinigung all derer, die anerkennen, daß die Freiheit und das Glück des Volkes von der inneren Kultur eines jeden, der dem Volk angehört, abhängen.
2. Das Ausarbeiten einer Methode, um diese innere Kultur aufzubauen, die Folgendes umfaßt:
   a) Selbstdisziplin, die an die Stelle des äußeren Zwangs tritt.
   b) Das Gefühl der Pflicht gegenüber dem Nächsten, gegenüber der Heimat und gegenüber der Menschheit.
   c) Freie Selbstbestimmung der Persönlichkeit, die nur durch das Bewußtsein beschränkt ist, daß andere gleiches Recht auf freie Selbstbestimmung haben.
3. Die Zusammenarbeit einzelner Personen und Institutionen, die die Ideen der Vereinigung verwirklichen sollen.

Die Vereinigung wählte als Emblem das alt-arische Hakenkreuz, was etwa »es möge Licht werden« bedeutet. Das Kreuz des Feuers und des Lichts ist ein Symbol für die tätige Liebe, für Schöpferkraft, die von der Passivität zur Aktivität übergeht.

Die innere Kultur manifestiert sich manchmal auch durch jene Kraft, die die geistigen schöpferischen Fähigkeiten des Menschen aus dem passiven Zustand in den aktiven überführt.

Im Jahre 1918 gab die Vereinigung eine Broschüre von A. Kamenskaja und E. Pisareva heraus, in der die Ziele der Vereinigung dargestellt waren. Die Vereinigung wurde schnell größer und gründete ihre Sektoren an den sechs Randgebieten Petrograds, in Moskau und in Kaluga. Der Vereinigung begannen sich Gruppen von Lehrenden, aber auch Lernenden anzuschließen. In Petrograd wurde dieser Vereinigung eine Jugendsektion angeschlossen. Es gab Kreise für Selbstunterricht und Selbsterziehung, einen Klub für die Lernenden, Kurse in Ethik und eine Reihe künstlerisch-musikalischer Abende mit Gesprächen über ethische und geistige Themen. Auch in Petrograd wurden unentgeltliche Abendkurse gegeben, in denen man sich Fragen der Ethik und der Kunst widmete. In Moskau wurden Zusammenkünfte mit Kindern von der Straße organisiert. In Kaluga führte man Ethikkurse und Sonntagsklassen an der Volksuniversität ein. Im Jahre 1919 wurde die Vereinigung durch die oberste Führungsgewalt der Sowjetregierung aufgelöst.

Einen großen Beitrag zur musikalischen Erziehung der Kleinkinder leistete die Musikerin und Theosophin Alexandra Vasil' evna Unkovskaja (gest. 1928).[31] Die Theosophie erweckte in ihr ihre künstlerische Intuition, gab ihrem musikalischen Werk sichtliche Anstöße und wurde für sie zu einer unerschöpflichen Quelle der Inspiration. Unkovskaja leistete eine große schöpferische Arbeit und baute ihre neue musikalische Theorie auf der Grundlage der Einheit von Ton, Farbe und Zahl auf. Die zur Erläuterung ihrer Theorie erfundenen Farbdiagramme in der Art von Kreisen, Ringen und Blättern mit den Farbnuancen des Regenbogens, die unverändert aus verschiedenen Seiten sich wiederholten, waren nicht nur durch ihre schöne Zusammenstellung faszinierend, sondern weckten die Intuition und führten das Bewußtsein zur Welt der Erscheinungen und Urgestalten. Unkovskaja schrieb ihre entzückenden Kinderstücke für Klavier und Geige, in denen die ganze Mannigfaltigkeit ihres künstlerischen Werkes zum Tragen kam. In ihnen vereinigte sie den idealen Pädagogen – ihre Musik erweckte in der Kinderseele gute Emotionen und ein Gefühl für das Schöne –, den Poeten – für jedes Gedicht erfand sie ein hübsches Kinderlied –

und schließlich den Maler, denn zu jedem Lied wurden von ihr farbig gemalte symbolische Zeichnungen verfertigt. Ihren und den Vorstellungen ihrer Freunde gemäß, hätten diese Stücke veröffentlicht werden sollen. Doch es kam der Krieg, dann die Revolution, und diese Ideen wurden nicht verwirklicht.

Die Spaltung

Die Spaltung innerhalb der weltweit verbreiteten Theosophischen Gesellschaft im Jahre 1912 erschütterte die russischen Theosophen schwer, da viele von ihnen dem Vorsitzenden der Deutschen Theosophischen Gesellschaft, Rudolf Steiner, eng verbunden waren. Die Idee einer weltumfassenden Verbrüderung und einer allgemeinen religiösen Synthese geriet für viele ins Schwanken, obwohl die wichtigsten russischen Theosophen wie Kamenskaja und Pisareva in der englisch-indischen Gesellschaft unter dem Vorsitz von A. Besant blieben. Die Unsicherheit fand ihren charakteristischen Ausdruck in einem Brief von E. Pisareva an Marie von Sivers:

»Wir leiden hier in der Ferne so sehr und machen mit dem, was mit der theosophischen Gesellschaft geschieht, einiges durch, wie Sie es sich wahrscheinlich gar nicht vorstellen können.

Das ist unser typisch russischer Charakterzug: mit dem, an was wir glauben, bis ans bittere Ende gehen, sich unwiderruflich voll und ganz an etwas hingeben.

Das ist der Grund, warum wir so tief und ernst die theosophische Krise miterleben und weshalb wir so besorgt sind. Ich gelange immer mehr zur Überzeugung, daß wir zu jener Art von Menschen gehören, die das Karma dieser Welt auf sich tragen, alle sind wir mehr oder weniger dazu bestimmt, Opfer zu sein. All das ruft in mir eine große Verwirrung hervor, wenn man das Folgende bedenkt: Habe ich das Recht, die Schwachen und erschöpften Seelen, die sich mir, eine seelische Stütze suchend, anvertrauten und nicht dieses Kreuz tragen wollen, habe ich das Recht, sie in das stürmische und leidensreiche Fließen des theosophischen Flusses hineinzuziehen?

Ich spreche von all jenen, die in der theosophischen Bewegung engagiert sind, von jenen, die von der Theosophie durch mich erfahren haben. Aber das ist noch nicht alles. Es gibt noch eine viel größere Verwirrung in unserer Seele. Ich verstehe unsere Situation wie folgt: Ich und Sie und A. A. (Kamenskaja VBF), wir gehören alle zur E. S. (Esoterische Schule VBF); solange sie noch besteht, haben wir verschiedene Führer, aber das eigentliche Haupt der Schule stellt einzig und allein Madame Besant dar... Sind wir nicht zur geistigen Disziplin in grenzenloser Ergebenheit und Zurückhaltung mit jeglicher Kritik an A. Besant verpflichtet, solange wir noch in der E. S. sind, deren Haupt sie darstellt?

Ansonsten erweist sich alles, was wir in den tiefsten Augenblikken der Meditation in unsere Herzen geschlossen haben, als Illusion, unser Herz verliert sich in eine große Leere, und zerrissen wird der Faden sein, der es mit der höheren Welt verbindet.

A. Besant war das Verbindungsglied zwischen uns und unserem Lehrer, und wenn man sie ausschließt, wie und durch was soll dann der Glaube in unserer erschütterten Seele erhalten bleiben? Wie schrecklich ist nur schon dieser Gedanke, o glamour!

Doch vielleicht verstehen wir einfach nicht, was auf den höheren Ebenen vor sich geht, und wir erfahren und begreifen, wozu dies alles gut war, erst im nachhinein. Ich kann über sie kein Vorurteil sprechen, so als ob wir mit ihr auf gleicher Stufe seien. Der Doktor hat uns in diese Schule eingeführt, als dessen Haupt er Besant akzeptierte, und solange ich nicht von ihm persönlich erfahre, daß er nicht mehr unter ihrer Führung steht, kann ich mich nicht anders zu ihr verhalten als zu einer geistigen Autorität, der ich, entgegen allem Anschein, Vertrauen entgegenbringen werde. In dem Falle, daß man sie nicht als Haupt der Esoterischen Schule akzeptiert, so muß man sich folgendes vor Augen führen: Wo stehen wir Schüler in diesem Moment? Gibt es überhaupt noch eine Schule oder schon nicht mehr, und erleben wir etwas, das in keiner Weise in der Wirklichkeit verankert ist? Das ist die Frage, auf die ich eine Antwort erbitte. Ich habe grenzenlosen Respekt vor meinem Führer (Rudolf Steiner VBF), und ich liebe ihn, aber meine Seele bleibt verwirrt, solange ich von ihm nicht erfahren habe, ob diese E. S., in die er mich eingeführt hat, noch existiert und ob er als deren Haupt A. Besant akzeptiert?«[32]

Nach der Machtübernahme durch die Bolschewiken im Jahre 1917 begann die Verfolgung der Theosophie als einer Bewegung, die gar nicht in die Ideologie der Bolschewiken paßte.

Im Jahre 1918 wurden die Theosophische Gesellschaft in Rußland und alle ihre Sektionen auf Befehl der Obersten Führungsgewalt geschlossen. Die ganze theosophische Literatur, darunter auch die vollständig übersetzte und zum Druck bereite »Tajnaja Doktrina« (»Geheimlehre«) der Blavatskaja, wurde konfisziert, die Druckerei beschlagnahmt und jegliche Versammlungen, ob privat oder öffentlich, verboten. Die Vorsitzende der R. T. G. selbst, A. Kamenskaja, entkam nur durch einen glücklichen Zufall einer Verhaftung.

Im nachrevolutionären Rußland zu bleiben, war für viele Theosophen eine gefährliche Sache, und viele waren genötigt, Rußland zu verlassen. A. Kamenskaja ließ sich zusammen mit der Sekretärin der R. T. G., C. E. Gel'mboldt, in Genf nieder.

Die Revolution verstreute die russischen Theosophen über die ganze Welt. Das geistige Bedürfnis der emigrierten russischen Theosophen war unter den schwierigen äußeren Umständen entsprechend groß. Russische Theosophen gründeten überall kleine Kreise, die um einen Zusammenhalt unter den Suchenden bemüht waren. So wurden schon 1924 wirkungsvolle und gut organisierte theosophische russische Kreise in Finnland, Reval und Riga, dann in Bulgarien, Jugoslawien, Tschechoslowakei, Deutschland, Schweiz, Amerika und China gegründet.

Unter diesen verschiedenen Logenkreisen gab es jedoch nur einen schwachen Zusammenhalt; man spürte den Mangel an Büchern und das Nichtvorhandensein eines vereinigenden Organs. Einem solchen Bedürfnis kam die aktive Arbeit von A. Kamenskaja entgegen, die 1924 in Genf eine neue allmonatlich erscheinende Zeitschrift »Vestnik« (»Der Bote«) gründen konnte, die die Arbeit in der gleichen Stoßrichtung weiterführte wie der vorrevolutionäre »Vestnik Teosofii« (»Der Bote der Theosophie«).

Diese Zeitschrift publizierte Originalartikel sowie auch Übersetzungen zum Thema Theosophie, Vergleichende Religionswissenschaft, Okkultismus, Psychologie und andere Aufsätze. Sie veröffentlichte Nachrichten über die theosophische Bewegung und über

ВѢСТНИКЪ

Sâtyât Nasti Paro Dharmah

(Нѣтъ религіи выше Истины)

СОДЕРЖАНІЕ:

№ 1

АПРѢЛЬ

ЖЕНЕВА
1924 г.

Titelblatt der russischen Zeitschrift »Der Bote« – Organ der Russischen Theosophischen Gesellschaft außerhalb Rußlands. Erschienen von 1923 bis zu Anfang der vierziger Jahre.

ihre Heimat betreffende geistige und gesellschaftliche Strömungen und beantwortete Leserfragen.

Schon im Jahre 1924 gelang es Kamenskaja, der »Russischen Theosophischen Gesellschaft außerhalb Rußlands« (R. T. G. a. R.) bei A. Besant Anerkennung zu verschaffen, und im Jahre 1925 bestätigte die Präsidentin deren Statuten.

So erhielten die heimatlosen russischen Theosophen alle Rechte, die die restlichen nationalen Sektionen genossen, und ihr Wirken nahm die Form einer organisierten Gesellschaft an mit eigenen Statuten, mit einem Generalsekretär, mit einem Hauptquartier (Genf), mit Logen und Zentren.

Ende der zwanziger Jahre zählte man in Europa, in China und in Amerika 14 Logen mit 175 Mitgliedern. Die Vorsitzende der R. T. G. a. R., A. Kamenskaja, machte im Jahre 1926 ihr Doktorexamen an der Genfer Universität. Nachdem sie den Doktorgrad erhalten hatte, nahm sie den Stuhl für Vergleichende Religionswissenschaft ein. Im gleichen Jahr wurde in Prag der erste Kongreß der R. T. G. a. R. abgehalten. An diesem Kongreß waren Delegierte aus Reval, London, Paris und Genf anwesend, und es wurde ein Arbeitsprogramm für die Gesellschaft aufgestellt. Neben anderen Entschlüssen wurde jener gefaßt, einen russischen theosophischen Verlag zu gründen, der danach unter dem Decknamen der Zeitschrift »Vestnik« hauptsächlich in Reval bis 1937 18 russische theosophische Bücher herausgab.

Die Kongresse der R. T. G. a. R. wurden zu einer ständigen Einrichtung, so wurde z. B. 1933 ein solcher Kongreß in Paris durchgeführt, dessen Ablauf in der Zeitschrift »Vestnik« detailliert beschrieben wird:

»Im Juni dieses Jahres fand ein Delegiertenkongreß der R. T. G. a. R. statt, auf dem A. A. Kamenskaja für die nächsten drei Jahre zur Generalsekretärin gewählt wurde. Der Kongreß bot A. A. einen Vorsitz auf Lebenszeit an, was sie jedoch nicht annahm. Zur Vorsitzenden des Kongresses wurde Gräfin S. N. Tolstaja gewählt. Vor der Eröffnung des Kongresses wurden Grußbotschaften verlesen: von der Präsidentin der Theosophischen Gesellschaft, Frau Dr. A. Besant, und von Dr. Georg Arundel, der sich einverstanden erklärt hatte, den Ehren-Vorsitz unseres Kongresses zu führen. Auf dem Kongreß wurde auch noch ein Jubiläum begangen; gefeiert wurden 10 Jahre der Arbeit, der Kontaktfindung einzelner Gruppen zur gesamten Organisation der R.T.G.a.R., 15 Jahre Arbeit der Gesellschaft in Rußland, von ihrer Gründung im Jahre 1908 an gerechnet insgesamt 25 Jahre, dann jede theosophische Arbeit, die in verschiedenen Städten Rußlands in kleinen Kreisen begonnen wurde seit Anfang dieses Jahrhunderts – das ergibt 33 Jahre und schließlich 11 Jahre des Wirkens des »Vestnik« im Ausland.

Die Feier wurde in der Wohnung der Vorsitzenden der Pariser Loge »Alkonost« abgehalten, und es herrschte eine warme und gemütliche Stimmung. Es wurden die Grußbotschaften russischer Logen und einzelner Mitglieder verlesen, die Grußbotschaften der Generalsekretäre in Belgien und England, die der belgischen Schriftstellerin Serge Brizi und von einzelnen ausländischen Theosophen, die auf die eine oder andere Art Rußland und der russischen theosophischen Bewegung verbunden sind. An die Adresse der drei Jubilare, der dienstältesten Mitarbeiter der R.T.G., Anna Alekseevna Kamenskaja, Cecilija Ljudvigovna Gel'mboldt und Elena-Fedorovna Pisareva (die Letztere konnte leider nicht zum Kongreß kommen), wurde eine feierliche Botschaft der Vorsitzenden der lokalen Loge, der Gastgeberin O. N. Sjusor, verlesen, und es wurden ihnen zum Gedenken drei silberne Siegelringe mit dem Symbol der theosophischen Gesellschaft überreicht wie bei einer silbernen Hochzeit zum Zeichen ihres 25jährigen Dienstes in mystischer Verbundenheit mit der Theosophie. Am Ende der Jubiläumsfeier wurde zur Stärkung der Einheit ein Teetrinken mit den französischen Theosophen veranstaltet, da einige russische Mitglieder in der französischen Bewegung mitarbeiteten und da die Französische Theosophische Gesellschaft enge Beziehungen zu den russischen Mitgliedern pflegte und ihnen ihre Räume für die russischen Vorlesungen und Logenversammlungen zur Verfügung stellte. Am 24. Juni fand während des Kongresses im wunderschönen Gebäude der französischen theosophischen Gesellschaft am Sq. Rapp 4 im »gelben Saal« eine öffentliche russische Vorlesung mit den Koreferenten A. Kamenskaja, C. Gel'mboldt und E. Sokolovskaja zum Thema »Das Schicksal Rußlands in Vergangenheit und Zukunft« statt. Die Vorlesung erregte großes Interesse: das Publikum, das den Saal voll ausfüllte, hörte aufmerksam zu und applaudierte jedem Referenten. Man spürte die innere Verbundenheit von Referenten und Auditorium.«[33]

Mit dem Tod der bedeutendsten Vertreter der russischen theosophischen Bewegung außerhalb Rußlands verlor das Wirken dieser Bewegung immer mehr an Intensität. Die jungen russischen Theosophen, die in ihren neuen Heimatländern aufwuchsen, traten in die nationalen Gesellschaften jener Nationen ein, in denen sie lebten. Das verbindende Organ der russischen Theosophen im Ausland, »Vestnik«, stellte Anfang der 40er Jahre sein Erscheinen ein und schnitt dadurch den einzigen Faden ab, der in der Fremde die einzelnen russischen Logen verband. Was sahen jene Russen in der Theosophie, die ihr ganzes Leben in ihren Dienst stellten? Eine große Synthese der Werte, eine tägliche Disziplin, die zur Bildung eines festen und willensstarken Charakters diente.

Was die gesellschaftliche Organisation betrifft, wies die Theosophie auf die gesellschaftlichen Erfahrungen ausgestorbener Völker hin, so z. B. auf die Zivilisation der Maja. Sie zeigte ihren Anhängern das Wirken des Manu auf und wies sie auf die Ideale einer zukünftigen Gestalt des Menschen hin. Die Theosophie ermöglichte ihnen, an eine gesuchte Synthese zwischen Demokratie, die aus der Masse des Volkes erwuchs, und der geistigen Aristokratie, die diese Massen führen kann, zu glauben.

Im Bereich der Kindererziehung half die Theosophie bei der Offenlegung dessen, womit das Kind auf die Welt kommt, was es aus seiner ewigen Vergangenheit mitbringt, und wie wichtig es ist, auf jedes Kind individuell einzugehen.

In der Theosophie fanden viele Russen einen Boden unter den Füßen, der Wissenschaft, Religion, Kunst und Leben zu einer Einheit verschmolz.

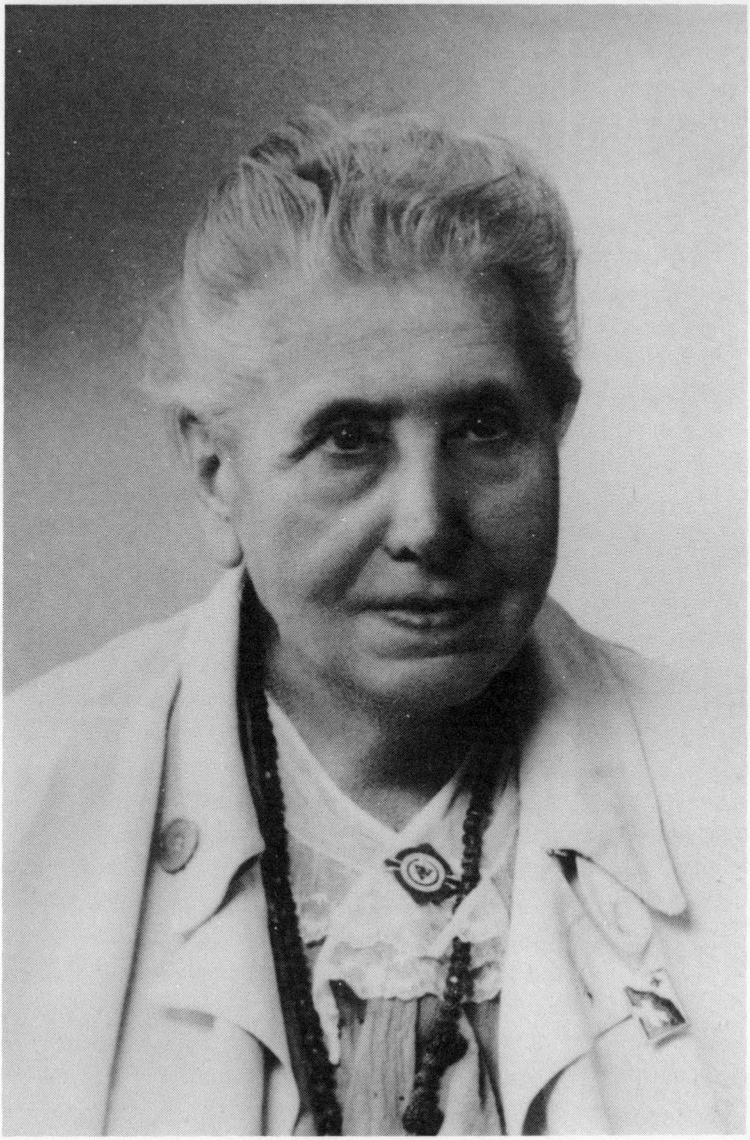

Anna Alekseevna Kamenskaja (vierziger Jahre in Genf).

Rudolf Steiner und die Russen

Der Name Rudolf Steiner begann schon ganz am Anfang des 20. Jh. am Horizont des kulturellen Lebens in Rußland aufzutauchen. Marie von Sivers (1867–1948), die spätere Frau Rudolf Steiners, die in Polen geboren war und ihre Werdejahre in St. Petersburg verbrachte, wurde mit der Theosophie durch Edouard Schuré, dessen Bücher sie übersetzte, bekannt.[1]

Durch ihn erfuhr sie von der von E. P. Blavatskaja gegründeten Theosophischen Gesellschaft.

Im Herbst des Jahres 1901 hielt sich Marie von Sivers in Berlin auf. Sie suchte dort eine Möglichkeit, mehr über Theosophie zu erfahren. Durch eine Zeitungsannonce stieß sie auf den theosophischen Kreis von Graf und Gräfin Brockdorff, wo Rudolf Steiner seine Vorträge hielt. Hier in Berlin fand auch die erste persönliche Begegung Marie von Sivers' mit Rudolf Steiner statt, die für ihr weiteres Leben bestimmend wurde: Sie teilte von nun an den Lebensweg Rudolf Steiners und widmete sich der anthroposophischen Geisteswissenschaft.

Ihre innere Welt und ihr neues Wissen und Fühlen teilte Marie von Sivers natürlich ihrer engen Petersburger Freundin Maria von Strauch-Spettini mit.* Diese feine und tiefempfindende Frau nahm die Ideen der Theosophie rasch auf und gründete bald einen kleinen theosophischen Kreis in Petersburg. Im Jahre 1903 trat Maria von Strauch-Spettini der deutschen Theosophischen Gesellschaft bei und erhielt die Mitgliedskarte von Rudolf Steiner.

---

* Maria von Strauch-Spettini (1847–1904) – Schauspielerin, wirkte am Petersburger Kaiserlichen Theater; kurze Lebensskizze in: »Aus dem Leben von Marie Steiner von Sivers«, Nachlaßverwaltung, Dornach 1956.

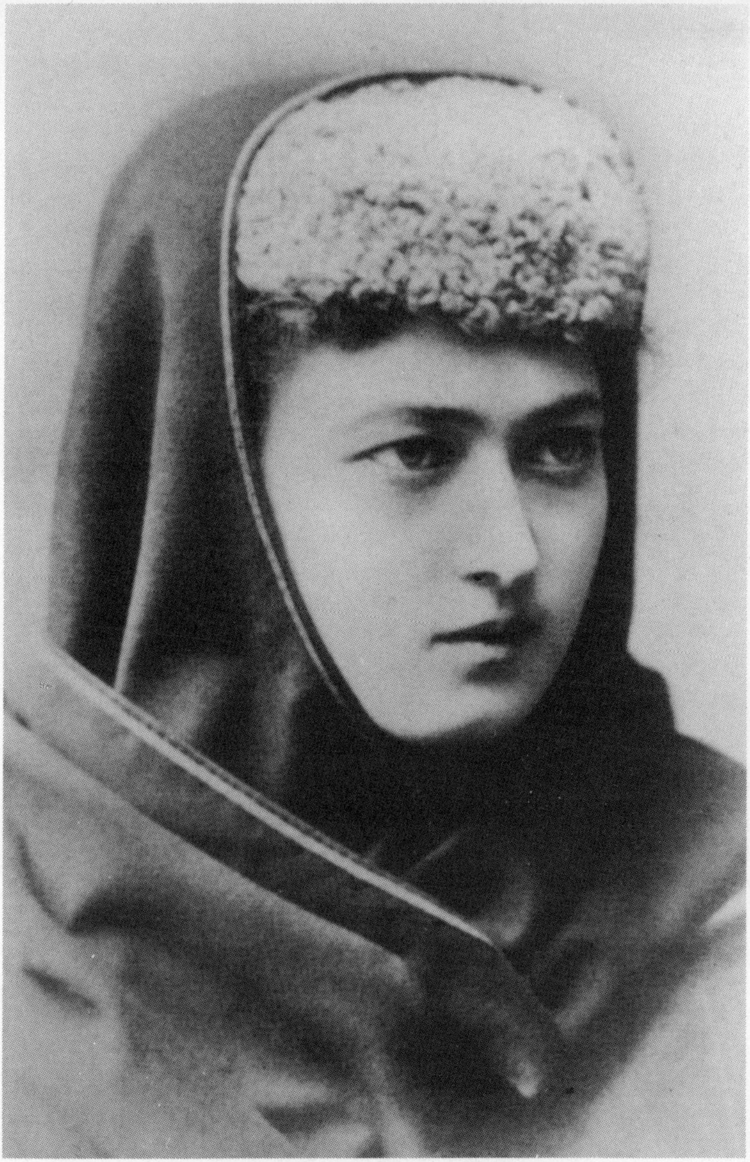

Maria von Strauch-Spettini

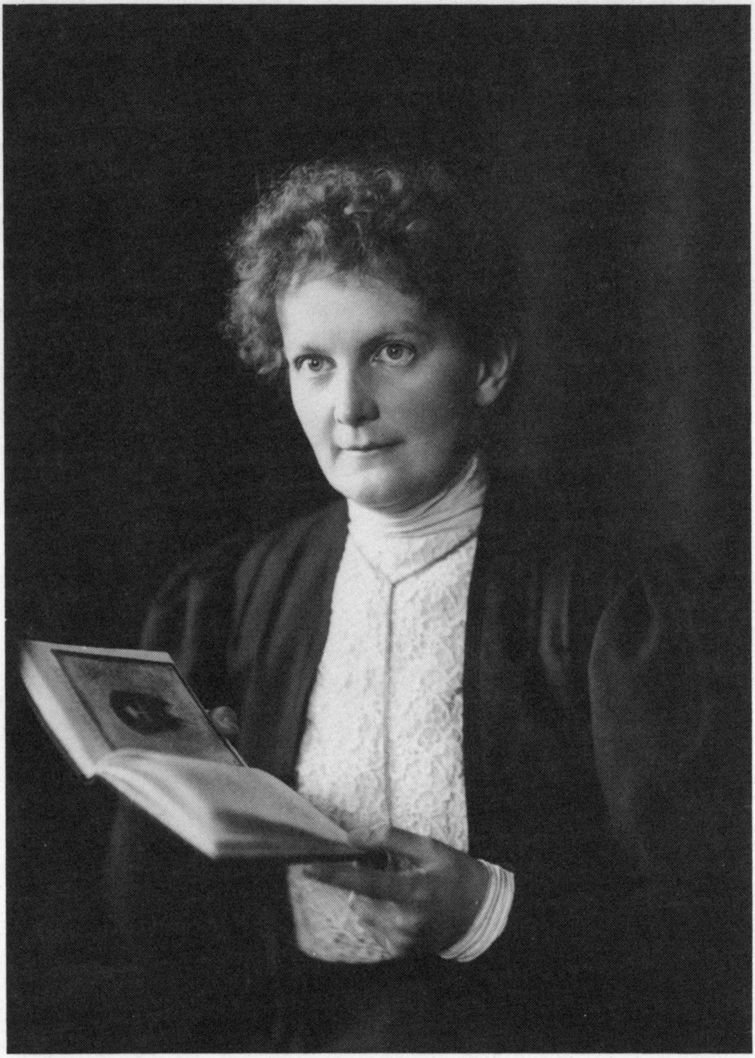

Marie von Sivers (Marie Steiner).

Rudolf-Steiner-Kreis in Kaluga

Durch den Einfluß von Maria von Strauch-Spettini trat auch deren nahe Freundin Elena Fedorovna Pisareva* der deutschen Theosophischen Sektion bei. Auch sie reiste im Jahre 1903 nach Berlin, um Rudolf Steiner persönlich kennenzulernen; dort entstand dann eine enge Freundschaft zwischen ihr und Marie von Sivers.

Und so geschah es, daß mitten im Herzen Rußlands nicht weit von der Stadt Kaluga auf dem Gut ihres Mannes, Podborki, durch Pisarevas Organisation ein theosophischer Kreis ins Leben kam, der mit Einverständnis Rudolf Steiners dessen Namen trug. Pisareva befand sich in ständigem Kontakt mit Marie von Sivers und dadurch mit Rudolf Steiner selbst und erhielt so laufend dessen Vorträge, mit denen sie die geistig Suchenden in Rußland bekannt machte. Sie schrieb an Marie von Sivers über die Notwendigkeit, die Vorträge des Doktors in Rußland zur Verfügung zu haben: »Wir brauchen in Rußland unbedingt Material von der Art, wie es der Doktor zu geben hat. Die verzweifelten Menschen werfen sich auf alles, was nach Geist aussieht. Neuerdings kam ein schlechtes, billiges, spiritistisches Journal heraus, welches schon jetzt mehr als 16000 Abonnenten hat. Kürzlich erst erfuhr ich, daß die Werke von Papus und anderen französischen Okkultisten eines nach dem anderen auf Russisch im Druck erscheinen. Deshalb darf es nicht sein, daß wir, die wir das Glück haben, einen solchen Lehrer wie den Doktor zu kennen, nicht wissen, wo wir den Stoff für unsere okkulte Arbeit herbekommen müssen.«[2]

Die Arbeit im Kaluger Rudolf-Steiner-Kreis bestand in der Lektüre und der Besprechung der Vorträge und Bücher Rudolf Steiners, in der Suche nach Antwort auf geistige Fragen und in der Deutung geschichtlicher Ereignisse im theosophischen Sinne. Außerdem wurden verschiedene Vorträge über theosophische Themen gehalten.

---

* Elena Petrovna Pisareva: Theosophin; nach der Spaltung in der Theosophischen Gesellschaft 1912/13 blieb sie Anhängerin von Anni Besant. Siehe Kapitel: »Theosophie in Rußland«; Pisareva starb in den vierziger Jahren in Italien.

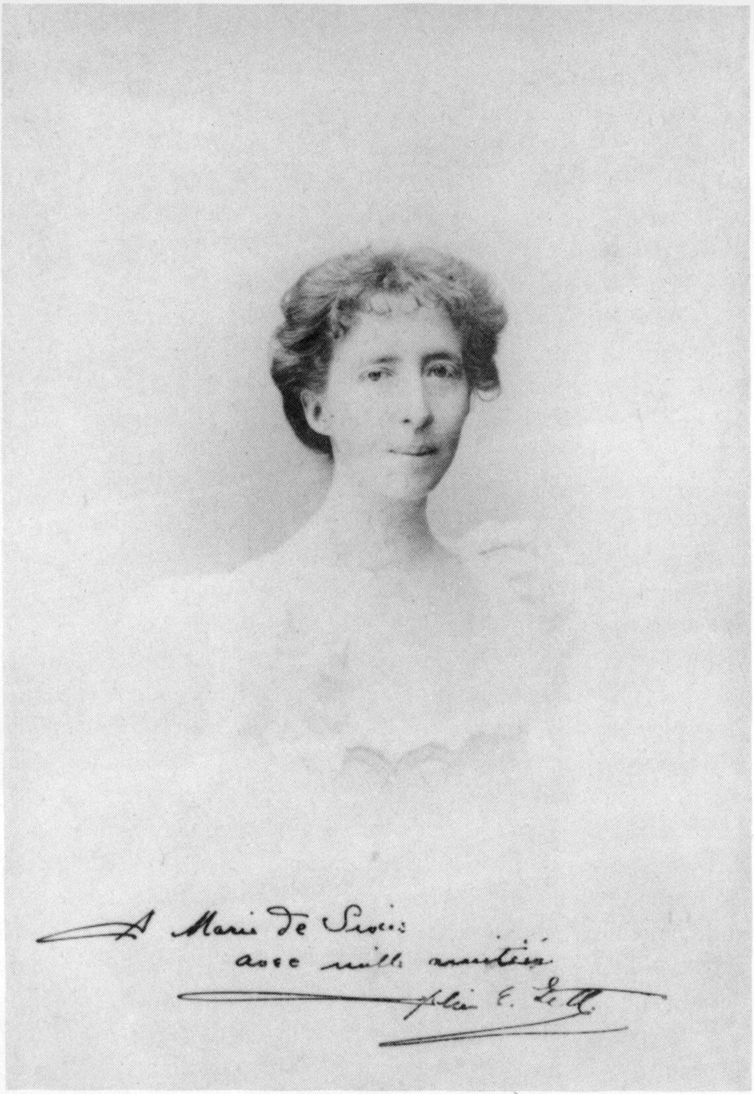

Elena Fedorovna Pisareva, Gründerin des theosophischen Zirkels im Namen Rudolf Steiners in Kaluga.

Da die Originale der Bücher und Vorträge Rudolf Steiners, die aus Deutschland gesendet wurden, nur einem der deutschen Sprache mächtigen Publikum zugänglich waren, beschäftigte sich E. F. Pisareva intensiv mit ihrer Übersetzung.

Die Pariser Vorträge

Durch die Initiative eben dieser E. F. Pisareva wurde der Versuch unternommen, Rudolf Steiner auf das Gut ›Podborki‹ bei Kaluga zu Vorträgen vor russischem und ausländischem Publikum einzuladen. In einem privaten Brief äußert Pisareva ihre Freude, Marie von Sivers und Rudolf Steiner bei sich zu Hause zu empfangen: »... seit wir uns in Berlin verabschiedet haben, gab es nicht einen Tag, an dem ich nicht an Sie gedacht hätte und nicht davon geträumt hätte, daß Sie und Rudolf Steiner vielleicht meine lieben Gäste in meinem alten Landhaus sein konnten.« [3]

Leider wurde aus dieser Fahrt Rudolf Steiners nach Rußland nichts, worüber Marie von Sivers wie folgt berichtet: »In Köln und Berlin hielten sich gewöhnlich die von den Londoner Kongressen zurückkehrenden russischen Mitglieder der Theosophischen Gesellschaft auf, um Rudolf Steiners Vorträge daselbst zu hören. Die erste Anregung zu einem Vortragszyklus im internationalen Sinne kam von ihnen.

Wir verabredeten für Juni 1906 einen Vortragszyklus auf einem Gut bei Kaluga. Er kam nicht zustande. Es war das Jahr der Revolution gewesen, die dem japanischen Kriege folgte. Die Zustände waren unsicher. Die russischen Freunde baten, diesen Zyklus in Paris veranstalten zu dürfen, wo es immer eine zahlreiche russische Kolonie gegeben hat. Rudolf Steiner sagte zu.« [4]

Zu diesen Vorträgen für die geistig Suchenden aus Rußland reiste auch die Leiterin der russischen theosophischen Bewegung, A. A. Kamenskaja. Durch sie kam dann in verschiedenen theosophischen

Kreisen ihrer Heimat eine rege Arbeit an den von ihr niedergeschriebenen Pariser Vorträgen Rudolf Steiners in Gange.* In Paris fand auch ein Treffen Rudolf Steiners mit einer Gruppe russischer religiöser Schriftsteller statt. Ihr Hauptvertreter war D. S. Mereschkovskij, der der Theosophie gegenüber viele Vorurteile hatte. Dieses Treffen trug eher komische Züge:

»Mereschkovskij kam geladen mit Vorurteilen gegen Rudolf Steiner. Zinaida Gippius kauerte sich auf die Couch und beobachtete Steiner auf eine arrogante Art durch ihr Lorgnon wie einen kuriosen Gegenstand. Mereschkovskij selbst, sehr erregt, stellte wie ein Inquisitor eine Art Verhör mit ihm an. ›Wir sind nackt und arm und durstig‹, rief er, ›und lechzen nach Wahrheit.‹ Man hatte dabei aber das Gefühl, daß sie sich durchaus nicht so arm fühlten, sondern überzeugt waren, die Wahrheit zu besitzen. ›Sagen Sie uns das letzte Geheimnis!‹ schrie Mereschkovskij, worauf Rudolf Steiner antwortete: ›Wenn Sie mir das vorletzte sagen.‹ ›Und ohne Kirche kann man sich retten?‹ ... Darauf führte Rudolf Steiner einen bekannten mittelalterlichen Mystiker, der von der Kirche verdammt wurde, als Beispiel an für einen Menschen, der ohne Kirche den Weg zu Christus fand ... Die Stimmung wurde durch die Empörung von Fräulein von Sivers gegen Mereschkovskij polemisch ... Schließlich ging Rudolf Steiner in Begleitung seiner empörten Damen weg.«[5]

---

* Diese Vorträge sind leider heute nicht mehr erhalten.

Theosophisch-anthroposophische Pionierarbeit in Rußland

Am Ende des ersten Jahrzehnts des XX. Jahrhunderts erwachte in Rußland ein großes Interesse an der Theosophie, speziell aber an der Persönlichkeit und Tätigkeit Rudolf Steiners. Der Dichter Andrej Belyj, ein Schüler Steiners, nannte diese Zeit eine »wahre Steineriade«. Eine andere Schülerin, Olga Annenkova, betonte trotzdem, daß es dem russischen Menschen mit seinem speziellen Charakter schwer fiele, die westlichen Formen geistiger Arbeit zu übernehmen:

»... wie viel Erfahrung und Wissen braucht man, um mit dieser anderen Verstandesart zu arbeiten, die dem westlichen Verstand zu wenig ähnlich ist. Hier entflammt alles gleich, wie eine Rakete, fällt leicht in paradoxe Schlüsse, außerdem herrscht hier eine große Unfähigkeit zu jeder Art von Organisation. Ich glaube, daß die offizielle Sektion hier noch lange keinen Erfolg haben wird, sondern eher die persönliche Arbeit, das heißt, man muß sich die eine oder andere Person auswählen und sich mit ihr auf Grund persönlicher Beziehungen mit der Theosophie befassen.«[6]

Dieser persönlichen Arbeit in Rußland verlieh eine der ersten Schülerinnen Steiners, Anna Rudolfovna Minzlova, eine große Bedeutung. Minzlova, die Tochter eines bekannten Moskauer Rechtsanwaltes, war eine der interessantesten und mysteriösesten Persönlichkeiten in Rußland zu Beginn des Jahrhunderts. Sogar ihr Äußeres war ungewöhnlich, viele ihrer Zeitgenossen hinterließen uns Beschreibungen von ihr, welche in manchem an diejenigen E. P. Blavatskajas erinnerten:

»Ihre Gestalt war formlos, die Stirn übermäßig groß, wie man sie oft bei den Engeln der altdeutschen Malerei findet, ihre vorstehenden blauen Augen sehr kurzsichtig – trotzdem hatte sie einen Blick, der in ungeheure Weite schaute. Ihre rotblonden, gescheitelten Haare mit gebrannten Wellen waren in Unordnung, der Knoten drohte sich aufzulösen, stets fiel ein Regen von Haarnadeln um sie herum. Die Nase war grob geschnitten, das ganze Gesicht etwas aufgedunsen. Das Eigenartigste waren ihre Hände, weiß, weich, mit langen schmalen Fingern. Sie hielt die Hand des anderen länger als üblich, leise bebend... ihre Art zu sprechen: eine Stimme, die sie fast zum Lispeln dämpfte, um eine starke Emotion zu verhüllen, ein beschleunigter Atem, die Sätze abgebrochen, oft nur einzeln herausgestoßen, unzusammenhängende Worte. Meistens hatte sie ein abgetragenes Kleid an, am Finger trug sie einen Amethyst.«[7]

Als nahe Freundin des berühmten Petersburger Anführers der Symbolisten, Vjatscheslav Ivanov, war Minzlova in den russischen künstlerischen Kreisen wohl bekannt. Sie besaß hellseherische Fähigkeiten, die sich mit tiefem okkulten Wissen verbanden. Sie gab sich als Gesandte des Rosenkreuzerordens aus und hielt es für ihre Mission, ein esoterisches Zentrum zu begründen, in welchem sich ausgewählte russische schöpferische Persönlichkeiten, wie z. B. V. Ivanov und A. Belyj, zusammenfinden. Von Rudolf Steiner empfing sie okkultes Wissen, Vorträge und Meditationen. Rudolf Steiner selbst unterstrich ihre besondere Stellung in der geistigen Welt:

»Ihre Seele ist dazu berufen, der Menschheit viel Hilfe zu bringen. Sie sind von einem so richtigen Gefühle zur geistigen Welt durchdrungen, daß ich heute nicht mehr zu Ihnen selbst zu sprechen brauche, sondern nur noch Ihnen sage, daß ich den Schutz der ›ehrwürdigen Meister‹ immer für Sie erbitten werde.«[8]

Rudolf Steiner gab ihr auch Anweisungen und Erklärungen bezüglich der Besonderheiten des geistigen Lebens Rußlands und dessen zukünftigen Aufgaben:

»...Sie haben im Lande und namentlich im Volke den großen theosophischen Schatz, welcher durch eine geistige Verbindung mit dem, was Sie hier kennengelernt haben, als wahre Theosophie und auch als echtes lebensspendendes zukunftssicheres Christentum, zu der höchsten geistigen Blüte gerade im Osten Europas kommen muß. Im nichttheosophischen Geistesleben des Westens gibt es eine Wissenschaft, die in geistiger Beziehung für die Zukunft nur durch ihre umfassende Gedankentechnik Wert hat. Diese Gedankentechnik muß in aller Zukunft dem Geistesleben eingeimpft werden. Im Osten aber haben Sie einen Volks-Seelen-Inhalt, der zur Evolution gebracht werden muß zum Heile der ganzen Menschheit. Dieser Volks-Seelen-Inhalt macht es, daß in vielem aus dem Osten große Weisheiten mit wenigen Sätzen geprägt werden, welche im Westen nicht mit ganzen Büchern zu erschöpfen sind. Die Leiden in Ihrem Lande sind die Geburtswehen dieses Volks-Seelen-Inhaltes. Wie ein Zauberhauch aber erscheint der Keim dieses Volks-Seelen-Inhaltes dem wahren Erkenner der Verhältnisse... Vieles keimte von dieser Volksseele in Tolstoi hervor; doch muß sich dieses alles verbinden mit echter Theosophie, wenn daraus das Echte werden soll.«[9]

Minzlova hatte keinen ständigen Wohnsitz, sie befand sich unentwegt auf Reisen und war eine Art von Verbindungsglied sowohl zwischen den verschiedenen russischen Theosophen als auch zwischen denselben im Westen und in Rußland. Mit ihrem Wirken gab sie den betroffenen Menschen einen starken geistigen Impuls.

Im Jahre 1908 wollte sie eine Reise Rudolf Steiners nach Rußland organisieren, was sie für die Zukunft Rußlands für notwendig hielt. Auf ihre Einladung antwortete Steiner, daß er nach Rußland unbedingt gekommen wäre,

»wenn die Angelegenheiten nicht so lägen, daß gerade im gegenwärtigen Augenblick meine Reise nach Rußland nicht nützen, sondern schaden würde, wenn sie so arrangiert würde, wie sie jetzt arrangiert werden müßte. Und der Schaden würde um so größer sein, als eine Reise in einem späteren Zeitraum viel Nutzen bringen wird. Diesen aber nehmen wir uns selbst, wenn wir jetzt, im ungünstigsten Zeitpunkt, etwas tun, was nichts anderes sein könnte als ein Schlag ins Wasser. Es gibt viele Gründe, die für alles dieses sprechen. Erstens der wesentlichste: Die über die spirituelle Bewegung wachenden Mächte bezeichnen einen späteren Zeitpunkt als den, wo die theosophische Mission bei Ihnen zu beginnen hat. Denn diese muß in Rußland auf einem gediegenen wissenschaftlichen Boden stehen, sonst bleibt sie unfruchtbar«.[10]

Die Reise Rudolf Steiners nach Rußland im Jahre 1908 fand nicht statt. Um die Verbreitung der Werke Steiners in Rußland zu fördern, übersetzte Minzlova seine Bücher ins Russische, darunter auch die »Theosophie«, die im Jahre 1910 in russischer Sprache erschien. Mit der Zeit trat Minzlova wahrscheinlich aus den Reihen der Schülerinnen Rudolf Steiners aus und begann ihren eigenen okkulten Weg. Während sie die Genialität Steiners anerkannte, warf sie ihm gleichzeitig vor, seine Lehre über Christus sei eine Irrlehre und nicht die Lehre der Rosenkreuzer. Sie behauptete, die erste Schülerin Steiners gewesen zu sein, dann die gleiche Einweihungsstufe erreicht zu haben, um nun selbständig zu handeln. Jedoch

Рудольфъ Штейнеръ

ѲЕОСОФІЯ

ВВЕДЕНІЕ ВЪ СВЕРХЧУВСТВЕННОЕ
ПОЗНАНІЕ МІРА И НАЗНАЧЕНІЕ
ЧЕЛОВѢКА

Переводъ со 2-го нѣмецкаго, исправленнаго и дополненнаго
изданія 1908 года

А. Р. Минцловой

С.-ПЕТЕРБУРГЪ
Типографія М. М. Стасюлевича, В. о., 5 л., 28
1910

Titelblatt der russischen Ausgabe der »Theosophie« Rudolf Steiners. Petersburg 1910, Übersetzung von A. R. Minzlova.

dauerte ihre selbständige Tätigkeit nicht lange. Im Jahre 1910 verschwand sie plötzlich, und seit jener Zeit hat sie niemand mehr gesehen. Über ihr Verschwinden erzählt N. Berdjaev, der sich seinerzeit unter ihrem Einfluß befand:

»... nach dem Aufenthalt auf der Krim kehrte Minzlova wieder nach Moskau zurück. Etliche Tage nach ihrer Rückkehr begab sie sich mit einer Freundin, bei der sie abgestiegen war, auf den ›Kuznezkij most‹ (Schmiedbrücke). Die Freundin entfernte sich nach der einen Seite und sie – nach der anderen. Sie ist dann nie wieder zurückgekommen und blieb verschwunden... Junge Leute... sagten, sie wäre nach dem Westen entschwunden und in ein katholisches Kloster eingetreten, das Verbindung zu den Rosenkreuzern unterhielt. Wieder andere sagten, sie habe sich das Leben genommen, weil sie von Steiner wegen schlechter Ausführung seiner Aufträge verurteilt worden wäre.«[11]

Eine andere bedeutende Persönlichkeit, die Russen auf dem Weg der Suche zu Steiner hinführte, war der Historiker und Theosoph Michail Ertel. Beginnend mit dem Jahre 1907 las Ertel regelmäßig in einem Moskauer Salon theosophische Vorträge. Ihr Inhalt brachte einige aufmerksame Zuhörer, die mit den Vorträgen Steiners vertraut waren, auf den Gedanken, daß das, was Steiner lehrte und was Ertel sagte (was damals unter dem Namen Theosophie bekannt war), die Wahrheit war, da man genau die gleichen Antworten bekam, nur unter verschiedenen Gesichtspunkten und in verschiedenen Ländern. Im Winter 1909 las Ertel 11 Vorträge, wonach er erklärte, daß die regelmäßigen Zuhörer (deren gab es ungefähr 30) sich in kleine Gruppen von 4–5 Menschen aufteilen sollten, da man sich durch die Arbeit in kleinen Gruppen besser mit der Theosophie befassen und zu klarerer Selbsterkenntnis gelangen könne. Die kleinen Gruppen hießen:

1. die religiöse
2. die ethnische
3. die ästhetische
4. die wissenschaftliche
5. die philosophische
6. die mystische
7. die magische

Ertel erklärte, daß, ganz gleich in welcher Gruppe der eine oder andere Schüler arbeite, alle diese sieben Wege am Ende zu einem Ziele führten; nur der siebte Weg – der magische (oder luciferische) – sei sehr kompliziert und schwierig, ja vom praktischen Gesichtspunkt aus auch sehr schwer zu verwirklichen, und deshalb riet Ertel seinen Schülern, diesen Weg nicht auszuwählen.

Die Arbeit in diesen Gruppen fand nicht statt, weil die Leitung fehlte: Ertel wurde plötzlich psychisch krank und konnte seine theosophische Tätigkeit nicht weiterführen. Das wunderbar-intuitive Wirken A. R. Minzlovas und M. A. Ertels war dennoch in vielem krankhaft; ihr Versuch, geistige Lehrer von Menschen zu werden, die sich um Selbsterkenntnis bemühten, überzeugte viele von der Gefährlichkeit und Verderblichkeit der okkulten Arbeit ohne erfahrene und ehrliche Führer. Aber ihre Tätigkeit schuf doch einen lebendigen Zustrom von Interesse an den Arbeiten und der Persönlichkeit Rudolf Steiners.

Die ersten Rudolf-Steiner-Arbeitskreise in Moskau

Im Jahre 1911 begann sich in Moskau eine besondere theosophische Bewegung zu entwickeln, die von Anfang an durch zwei Züge gekennzeichnet war: 1. Das vollständige Fehlen einer Verbindung mit der offiziellen Theosophischen Gesellschaft in Rußland (sowohl der Petersburger als auch der Moskauer), trotz der Aufrechterhaltung äußerer freundschaftlicher Beziehungen. 2. Das Hauptziel, das sich diese Bewegung stellte, war nicht eine selbständige okkulte Arbeit, sondern das spezielle Studium der Bücher und Vortragszyklen Rudolf Steiners, der von den Mitgliedern dieser Bewegung als einzige bedingungslos-kompetente Autorität auf dem Gebiet der Geisteswissenschaft der Gegenwart anerkannt wurde. Im Zusammenhang damit vollzog sich die geistige Trennung zwischen den Schülern und Nachfolgern von Anni Besant in der offiziellen russischen Theosophischen Gesellschaft und den Anhängern Ru-

dolf Steiners. Die Besonderheit dieser neuen Welle war in ihrem rein christlichen und lebendig religiösen Zugang zur Theosophie zu sehen, der mehr von der ethischen als von der erkenntnistheoretischen Seite ausging. Dies erklärt sich aus der Eigenart der slawischen Seele und Kultur.
Als Begründer dieser Bewegung kann man Boris Pavlovitsch Grigorov (1883–1945) und den Dichter aus der symbolistischen Schule, Lev L'vovitsch Kobylinskij-Ellis, bezeichnen.[12]

Grigorov, der Werke Steiners ins Russische übersetzt hatte, war seiner Ausbildung nach Advokat. Er war ein Schüler Ertels. Im Jahre 1910 hörte Grigorov gemeinsam mit seiner Frau in Bern den Vortragszyklus über das Matthäus-Evangelium. Nach der Begegnung mit Steiner bat das Ehepaar Grigorov um Aufnahme in den Kreis seiner persönlichen Schüler, worauf Rudolf Steiner antwortete, daß man dafür die Zustimmung ihres ersten Lehrers, M. A. Ertel, brauchte. Ertel äußerte sich zustimmend dazu, seine Schüler in die Hände Rudolf Steiners zu geben, und so wurde das Ehepaar Grigorov in die Reihe der Schüler Rudolf Steiners aufgenommen und befand sich von nun an in ständigem persönlichen oder brieflichen Kontakt mit ihm.

Im Herbst 1911 entwarfen Grigorov und Ellis gemeinsam die vorläufigen Statuten des neuen Kreises mit der Zielsetzung, die Werke Rudolf Steiners zu studieren und alle selbstherrlichen Versuche okkulter Praktik fernzuhalten. Zu ihnen gesellten sich hauptsächlich Leute, die dem symbolistischen Verlag »Musaget« nahe standen; unter ihnen waren:

1. Dmitrij V. Alekseev – ein Chemieprofessor, der schon zwei Vortragszyklen Rudolf Steiners in Deutschland gehört und selbständig Zyklen studiert hatte.
2. Nadeschda A. Grigorova – Frau von B. P. Grigorov, Ärztin.
3. Sergej P. Grigorov – ein Student, dem das Werk Steiners schon bekannt war.
4. Vitold F. Achramovitsch – Mitarbeiter des Verlags »Musaget«, ehemaliger Sozialdemokrat, der später zur katholischen Kirche zurückkehrte; ein talentierter Dichter, der den Weg der symbolistischen Schule und der Philosophie Vl. Solovjevs hinter sich hatte.
5. Michail I. Sizov – Lehrer naturwissenschaftlicher Fächer und

zugleich ein gebildeter Spiritist. Er war Sekretär des ersten russischen Spiritistischen Kongresses (1906). Außerdem war er Kritiker und Übersetzer (unter dem Pseudonym »M. Sedlov«); er übersetzte ein Werk des flämischen Mystikers Johannes Rusbroeck (1293–1381), »Die Zierde der geistigen Hochzeit«, ins Russische. Freund von den Dichtern A. Blok und A. Belyj.

6. Olga P. Sizova – Frau von M. I. Sizov, Ärztin, sehr eng mit der Orthodoxen Kirche verbunden.
7. Marija I. Sizova – Schwester von M. I. Sizov, ehemalige Spiritistin, Anhängerin der Philosophie Vl. Solovjevs; sie studierte regelmäßig verschiedene Vortragszyklen Rudolf Steiners.
8. Aleksej S. Petrovskij – Naturwissenschaftler, absolvierte auch die »Geistige Akademie« in Moskau, widmete sich geistigen Fragen und brach nie mit der orthodoxen Kirche. Er war ein bedeutender Mitarbeiter des Redaktionsrates des Verlages »Musaget«. Er übersetzte »Aurora« von Jakob Böhme ins Russische und widmete die Übersetzung Rudolf Steiner.
9. Reingold M. Glier – einer der bekannten russischen Komponisten für Kammermusik. Systematische Beschäftigung mit dem Werk Rudolf Steiners seit 1906.
10. Marija R. Glier – Frau von R. M. Glier, persönlich bekannt mit Rudolf Steiner.
11. V. M. Vikentijev – ein Ägyptologe, der in Deutschland einige Vorträge von Rudolf Steiner gehört hatte.
12. Margarita V. Sabaschnikova – spätere Woloschina, Malerin, Schülerin von Rudolf Steiner.
13. Trifon G. Trapeznikov – Kunsthistoriker, lernte Rudolf Steiner in Deutschland kennen.
14. Boris N. Bugaev (Andrej Belyj) – bekannter Schriftsteller.
15. Assja Turgeneva – Malerin, Freundin (spätere Frau) von Andrej Belyj.
16. Vladimir O. Nilender – Mitarbeiter des Verlags »Musaget«, großer Kenner der griechischen Mystik.

Die Arbeit dieses Kreises fand regelmäßig einmal pro Woche in der Wohnung der Grigorovs in Moskau auf dem Arbat statt. Bei jedem Treffen wurde ein Vortrag Steiners vorgelesen; nach einer kurzen Pause fand ein Gespräch darüber statt. Die Erörterung des Gelesenen hatte hauptsächlich das Ziel der Gegenüberstellung der

Vorträge Rudolf Steiners mit den Auffassungen der schon bekannten Mystiker, vor allem mit Jakob Böhme, E. P. Blavatskaja, Emanuel von Swedenborg, Johann Ruysbroeck und den russischen Philosophen der Schule Vl. Solovjevs, ebenso mit den Überlieferungen und den Lehren der Kirchenväter und Starzen (Isaak der Syrer, Seraphim von Sarov und anderer).

Auch wurden im Verlag »Musaget« im Jahr 1911 Privatkurse für die Jugend organisiert, in denen regelmäßig Vorträge über die Geschichte der Dichtung, moderne Philosophie, Geschichte des Symbolismus und anderen Themen gehalten wurden. Auf Initiative des Kursleiters für »Geschichte des Symbolismus«, L. L. Kobylinskij-Ellis, wurde ein Anfängerkurs zum Studium der Werke Rudolf Steiners eingerichtet, an dem sich viele fähige und talentierte junge Menschen beteiligten. Dieser Kurs fand jeden Samstag im Redaktionsgebäude des Verlags »Musaget« statt. Ellis stellte die Grundlagen der Theosophie dar; man las die »Theosophie« und Abschnitte aus der »Geheimwissenschaft«. Auch wurden allgemeine Gespräche über die Bedeutung der Arbeit Rudolf Steiners für unsere Zeit geführt. Durch Ellis und seinen Vertreter M. Sizov war dieser Anfängerkurs mit dem »großen« Kreis der erfahrenen Mitglieder unter der Leitung B. Grigorovs verbunden. Der zweite Anfängerzirkel versammelte sich in der Wohnung des Komponisten Glier. Ihm gehörten ungefähr 30–35 Leute an. Die Mitglieder dieses Zirkels waren in der Hauptsache junge Musiker, unter denen sich der Komponist Thomas von Hartmann befand, der später ein Freund und Mitarbeiter G.I. Gurdjieffs (1877–1948) wurde. Das Arbeitsprogramm war unter der Leitung von D. Alekseev, B. Grigorov und Ellis zusammengestellt worden; es bestand in der Beschäftigung mit den grundlegenden Werken Rudolf Steiners, wie z. B. der »Theosophie« und »Wie erlangt man Erkenntnisse der höheren Welten?«.

Als große Hilfe für den Erfolg der Werke Rudolf Steiners in der russischen Gesellschaft erwies sich die Verbindung dieser Zirkel mit den literarischen Zentren, wo man sich ebenso ernsthaft mit der Aufgabe eines gründlichen Studiums von Mystik und Religion befaßte (hauptsächlich der Verlag »Musaget«). Genauso nützlich war der allgemeine Hintergrund angespannter geistiger Suche, der ganz allgemein sowohl den kulturell höher gestellten Schichten als auch dem gesamten Volk zur damaligen Zeit eigen war.

Die Tatsache, daß einige Mitglieder der genannten Zirkel mit Rudolf Steiner persönlich bekannt waren, seine Vortragszyklen gehört hatten bzw. hinfuhren, um sie zu hören, und überhaupt mit ihm in ständigem Briefkontakt waren, gab der gemeinsamen Arbeit eine strenge Ausrichtung. Einen großen Impuls gab Marie von Sivers den verschiedenen russischen Gruppen, indem sie die Vortragszyklen Rudolf Steiners regelmäßig nach Rußland schickte. Dies half auch zur Zerstreuung vieler geistiger Zweifel.

Viele Russen, die zu Steiner fanden, sahen in seinen Arbeiten die Geburt einer neuen Religiosität, mit der ihrer Auffassung nach die Zukunft Rußlands eng verbunden war. Die geistige Zukunft Rußlands war für sie mit der Nationalkirche eng verbunden. Innerhalb ihrer und unter ihrer Geistlichkeit sollte die innere Verwandlung im Sinne der Steinerschen christlichen Esoterik geschehen. Das Volk und die verschiedenen russischen Sektenangehörigen würden zu einer solchen mystischen Volkskirche mit der Zeit dazustoßen.

In dem Werk Rudolf Steiners sahen die Russen die Möglichkeit eines neuen geistigen und damit auch historischen Weges für Rußland. Sie waren schon lange auf der Suche und fühlten voraus, daß ein Lehrer kommen sollte, der sie zur Quelle des Lichtes, zu Christus, zurückführen würde. Die Russen, die zu Rudolf Steiner kamen, gehörten meistens der intellektuellen Schicht der Gesellschaft an und waren oft schon lange auf gefährlichen und krummen Wegen, die Erkenntnisse höherer Welten versprachen, umhergeirrt. Spiritismus, französischer Okkultismus, symbolistische Dichtung und Malerei, die Renaissance des philosophischen Idealismus, die alte Mystik, die russische Kirche, die Symbole der katholischen Kirche und das Mittelalter, die griechische Mystik, Friedrich Nietzsche mit seinen zweideutigen Ausrufen, das Werk Richard Wagners, die asiatische Mystik und vieles andere – all das sogen die Suchenden leidenschaftlich ein, und all das stellte sie nicht endgültig zufrieden. Und diejenigen, die die Worte Rudolf Steiners hörten, verstanden, daß hier der Ausweg aus dem Labyrinth lag, und folgten ihm. Nach der Äußerung eines russischen Kritikers vom Jahre 1912 war »Steiner vielleicht die Person, der es bestimmt war, mit Vollmacht an einem Christentum mitzuarbeiten, das allen vorhandenen Konfessionen und allem intellektuell-religiösen Suchen zugrunde liege«.[13]

Die Vortragszyklen in Helsingfors

Als Ereignis von großer Wichtigkeit für die Entwicklung der Anthroposophie in Rußland erwiesen sich die Vorträge Rudolf Steiners, die speziell für das russische Publikum in Helsingfors (Finnland) in den Jahren 1912 und 1913 gehalten wurden. Während dieser Vortragszyklen hatten viele Russen, die die frühen Bücher und Vorträge Rudolf Steiners studiert hatten, die Möglichkeit, dem Begründer der Geisteswissenschaft persönlich zu begegnen. Rudolf Steiner hatte für diese Vorträge Finnland ausgewählt, das sich damals in einer Union mit Rußland befand, weil ihm die Einreise nach Rußland selbst auf den Einspruch des Heiligen Synods hin von den Behörden nicht gestattet wurde.

Der erste Vortragszyklus »Die Wirkung der himmlischen Hierarchien in den Naturreichen« fand im April 1912 statt. Während dieses Zyklus wandte sich Rudolf Steiner in einer besonderen Ansprache an die russischen Anthroposophen, in der er ein Licht auf die spezielle Lage Rußlands und die Aufgaben, vor denen die russische Anthroposophen standen, warf. Rudolf Steiner fragte in dieser Ansprache, warum wir denn Geisteserkenntnis im geistigen Leben der Gegenwart suchten. Die Geisteswissenschaft sei etwas, was die heutige Menschheit brauche. Er sagte, die russische Volksseele sehne sich von ganzem Herzen nach dem Geist, der sich in der Geisteserkenntnis der Gegenwart offenbare. Er wies darauf hin, welchen Eindruck und welche Impulse Westeuropa durch das Lebenswerk Tolstojs, die Psychologie Dostoevskijs und die Philosophie Vl. Solovjevs erhalten habe. Die russische Volksseele werde noch sehr viel zu sagen haben, aber sie habe sich bisher noch nicht völlig offenbaren können. Aber wieviele schöne, erhabene und edle Gefühle gingen von der russischen Seele aus! Wegen der Besonderheit der russischen Seele träten für die geistig Suchenden in Rußland nicht jene Hindernisse des Skeptizismus und Zynismus auf wie in Westeuropa. Rudolf Steiner betonte, daß die Russen den Vorteil hätten, den Geist seelisch zu beleben. Die Aufgabe der Russen bestehe nicht nur darin, zu fühlen und zu empfinden, daß das geistige Wissen etwas Bedeutsames und Hohes sei, sondern vor allem darin, es in Handlung und Willensimpulse der Seele zu verwandeln und mit seiner Kraft Leben und Handeln zu steuern. Zusammen mit den Russen nahm Rudolf Steiner am Ostergottesdienst in der orthodoxen Kirche von Helsingfors teil, was den russischen Teilnehmern des Vortragszyklus eine große Freude bereitete. Um die Atmosphäre unter den russischen Teilnehmern besser darstellen zu können, folgen hier einige Erinnerungen von M. Voloschina:

»Unsere Seelen brannten lichterloh in Liebe zu Rudolf Steiner, aber auch zueinander. Es war wie eine schwache Vorahnung der Gemeinde ›Philadelphia‹ in der Offenbarung Johannis, die das Urbild der zukünftigen slawischen Kultur sein soll, deren Mission die Brüderlichkeit sein wird. Noch war es bei uns kindlich, schwärmerisch, persönlich, aber es war da eine Substanz, die ich immer wieder unter diesen Freunden in Rußland gefunden habe. Um zu verstehen, was uns so verband, muß man sich vorstellen, daß wir in diesen Tagen mit einer uns bis dahin unbekannten Konkretheit die geistigen Realitäten kennenlernten, die hinter der äußeren Natur, in den Himmelskörpern, in den Farben, in den Jahreszeiten, in dem Wachstum der Pflanzen usw. wirkten. Der Dualismus zwischen der Religion und der Naturwissenschaft wurde nicht durch einen verschwommenen Pantheismus, sondern durch die exakte Forschung der Geisteswissenschaft überwunden.«[14]

Der zweite Vortragszyklus in Helsingfors fand im Juni des Jahres 1913 statt. Der Kurs hieß »Die okkulten Grundlagen der Bhagavadgita«. In dem finnischen Hotel, in dem Rudolf Steiner wohnte, waren außerdem noch ungefähr 30 russische Anthroposophen untergebracht, die angereist waren, um von Rudolf Steiner persönliche Impulse für ihre weitere selbständige Arbeit zu erhalten.

Einige der russischen Teilnehmer des Zyklus beteiligten sich an den »Esoterischen Stunden«, die Rudolf Steiner persönlich für einen ausgewählten Kreis durchführte. Dadurch traten die russischen Anthroposophen in eine neue Beziehung zu ihm und dem von ihm geleiteten Kreis. Und wiederum, wie im Jahr zuvor, widmete Rudolf Steiner den brennenden Problemen Rußlands viel Aufmerksamkeit und erhellte die Notwendigkeit und Heilkraft der Anthroposophie für das Wohl Rußlands.

Während dieser zwei Zyklen in Finnland kamen vielerlei Treffen zwischen russischen Anthroposophen und Vertretern anderer Länder zustande, knüpften sich freundschaftliche Kontakte, fand ein reger Meinungsaustausch statt. Einige Russen wie z. B. Alexander Pozzo* traten unter dem Eindruck des persönlichen Kontaktes mit Rudolf Steiner und Marie von Sivers der Anthroposophischen Gesellschaft bei.

Die Russische Anthroposophische Gesellschaft und ihre Tätigkeit

Nach diesen beiden Zyklen wurde es Zeit, eine eigene Anthroposophische Gesellschaft in Rußland zu gründen, was dann auch am 7./20. September 1913 unter dem Vorsitz von B. P. Grigorov geschah. Der erste Paragraph der Statuten der Russischen Anthroposophischen Gesellschaft lautete:

»Die Gesellschaft hat die brüderliche Vereinigung von Menschen, die gemeinsame geistige Grundlagen im Leben anerkennen, gemeinsame Arbeit an der Erforschung der Natur des Menschen und das Studium des gemeinsamen Keimes der Weltanschauungen und Glaubensrichtungen verschiedener Zeiten und Völker zum Ziele.«[15]

Die feierliche Eröffnungsversammlung der Gesellschaft beschrieb Margarita Voloschina in ihren Erinnerungen:

»... es war am Vorabend der Geburt der Jungfrau Maria ... Wir gedachten an diesem Abend Solovjevs, der nach Dante als erster die Begegnung mit dem Wesen der Jungfrau Sophia erlebt hatte. In einem Kellerraum neben der kleinen Kirche ›Maria Himmelfahrt

---

* Alexander Michajlovitsch Pozzo (Moskau 1882–Zürich 1941) – verheiratet mit Natalija Turgeneva, Schwester von Assja Turgeneva; Freund von Andrej Belyj; Rechtsanwalt. Er war am Bau des ersten Goetheanum tätig, organisierte die anthroposophische Arbeit in Litauen, Polen und in der Tschechoslowakei (Ende der zwanziger und Anfang der dreißiger Jahre). Er stand in ständigem Kontakt mit Marie Steiner. Hinterließ »Erinnerungen an Rudolf Steiner«.

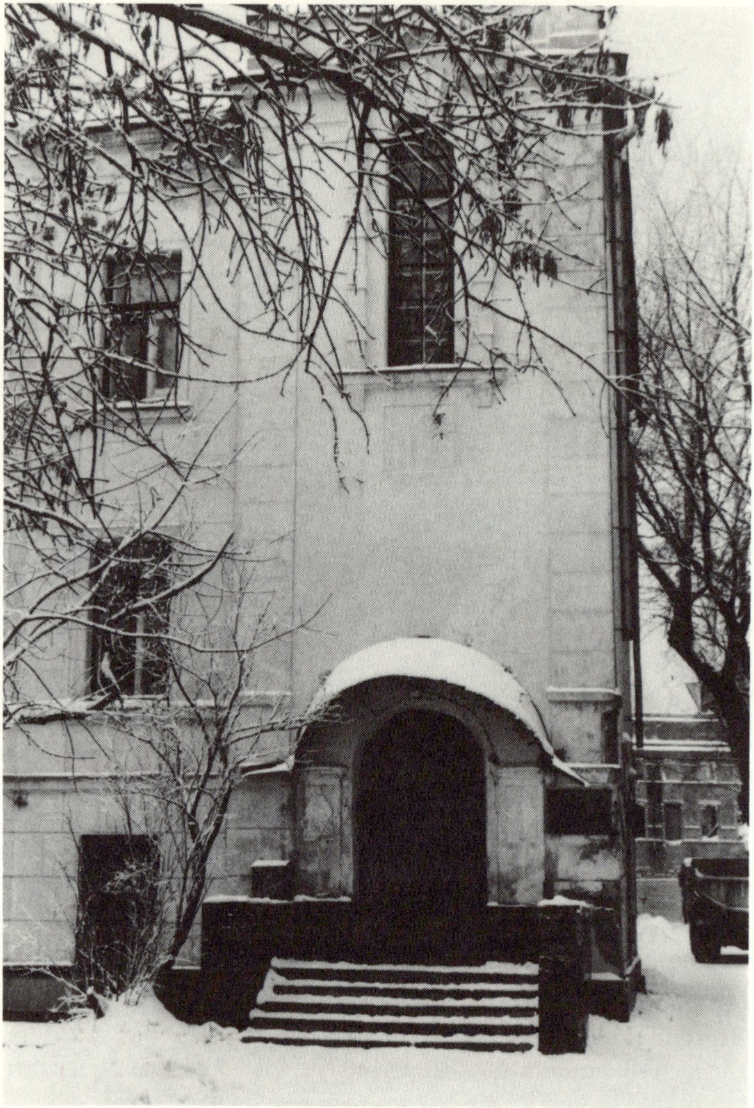

Das Haus in Moskau, wo sich die Russische Anthroposophische Gesellschaft bis zum Winter 1917/18 befand. Poluektovgasse (heute Setschenovgasse 5, im Hof).

Photo Schuravljev 1986.

auf den Gräbern‹ war unsere Feier. Es brannten Kerzen, und alle Frauen waren weiß gekleidet. Zum ersten Teil, der einen ganz offiziellen Charakter tragen sollte, hatten wir aus politischen Gründen den Kreispolizisten eingeladen. Er saß in seiner Uniform unbeholfen und verlegen da, um sich in einer eingetretenen Pause schnell zu verziehen. Dann sprach unser Vorsitzender zu uns über die Verantwortung, ein Wort, das auch sonst oft über seine Lippen kam und das wohl den wesentlichen Charakterzug seiner Persönlichkeit und seiner Haltung der Bewegung gegenüber ausdrückte. Er glänzte nicht durch besondere Begabung, war etwas steif, aber zuverlässig, gründlich und erfüllt von tiefstem Ernst. Ich las das Gedicht von Solovjev, ›Die drei Begegnungen‹ vor, in dem die Jungfrau Sophia selbst angesprochen wird, was dem Gedicht etwas Magisches und zugleich Inniges gibt. Dann versuchte ich, die Aufgabe der russischen Arbeit zu schildern und die besonderen Gefahren, die aus dem russischen Wesen erwachsen im Hinblick auf die zukünftige Mission Rußlands... Es war eine merkwürdige Fügung, daß in derselben Stunde, zu der wir in Moskau versammelt waren, um die Gründung unserer Anthroposophischen Gesellschaft zu feiern, auf dem Dornacher Hügel die Grundsteinlegung des Baues erfolgte.«[16]

Die Leute, die anfangs der Russischen Anthroposophischen Gesellschaft beitraten, gehörten zu einem Kreis, der den Philosophen Vladimir Solovjev verehrte. Meistens besaßen sie akademische Bildung und glaubten daran, daß die Wissenschaft tief vom Geist Christi durchdrungen sein sollte. Im Werk Rudolf Steiners sahen sie eine Vereinigung der Mystik Solovjevs mit der exakten Wissenschaft, und deshalb erhielt die erste Anthroposophische Gesellschaft in Rußland den Namen Vladimir Solovjevs.

Zu dieser Gesellschaft stießen viele suchende junge Menschen, die sich wirkliche geistige Welt ersehnten; sie sahen in der Anthroposophie eine Wahrheit, für die man sich nicht nur interessieren, sondern auf der man auch sein Leben gründen konnte.

Die Gesellschaft hatte sich damals in der Poluektovgasse niedergelassen (heute Setschenovgasse, Haus Nr. 5 im Hinterhof). Dort ging es immer lebhaft zu, man kam und ging und stand in Mengen um den Bibliotheksstand herum, blätterte in Büchern, unterhielt sich und bekam Antwort auf Fragen. Es fanden Kurse zum Studium des Werkes Rudolf Steiners statt. Einen dieser Anfängerkurse führte der Vorsitzende der Gesellschaft, B. Grigorov. Wie er diesen Kreis leitete sowie einiges über seine Persönlichkeit erfahren wir von einer seiner Schülerinnen:

»Boris Pavlovitsch führte den Zirkel sehr ernsthaft, seine Kommentare waren verschiedenartiger Natur, regten jedoch immer zum Denken an; man spürte in ihnen seine großen und grundlegenden Kenntnisse. Wenn er eine Frage anhörte mit leicht zur Seite geneigtem Kopf, so spürte man, daß darauf eine durchdachte Antwort folgen würde, die ganz aus der Verpflichtung gegenüber der Wahrheit gegeben wurde. Es entstand eine Autorität, doch diese erhob ihn nicht auf einen Podest, denn alle seine umfassende Bildung war begleitet von einem erstaunlichen Gefühl der Aufmerksamkeit und des Wohlwollens. Von dem großen Wissen her, das ihm zur Verfügung stand, war er der Professor, aber in persönlicher Beziehung war er eher ein älterer Bruder.« [17]

Einen anderen Anfängerkurs führte K. N. Vasil'eva,* die zukünftige Frau des Schriftstellers A. Belyj. Vera Oskarovna Anisimova leitete einen Zirkel über das Buch »Das Christentum als mystische Tatsache und die Mysterien des Altertums«. K. N. Vasil'eva war die Seele der Gesellschaft in Moskau:

»Sie war eine kleine, leichte Person mit ruhigen, irgendwie musikalisch-rhythmischen Bewegungen. Ihr rhythmischer Gang, den sie später in der Eurythmie noch weiter entwickelte, war ihr besonderes Merkmal. Sie sprach einfach und ruhig, jedoch immer Wesentliches. Ihre Neigung zum Scherzen und ihr Humor waren immer aus ihrem Gesicht herauszulesen, was das Kategorische ihrer Urteile abdämpfte, in keiner Weise jedoch die Überzeugung von der Richtigkeit ihrer Urteile minderte. Doch wenn man ihr in die Augen schaute, spürte man, daß da etwas zum Vorschein kam, was ihre ganze Existenz bestimmte. Man nannte es das Feuer der Seele. Sie hatte wundervolle Augen. Man kann sie nur mit einem Wort beschreiben: das heißt als leuchtende Augen... Sie prägten sich ins

---

* Klavdija Nikolaevna Vasil'eva (1886–1970) – zweite Frau von Andrej Belyj (Būgaev). Bis zu ihrem Tod ist sie der Anthroposophie treu geblieben. Sie hinterließ Erinnerungen an A. Belyj und auch an Rudolf Steiner (Berkeley 1981; Mitteilungen aus der Anthroposophischen Arbeit in Deutschland, Nr. 134–137, Stuttgart, 1980/81)

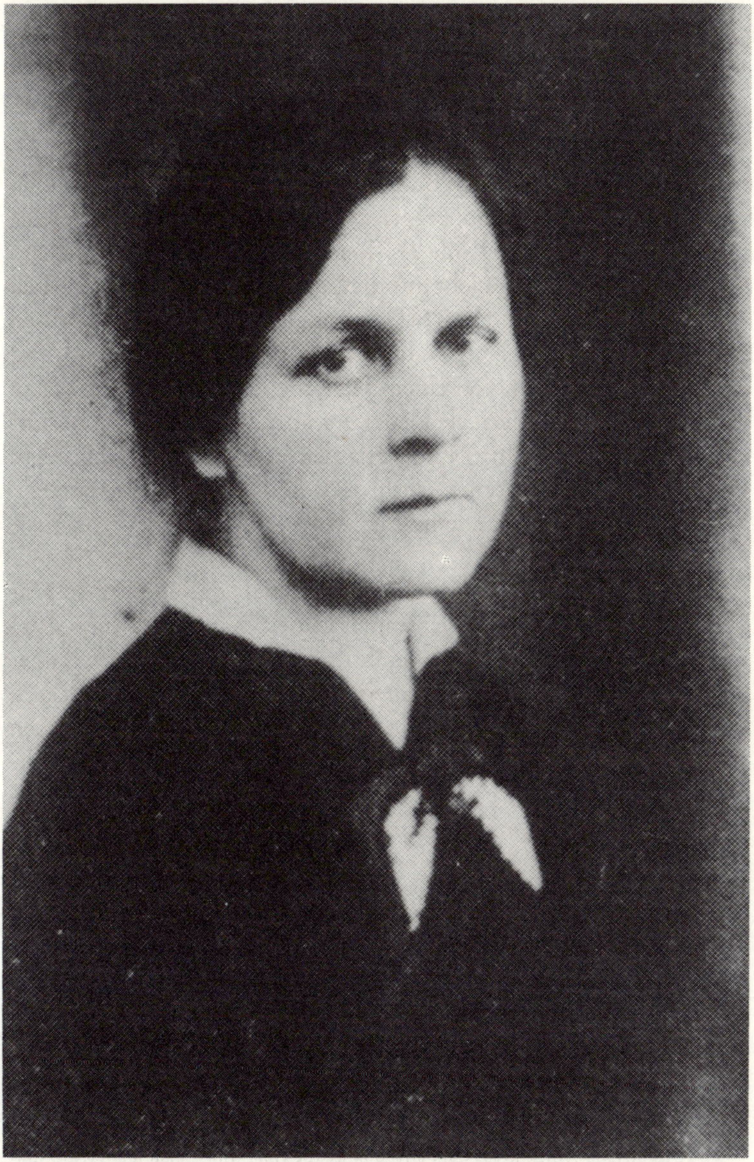

Klavija Nikolaevna Vasil'eva-Bugaeva (1886–1970).
Älteres Mitglied der Russischen Anthroposophischen Gesellschaft; zweite Frau von Andrej Belyj (Bugaev).

Gedächtnis ein. Man konnte sie nicht vergessen... Die ›Älteren‹ sagten Klodja zu Klavdija Vasil'eva, und es klang zärtlich. Die ›Jüngeren‹ nannten sie voller Begeisterung und Ehrerbietung Kladidija Nikolaevna. Ihre Autorität konnte man nicht mit der Autorität z. B. Boris Pavlovitsch Grigorovs vergleichen, aber sie war außerordentlich groß. Es gab den Brauch, daß man zu ihr kam, wenn man verschiedene persönliche Fragen zur Anthroposophie hatte. Sie selbst strebte nie diese Rolle als ›Beichtvater‹ an, das hatte sich so ergeben. Zu ihr kamen nicht nur die Leute aus ihrem Arbeitszirkel, sondern auch aus anderen... Sie war sehr klug, und viele bemerkten diesen Umstand, sogar fremde Leute; aber dieser Verstand und diese Bildung wurden von einem seelischen Feuer gewärmt, das in ihr loderte und das die Seelen jener erwärmte, die mit ihr in Berührung kamen... Klavdija Nikoaevna war eine Art von ›seelischem Zentrum‹ in der Russischen Anthroposophischen Gesellschaft.«[18]

Frau Anisimova* war, kann man sagen, das Gegenteil von Vasil'eva:

»Nur selten begegnet man einem Menschen, der über ein so präzises, konkretes und zugleich umfassendes Denken verfügte. Ihre breite philosophische Bildung gab ihr die Fähigkeit zur Verallgemeinerung, aber diese Verallgemeinerungen blieben nicht abstrakt, sondern wurden zu Formen, die ganz und gar nicht in den Wolken schwebten, sondern immer den konkreten Inhalt dessen ausdrückten, von dem die Rede war. Sie hatte eine bewundernswerte Sprachbegabung, glänzend in ihrer Form und reich im Inhalt. Ihre umfassende Bildung war nicht geringer als die von Grigorov, aber ihre Weltanschauung und somit ihre Aufnahme der Anthroposophie waren ganz verschieden; ihr war eine künstlerische Auffassung eigen. Nicht umsonst spielte in ihrem Leben die Musik eine so große Rolle. Ihr musikalisches Wesen und ihr scharfer Verstand – zwei Wesenszüge, die oft in Widerspruch zueinander stehen – fügten sich bei ihr zu einer Einheit zusammen und machten die unwiederhol-

---

* Vera Oskarovna Anisimova-Stanevitsch lebte bis 1967. Ihr Leben war erfüllt und abwechslungsreich. Sie beherrschte einige fremde Sprachen hervorragend, spezialisierte sich auf das Übersetzen, und in diesem Gebiet brachte sie es zu großer Vollkommenheit. Ihr Name, Vera Stanevitsch, wurde ständig unter den sowjetischen führenden Übersetzern der westlichen Literatur genannt. Sie arbeitete in der Sektion der Übersetzer im sowjetischen Schriftstellerverband.

bare Eigenart ihrer Persönlichkeit aus. Sie war ein leidenschaftliches und hinreißendes Wesen, voller Widersprüche und dennoch im wesentlichen eine unzerstörbare Ganzheit. Die Leute verhielten sich zu ihr ganz verschieden. Die einen gerieten sofort in ihren Bann und blieben ihr verfallen, oft fürs ganze Leben, ungeachtet der Dornen und Stacheln, die auch in ihrem Charakter zu finden waren. Die anderen jedoch waren ihr gegenüber gereizt, ja sogar feindlich eingestellt. Zu ihrer Eigenart gehörte die Freigebigkeit – sei sie materieller oder geistiger Natur... Sie war hart, manchmal auch ungerecht und scharf, aber all dies bildete nur die Hülle, das Erz gewissermaßen, hinter dem sich eine Ader reinen Goldes verbarg... Vieles an ihrem Charakter ist durch ihre Herkunft erklärbar. Sie war die uneheliche Adoptivtochter eines Arztes aus Penza namens Stanevitsch. Vermutungen, daß das Kind ihm aus einer Zigeunerfamilie, die in jener Gegend umherzog, zugewiesen wurde, waren sehr begründet. Die zigeunerhaften Züge konnte man gut in ihren musikalischen und allgemein künstlerischen Begabungen, an der Leidenschaftlichkeit ihres Temperaments und an den grundlegenden Eigentümlichkeiten ihrer Seele – nämlich an ihrer Fähigkeit zur selbstvergessenen und aufopfernden Liebe – erkennen. Und noch ein Charakterzug ihres Wesens rührte von daher, und zwar die Merkmale einer atavistischen Hellsichtigkeit. Sie förderte diese ihre Begabungen in keiner Weise, ja sie fürchtete sich eher vor ihnen, aber sie gehörten zu ihr. Mit all diesem ›Zigeunertum‹ in sich durchlief sie die harte Schule des Denkens, zuerst die der klassischen Philosophie, um sich dann ganz der Wissenschaft der Anthroposophie zu widmen. Und wer weiß, vielleicht war sie gerade dazu berufen, in ihrem Leben diese atavistische Hellsichtigkeit zu entwickeln, sie zu läutern und sie zu hellseherischer Erkenntnis zu erheben. Die erste Stufe dieser Erkenntnis war die Imagination – und die lag ihr so nahe. Sie wich jedoch davor zurück. Weshalb? Das ist ein Geheimnis ihrer Individualität, und es ist nicht an uns, sie zu richten.« [19]

Eine große Rolle unter den russischen Anthroposophen spielte M. P. Stoljarov* – Literaturwissenschaftler, Kritiker und Überset-

* Michail Pavlovitsch Stoljarov (1888–1937) – in sowjetischer Zeit veröffentlichte er seine Literaturartikel unter dem Pseudonym »Strelez« (Schütze).

zer. Er beherrschte die Kunst der Rede auf großartige Weise und wurde in vielen russischen Zeitschriften gedruckt. Obwohl er nicht den Glorienschein einer persönlichen Bekanntschaft mit Rudolf Steiner hatte, war Stoljarov in der »Gesellschaft« eine unzweifelhafte Autorität für die jüngeren Mitglieder. Die Jugend fühlte sich geradezu zu ihm hingezogen.

Einen weiteren Zirkel leitete Lidija Vasil'evna Kalinkina, eine Pädagogin und Spezialistin für Vorschulerziehung, eine sehr geachtete Persönlichkeit auf ihrem Gebiet. Ihr Kreis, der aus 5–6 jungen Mädchen bestand, hatte die Vertiefung in die Probleme der Erziehung vom anthroposophischen Gesichtspunkt aus zum Ziel.

Eines der einflußreichsten Mitglieder der Gesellschaft war Olga Nikolaevna Annenkova, eine frühe persönliche Schülerin Rudolf Steiners. Ihr verlieh Rudolf Steiner das Recht der »Garantin«, d. h. das Recht, Mitglieder aufzunehmen. Sie war auch die Übersetzerin des Buches »Das Christentum als mystische Tatsache und die Mysterien des Altertums« ins Russische; sie gehörte zur Esoterischen Schule Rudolf Steiners. Gleichzeitig unterhielt sie starke Verbindungen mit der russischen literarischen Welt. Sie war eine Freundin Bal'monts, V. Ivanovs und Maximilian Voloschins.

Im ganzen hatte die Russische Anthroposophische Gesellschaft zur Zeit der Oktoberrevolution 1917 ungefähr 100 Mitglieder. Die in der Gesellschaft herrschende geistige Atmosphäre wurde von einem jungen Mitglied so beschrieben:

»Als ich in die Gesellschaft eintrat, suchte ich natürlich vor allem Antworten auf die ›Rätsel des Seins‹, und als ich diese in reichem Überfluß in den Werken Rudolf Steiners fand, war ich glücklich. Doch hatten gleichzeitig die Leute, in denen diese Ideen lebten, für mich eine große Bedeutung. Um sich unter ihnen wie unter den Seinen zu Hause zu fühlen, braucht man *Vertrauen.* Nur dieses gibt der Seele die glückliche Freiheit zu atmen. Um dieses Vertrauen zu gewinnen, genügt die intellektuelle Höhe alleine nicht, man braucht dazu das Gefühl der moralischen Reinheit der Atmosphäre. Und es gab in der Gesellschaft solche Leute, deren alleinige Anwesenheit als Pfand genügte, um zu wissen: ›Ja, hier ist es rein, hier weht ein guter Geist.‹«[20]

Bald nach der Gründung der Gesellschaft wurde in Moskau ein

Verlag ins Leben gerufen, der den Namen »Geistiges Wissen« erhielt und die russischen Übersetzungen von Rudolf Steiners Werken sowie auch andere verwandte Literatur herausgab. Es kam das Jahr 1917 – ein prüfungsreiches Jahr für die historische Entwicklung Rußlands. Obwohl Rudolf Steiner der Romanow-Dynastie gegenüber nicht sehr freundlich eingestellt war – der Zarismus war, seiner Meinung nach, in einem gewissen Sinne dem russischen Geiste fremd –, so sah er doch jene drohende Gefahr, die sich dem Lande näherte. Auch sah er voraus, daß die Anthroposophie bzw. jegliche legale Arbeit in ihrem Geiste bald in Rußland unmöglich werden würde:

»In Rußland wird man nicht arbeiten können, in Rußland wird man nur Chaos und Fegefeuer erleben können. Es werden dort vielleicht noch Ingenieure gebraucht.«[21]

Die Februarrevolution des Jahres 1917 und die folgende demokratische Provisorische Regierung wurden von den russischen Anthroposophen freudig aufgenommen. Alle waren ergriffen von dem erhebenden Gefühl, die Möglichkeit zu haben, eine neue russische Gesellschaft aufzubauen, ein neues Menschenbild hervorzubringen. Nach der Februarrevolution gab es das Recht auf freie Meinungsäußerung. In dieser kurzen Zeit der Freiheit bis zur völligen Beherrschung Rußlands durch die kommunistische Ideologie der Bolschewiken hatten die Anthroposophen die Möglichkeit, mit öffentlichen Vorträgen in ihrem Lande aufzutreten.

Im Winter 1917–1918 zog die Russische Anthroposophische Gesellschaft in die Wohung des Ehepaars Grigorov in der Kudrinskaja-Sadovaja-Straße, Haus 6, Wohnung 2, um und ließ sich dort im Wohnzimmer nieder. In diesem Raum verblieb die »Gesellschaft« mitten unter den schwierigsten nachrevolutionären Bedingungen bis zu ihrer Schließung im Jahre 1923. Dort traf man sich zu den wöchentlichen Mitgliederversammlungen, las die Vorträge Rudolf Steiners und sprach darüber; auch die besonderen Versammlungen zu Weihnachten, Ostern und anderen Festen fanden hier statt.

Die Anfängerkurse wurden in verschiedenen anderen Wohnungen durchgeführt, soweit dies die räumlichen Möglichkeiten gestatteten. Die harten Bedingungen im Moskau der damaligen Zeit schreckten niemanden ab; in kalten, ungeheizten Räumen strebten

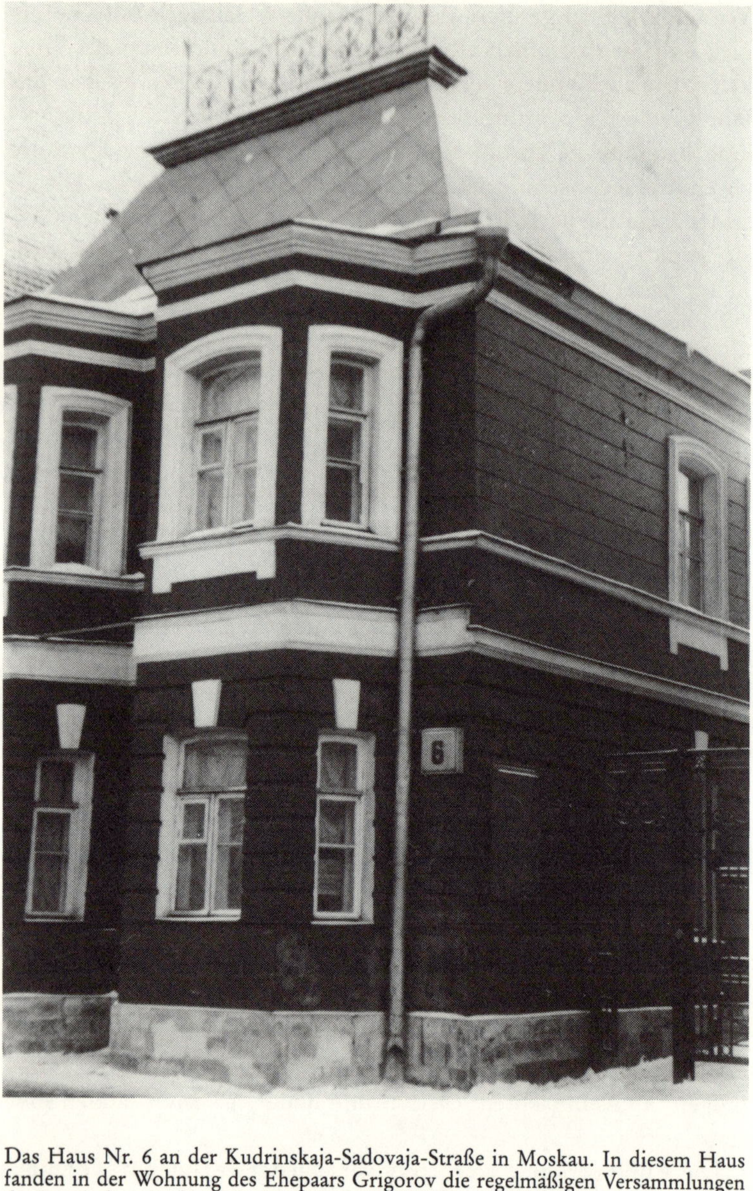

Das Haus Nr. 6 an der Kudrinskaja-Sadovaja-Straße in Moskau. In diesem Haus fanden in der Wohnung des Ehepaars Grigorov die regelmäßigen Versammlungen der Russischen Anthroposophischen Gesellschaft statt (vom Jahre 1917 bis zu ihrer Schließung im Jahre 1923).

Photo Schuravlev 1987

halbverhungerte Menschen nach geistigem Wissen und erhielten hier ihr »geistiges Lebensbrot«:

»... unsere anthroposophische Arbeit war sehr wertvoll, denn wir erhoben den Geist im Menschen, und von diesem Geist alleine wurde den Menschen warm.«[22]

Nach den Briefen der russischen Mitglieder der Anthroposophischen Gesellschaft zu urteilen, kam die Arbeit im Geiste der Anthroposophie ungeachtet der schweren Bedingungen auf geistiger wie auch auf materieller Ebene nicht zu einem Stillstand, obwohl sie sich auch nicht durch allzu große Intensität auszeichnete.[23] Das härteste Jahr war das Jahr 1919, als das gesamte bisherige Leben in Rußland gewaltsam umgestaltet wurde und die meisten russischen Anthroposophen als Abkömmlinge der wohlhabenden Schichten der Gesellschaft ihre persönlichen Lebensbedingungen ändern mußten und dadurch in große materielle Schwierigkeiten gerieten. Das alles wirkte sich natürlich auf die anthroposophische Arbeit aus. Die Verlagstätigkeit wurde wegen mangelhafter Mittel, fehlendem Papier und der beginnenden Zensur durch die Bolschewiken vollständig eingestellt. Die totale Abgeschnittenheit vom Westen und die Unmöglichkeit, neues Material zugesandt zu bekommen, wirkte sich stark auf den moralischen Zustand der leitenden Mitglieder der Gesellschaft aus. Mit dem Jahr 1920 begann der Kontakt mit Rudolf Steiner und den Anthroposophen im Westen wieder aufzuleben. Nach und nach drangen Informationen über die neue Waldorfschule, über anthroposophische medizinische Einrichtungen und die Geburt der Christengemeinschaft nach Rußland. Unter den russischen Anthroposophen verstärkte sich der Wunsch nach einer Verwirklichung der Anthroposophie im Leben, nach einer Verstärkung der praktischen Arbeit. So entstand auf Initiative von Frau Anisimova die »Freie Gemeinschaft zur Zusammenarbeit geistiger Bewegungen«. Diese Gemeinschaft hatte zum Ziel, ein Forum für geistigen Austausch zu schaffen, das den Anforderungen der Zeit entsprach.

Es entstand ein Klub, der für Menschen aller geistigen Richtungen offen war. Partner dieser anthroposophischen Initiative wurden die Tolstojaner und die christliche Studentenunion (CVJM). Die Tolstojaner stellten ihre vegetarische Kantine in Moskau für Vorträge und Versammlungen zur Verfügung. In dieser Kantine fanden

Vorträge und Diskussionen von Menschen der verschiedensten Weltanschauungen statt. Da traten z. B. die »Anarchomystiker« unter der Leitung von A. A. Solonovitsch auf, Inder sprachen über östliche Weisheit, der Anthroposoph M. Stoljarov hielt einen Vortrag über den Roman »Anna Karenina« im Lichte der Anthroposophie. Im Jahre 1922 schlossen die Bolschewiken die vegetarische Kantine, und damit zerfiel auch »Die Freie Gemeinschaft zur Zusammenarbeit geistiger Bewegungen«.[24]

Daß der praktischen Seite der Arbeit mehr Aufmerksamkeit gewidmet werden sollte, dem wurde von der Mehrheit der Mitglieder der Russischen Anthroposophischen Gesellschaft auf einer allgemeinen Versammlung im Jahre 1921 zugestimmt. Bis dahin wurden auf den wöchentlichen Versammlungen Jahr für Jahr die Zyklen und Vorträge Rudolf Steiners gelesen, wobei den Mitgliedern kein großer Raum für eigene Aktivität geblieben war, was zu einer gewissen Monotonie und Leblosigkeit der Versammlungen führte. Vom Jahr 1922 an gelang es den russischen Anthroposophen, ihre Arbeit produktiver zu gestalten. In zwei Vorbereitungskreise traten solche Leute ein, die sich für geistige Fragen und für praktische Arbeit interessierten. Die Vorträge B. N. Bugaev-Belyjs über anthroposophische Themen hatten großen Erfolg, zuweilen versammelten sich über 1000 Zuhörer. Diese Vorträge weckten ein bedeutendes Interesse an der Anthroposophie und brachten dem Kreis der Anthroposophen neue Mitglieder.

Eine große Freude bereitete den Moskauer Mitgliedern der Gesellschaft der Empfang der Bücher Rudolf Steiners über die soziale Frage. Nach den Worten T. Trapeznikovs war das eine große Hilfe zur Lösung vieler schwerer und quälender Fragen. Vor dem Empfang dieser Bücher wußten die russischen Anthroposophen nicht, wie sie sich die staatliche Struktur der Zukunft vom Gesichtspunkt der neuen Geisteskultur her vorstellen sollten.

Der Weg zur Anthroposophie in Rußland sollte aus der Quelle der russischen Kultur gefunden werden, er sollte individuell sein, sollte aber auch mit den neuen gesellschaftlichen Formen übereinstimmen. Die neue Richtung der anthroposophischen Arbeit im nachrevolutionären Rußland wurde von A. Belyj folgendermaßen betont:

»Eine Zeitlang sah ich in unserer Gruppe ein mächtiges Organ für eine Umorientierung des Wesens der Anthroposophie, wie es durch die Bedingungen der russischen Wirklichkeit in den Jahren 1918–1921 gegeben war. In dieser Umorientierung sah ich für einen wahrhaften Anthroposophen die Möglichkeitsbedingungen eines neuen Stils der kulturellen Arbeit in Rußland. Die Anforderungen bestanden darin, für sich einen wirklich aktiven Platz in seiner kulturellen Umgebung zu finden. Ich muß sagen, daß die russischen Anthroposophen mit dieser Aufgabe fertig wurden und weiter mit ihr fertig werden.«[25]

Einige Mitglieder der Gesellschaft jedoch waren weiterhin der Auffassung, daß man nur in den Tiefen der individuellen geistigen Arbeit leben könne und die Oberflächlichkeit des neuen gesellschaftlichen Lebens meiden solle. Das gab den Anstoß dazu, daß sich die Anthroposophische Gesellschaft in Rußland in zwei selbständige Gruppen aufteilte. Die Gründung der neuen Gruppe erhielt die Zustimmung Rudolf Steiners, der dazu riet, ihr den Namen Michail V. Lomonosovs zu geben, der in »vieler Beziehung ein Begründer der slawischen Kultur im Osten« war. Die Veränderung in der russischen Anthroposophischen Gesellschaft beschrieb Andrej Belyj in einem Brief an Assja Turgeneva:*

»Aber die ›Gesellschaft‹ ist jetzt voller Leben, es haben sich jetzt entscheidende Dinge geändert.

Grigorov wurde freundlich gebeten, seinen Vorsitz abzugeben, worauf er einen ›Aufstand‹ erhob. Doch diese quälende Operation war schon seit langem an der Zeit. Die ›Gesellschaft‹ besteht jetzt aus dem Präsidenten (Trapeznikov), den Mitgliedern des Rates (Petrovskij,*A. V. Sabschnikov) und dem Vorstand, der eine ganze

---

* Anna Aleksejevna Turgenjeva-Bugajeva (Asja), 12. Mai 1890 bei Moskau – 16. Oktober 1966 Arlesheim/Schweiz. Viele Jahre Lebensgefährtin Andrej Belyjs, ab 1914 seine Frau. Wirkte als Schnitzerin beim Bau des ersten Goetheanum in Dornach mit. Später schuf sie die Glasfenster für das zweite Goetheanum, daneben zahlreiche Arbeiten in Schwarzweiß-Schraffur-Technik; die von ihr in dieser Technik künstlerisch nachgestalteten Tafelzeichnungen Rudolf Steiners wurden in viele Bände der Rudolf-Steiner-Gesamtausgabe aufgenommen. Siehe auch: Assja Turgenieff, »Erinnerungen an Rudolf Steiner und die Arbeit am Ersten Goetheanum«, Stuttgart 1972.

* Alexej Sergevitsch Petrovskij, 1881 Moskau–1958 Moskau; »Ewiger Lebensgefährte« von Andrej Belyj (siehe den Brief von Belyj an Ivanov-Razumnik vom 1. März 1927, in: »Cahiers du Monde russe et soviétique«, Volume XV, Janvier-

Gruppe umfaßt (Ich, Sizov, Stoljarov, K. N. Vasil'eva, Margarita Sabaschnikova-Voloschina** in Abwesenheit, sie ist in Petersburg); das Programm zur Reorganisation im Sinne der Kernpunkte, deren Übersetzung im Gange ist (soweit sie nicht schon übersetzt sind). Es gibt zwei Anfängerkurse (unter der Leitung von Grigorov und Stoljarov); den Einführungskreis in Petersburg leitet Sabaschnikova.« [26]

Nach kurzer Zeit löste sich die Lomonosov-Gruppe ganz aus der alten Gesellschaft heraus. Die verbleibenden Mitglieder bildeten eine eigene Gruppe, die weiterhin den Namen Vladimir Solovjevs trug und B. P. Grigorov als Vorsitzenden behielt. Auch bei Margarita Voloschina findet sich eine lebhafte Beschreibung der anthroposophischen Arbeit im nachrevolutionären Moskau:

»Wenn unser Kreis sich versammelte, überkam uns jedesmal eine wunderbare Heiterkeit. So war es alle schweren Jahre hindurch, die ich dort mit meinen Freunden verbrachte. Man freute sich aneinander, man sah in dem andern eine Hilfe für die allgemeine Sache, man

---

Juin 1974, S. 71); Teilnehmer des Bundes »Argonauten«. Von der Bildung her Naturwissenschaftler, absolvierte er auch die »Geistige Akademie« in Moskau, widmete sich geistigen Fragen und brach nie mit der orthodoxen Kirche. Petrovskij war ein bedeutender Mitarbeiter des Redaktionsrates des Verlages »Musaget«. Er übersetzte »Aurora« von Jakob Böhme ins Russische und widmete die Übersetzung Rudolf Steiner. Als ein früher Schüler und Anhänger Rudolf Steiners nahm er persönlich an verschiedenen Vortragszyklen teil und übersetzte auch einige Werke Steiners ins Russische. Später war er Mitglied der Anthroposophischen Gesellschaft; vorübergehend beteiligte er sich am Bau des ersten Goetheanum in Dornach. Er gehörte zu den Begründern der Moskauer Anthroposophischen Gesellschaft. Nach der Revolution von 1917 wirkte er als Bibliothekar im Rumjancev-Museum, später in der Lenin-Bibliothek. Wegen seiner Zugehörigkeit zur Anthroposophischen Gesellschaft wurde Petrovskij von den Bolschewiken verfolgt; zwei Jahre verbrachte er in der Verbannung. Siehe dazu R. Kijz, »Pis'ma Andreja Belogo k A. S. Petrovskomu i E. N. Kezel'man«, »Novyi Zurnal«, Nr. 122, New York 1976 (R. Keys, »Briefe Andrej Belyjs an A. S. Petrovskij und E. N. Kezel'man«, in »New Journal«, Nr. 122, New York 1976). Zusammen mit der zweiten Frau Andrej Belyjs, K. N. Vasil'eva, arbeitete er an der Herausgabe der Materialien aus dem Belyj-Archiv, siehe: »Literaturnoe nasledstvo Andreja Belogo, obzor K. Bugaevoj i A. Petrovskogo«, in »Literaturnoe nadledstvo«, Nr. 27–28, Moskau 1937 (»Literarischer Nachlaß Andrej Belyjs; Überblick von K. Bugaeva und A. Petrovskij«, in »Literarischer Nachlaß«, Nr. 27–28, Moskau 1937).

** Margarita Voloschina, geb. Sabaschnikova, 31. 1. 1882 Moskau–2. 11. 1973 Stuttgart. Eine der ersten russischen Schülerinnen Rudolf Steiners, den sie 1905 in Zürich kennenlernte. Sie blieb bis zu ihrem Tode eng mit der Anthroposophie und der anthroposophischen Bewegung verbunden. Bekannt wurde sie als Malerin – sie hatte bei Ilja Repin studiert – und als Autorin ihrer Erinnerungen »Die grüne Schlange« (Verlag Freies Geistesleben, 4. Aufl., Stuttgart 1968), die eine Enzyklopädie des russischen Kulturlebens um die Jahrhundertwende und die Revolutionszeit darstellen.

fühlte sich durch ihn angeregt, jeder war durch die Leistung des anderen in seiner eigenen Leistung gesteigert. Jeden Abend kamen verschiedene Gruppen in dem großen Saal der Gesellschaft zusammen. Eine Gruppe von vierzehn Menschen widmete sich der Eurhythmie, die ich ihnen vermitteln konnte, soweit sie damals in Dornach entwickelt war. Nach einem Jahr haben wir die Osterszene aus dem ›Faust‹ so aufgeführt, wie sie in Dornach geübt war und wie sie noch heute auf der Dornacher Bühne gegeben wird. Diese gemeinsame Arbeit half uns durch die dunkelsten Jahre hindurch. In der Zeit der völligen Anarchie, als auf den Straßen die Laternen zerschlagen waren und man in der stockfinsteren Nacht Schießen und Schreien hörte, kamen wir doch Abend für Abend zusammen.«[27]

In Petrograd-Petersburg gab es auch einen Zweig der Gesellschaft, die Gruppe Benedictus, die von Elisaveta Ivanovna Vasil'eva* und V. A. Lehmann** geleitet wurde. Letzterer hatte Rudolf Steiner im Jahre 1913 in Helsingfors kennengelernt.

Wie Margarita Voloschina bezeugt, gab es im nachrevolutionären Rußland weitere anthroposophische Gruppen in Kiew, Charkow, Odessa, Taschkent und sogar in Sibirien.[28] Leider haben wir keine Zeugnisse über die Zusammensetzung und die Tätigkeit dieser Gruppen.

---

* Elisaveta Ivanovna Vasil'eva, geb. Dmitrieva (1887–1928) – Dichterin (Pseudonym Tschurbina de Gabriak), Autorin von Kindertheaterstücken. Anfang der 20er Jahre schrieb sie zusammen mit dem bekannten Dichter Samuil Marschak Kinderbücher, »Koschkin dom« (Das Katzenhaus), »Kozjel« (Der Ziegenbock), »Lentjaj« (Der Faulenzer). Die erste Ausgabe trug noch beide Autorennamen. Alle späteren Ausgaben nennen nur Marschak als Autor. Vasil'eva wurde nach Sibirien verbannt, von dort wurde ihr erlaubt, zu ihrem Mann nach Taschkent zu fahren, wo sie im Jahre 1928 starb. Vasil'eva verband eine enge Freundschaft mit dem Dichter Maximilian Woloschin.

** Boris Alekseevitsch Lehmann – Dichter, Kritiker und Übersetzer, veröffentlichte unter dem Pseudonym Boris Diks.

Die Schließung der Russischen Anthroposophischen Gesellschaft

Im Jahre 1923 kam ein Erlaß der sowjetischen Regierung heraus, der alle gemeinnützigen Gesellschaften, Verbände und Vereine zur Registration verpflichtete. Dieser Erlaß brachte die Russische Anthroposophische Gesellschaft in eine sehr schwierige Situation. Die Registration bedeutete, daß alle Bücher, Handschriften, alle persönlichen Papiere, die der Gesellschaft gehörten, einem ungebildeten Revisor zur Durchschau vorgelegt werden mußten. Die Geistige Arbeit jedoch erforderte eine gewisse Geheimhaltung; vieles, was den Mitgliedern der Anthroposophischen Gesellschaft bekannt war, sollte unvorbereiteten Personen nicht zugänglich sein, da sie alles falsch verstehen konnten. Aber wie sollte man dies einer Regierung erklären, die in jeglicher Geheimhaltung eine konterrevolutionäre Tätigkeit vermutete. Die Gesellschaft mußte sich entweder auflösen oder sich einer groben politischen Kontrolle unterwerfen, was mit den Prinzipien anthroposophischer Arbeit nicht vereinbar war. Andererseits war die Anthroposophie nach Auffassung vieler Mitglieder der Gesellschaft, trotz ihrer Ablehnung der herrschenden Ideologie, unumgänglich für das Wohl Rußlands. Die Anthroposophen, meinten sie, sollten offen auftreten und, soweit möglich, ihre Aufgaben öffentlich erklären. Viele russische Anthroposophen fragten sich, ob sie das Recht hätten, sich zu verstreuen, sich im Untergrund zu verstecken und damit den ehrlichen, kulturellen Kampf in einer für Rußland so verantwortungsgeladenen Zeit zu fliehen. Viele waren der Meinung, daß man sich ehrlich und offen registrieren lassen sollte. Die russischen Anthroposophen ließen sich als eine gemeinsame Gesellschaft registrieren, ohne Aufteilung in Gruppen. Nach einer entsprechenden Frist kam die Antwort der Regierung, die natürlich ablehnend war, und damit endete die offizielle Existenz der Russischen Anthroposophischen Gesellschaft.

Man könnte eine Verbindung zwischen dem Schicksal der Gesellschaft in Rußland und der Entwicklung in Dornach sehen, verlor doch erstere ihre Existenz als offene gesellschaftliche Institution kurz nach dem Brand des Ersten Goetheanum. Und so wie an Stelle des ersten Goetheanum ein neues Gebäude entstand, so überlebte auch die Anthroposophie in Rußland die Schließung der offiziellen Gesellschaft. In kleine Kreise zerstreut, wurde die anthroposophische Arbeit in Rußland fortgesetzt. In der Mitte der 20er Jahre konnten sich noch die Leiter verschiedener kleiner Gruppen gemeinsam treffen, später schienen solche Versammlungen der Regierung verdächtig. Einigen jungen russischen Anthroposophen gelang es dank ihrer beruflichen Tätigkeit, nach Deutschland zu reisen. Ihnen war ein neues Element bewußter Willenskraft, innerer Arbeit und moralischer Festigkeit anzuspüren.[29] Jeder von ihnen brachte neue Anregungen mit zurück. Zum Beispiel benutzte K. N. Vasil'eva ihren Aufenthalt in Stuttgart (1923), um ihr Wissen über die Eurythmie zu vertiefen. Auch die Schauspieler des Tschechov-schen Studios beschäftigten sich unter ihrer Leitung mit Eurythmie. In diesem Studio, welches von dem russischen Schauspieler M. A. Tschechov in den 20er Jahren in Moskau gegründet worden war, hielten A. Belyj und M. Stoljarov Vorträge über die Anthroposophie. Nach den Worten von M. Voloschina war das Tschechov-Theater der einzige Lichtblick im geistigen Leben Moskaus in der Mitte der 20er Jahre. Durch dieses Theater konnte die Anthroposophie ohne Worte wirken.[30]

Auch in Petersburg-Leningrad setzte sich die anthroposophische Arbeit nach der Schließung der Gesellschaft fort. In den 20er Jahren zählte die Petersburger Gruppe ungefähr 70 Mitglieder; sie versammelten sich in verschiedenen kleinen Kreisen. Der Schwerpunkt der Arbeit wurde nach den Worten eines Mitgliedes auf die Beschäftigung mit Naturwissenschaft, Pädagogik und Medizin gelegt.[31]

Die Einstellung der sowjetischen Regierung zur Anthroposophie

Jede Staatsmacht, die auf einer Diktatur basiert, versucht mit allen Mitteln, die Erscheinung des freien Geistes zu unterdrücken. Zu Anfang und bis zur Mitte der 20er Jahre, als die Macht der Bolschewiken erst begann, sich zu festigen, wurde der Kampf gegen die Anthroposophie nur durch die Medien geführt. Im Jahre 1924 erschien Leo Trotzkijs Buch »Literatur und Revolution«. Es enthält eine scharfe Kritik an Andrej Belyj, die in diesem Zusammenhang auch die Anthroposophie berührt:

»Was ist Anthroposophie? Sie ist eine intelligenzlerisch-spiritualistische, aus philosophischen und poetischen Zitaten zusammengebraute Neubearbeitung des Christentums. Genauere Angaben kann ich nicht machen, da ich Steiner nicht gelesen habe und auch nicht zu lesen beabsichtige. Überhaupt fühle ich mich berechtigt, mich für diejenigen ›philosophischen‹ Systeme nicht zu interessieren, die den Unterschied zwischen dem Schwanz einer Weimarer und dem einer Kiewer Hexe behandeln, da ich an Hexen nicht glaube.« [32]

Es gibt übrigens eine sehr feine und tiefsinnige Charakteristik L. Trotzkijs von seiten Rudolf Steiners:

»Man möchte sagen, daß der besonders charakteristische Kopf für diese russische Revolution, *Trotzki,* der der Typus eines abstrakt denkenden, ganz in der Abstraktion lebenden Menschen ist, daß Trotzki eigentlich keine Ahnung davon zu haben scheint, daß es in so etwas wie dem sozialen Leben der Menschen eine Wirklichkeit gibt. Es soll etwas, was ganz wirklichkeitsfremd gedacht ist, der Wirklichkeit eingeimpft werden.« [33]

Die primitive Kritik Trotzkijs bestimmte Stil und Inhalt der meisten der späteren Artikel über die Anthroposophie in der offiziellen sowjetischen Literatur. In der Ersten Großen Sowjetischen Enzyklopädie (1926) wurde der Anthroposophie ein umfangreicher Artikel gewidmet. In ihm wird zugegeben, daß die Anthroposophie einen großen Widerhall unter der russischen Intelligenz gefunden habe, ja er enthält sogar wörtliche Zitate Rudolf Steiners. Dem Autor muß zugute gehalten werden, daß er nicht nur oberflächlich mit den Inhalten der Anthroposophie bekannt war, aber er kritisiert sie als unwissenschaftliche Lehre, die auf reiner Spekulation aufgebaut sei. Die Entstehung der Anthroposophie wird als unzweifelhafter Ausdruck des ideologischen Kampfes des deutschen Imperialismus gegen den englischen angesehen.

Nach dem endgültigen Sieg Stalins, Ende der 20er Jahre, Beginn der 30er Jahre, begannen direkte Repressionen gegen die russischen Anthroposophen. Ihnen wurde vorgeworfen, dem »weltweiten Faschismus« zu dienen. Viele von ihnen wurden ins Lager und in die Verbannung geschickt, z. B. in das frühere Kloster Solovki auf einer Insel im Weißen Meer, nach Mittelasien, nach Sibirien.

Andrej Belyj, der diese Einstellung der sowjetischen Machthaber gegenüber den Anthroposophen unbegründet fand, verfaßte einen Verteidigungsbrief, der hier in vollem Wortlaut eingefügt werden soll:

Eingabe Andrej Belyjs an den Sowjetischen Staatsanwalt Katanjan, eingereicht am 27. August 1931:

Ich betrachte es als eine moralische Pflicht, der Untersuchung, die in Sachen meiner nächsten Freunde, Klavdija Nikolaevna Vasil'eva, Peter Nikolaevitsch Vasil'ev,* Jelena Nikolaevna Keselman,** eingeleitet wurde, die folgende Erklärung beizufügen, die ich durch eine Reihe von Tatsachen und Zitaten zu bekräftigen vermag:

1) *Meine Beziehung zur »Internationalen Anthroposophischen Gesellschaft »ist negativer Natur:* Die Kritik an dieser Gesellschaft, die im Jahre 1915 begann, nahm Ende 1921 einen scharfen Charakter an; ich sprach das in den Jahren 1922–1923 in Berlin einer Reihe Menschen gegenüber aus; ab 1923 habe ich meinen Standpunkt in der UdSSR vor einer Anzahl ehemaliger Mitglieder der *Russischen Anthroposophischen Gesellschaft* unterstrichen: die Kritik war nicht politischer Natur (welche die westliche Gesellschaft nicht kennt), sondern bezog sich auf Routine, auf das Beharrungsvermögen im Leben und auf Vorurteile des Bewußtseins; einen Beweis solcher Kritik liefert der zweite Teil meines

* Der erste Mann von Frau Vasil'eva, geb. Alekseeva
** Die Schwester von Frau K. N. Vasil'eva

Manuskripts »Warum ich zum Symbolisten wurde«, das ich unter Mitwirkung meiner Freundin Klavdija Nikolaevna Vasil'eva, die fast die ganze Zeit mit mir verbrachte, im Frühjahr 1928 in Kutschino schrieb; den Standpunkt des Manuskripts teilten auch meine Freunde, die Mitangehörigen der ehemaligen »Anthroposophischen Gesellschaft«, deren Satzungen 1923 nicht bestätigt worden sind: A. S. Petrovskij, E. N. Keselman, P. N. Vasil'ev und jeder von meinen gegenwärtig verhafteten Bekannten, mit denen ich in jenen Tagen (bei gelegentlichen Besuchen in Moskau) zusammenkam.

2) *Während ich die »Internationale Anthroposophische Gesellschaft« (im Westen) als etwas betrachtete, was den Stil meines geistigen Lebens beleidigte* und mich in den Jahren 1922–1923 (während meines Aufenthaltes in Berlin) abseits von ihr hielt, blickte ich *mit um so größerer Hochachtung zu einzelnen hochbegabten westlichen Anthroposophen auf*, die, wie der verstorbene Michael Bauer († 1929) oder Margarita Morgenstern, die Gattin des berühmten deutschen Dichters, mit denen ich bereits im Jahre 1912 bekannt wurde, der westlichen Gesellschaft ferne standen. Bei ihnen habe ich mich über den Stil dieser Gesellschaft beklagt, nichtsdestoweniger übergab ich, neben anderen Verlagen, im Jahre 1922 auch dem Verlag »Der Kommende Tag« meine Broschüre »Die Krisis des Gedankens«, die in der UdSSR im Jahre 1920 erschien. Ferner schickte ich zu Anfang des Jahres 1922 der anthroposophischen Zeitschrift »Die Drei« meinen Artikel »Anthroposophie und Rußland« zu, in dem ich die Eigenart der Entwicklung der russischen Anthroposophie, die durch die Revolution bedingt war, unterstrich, in dem ich mich mit Blok, Herzen usw. befaßte. Zur UdSSR verhielt ich mich loyal, denn die »Russische Anthroposophische Gesellschaft« bestand damals ganz legal (erst 1923 wurden ihre Satzungen nicht bestätigt).

3) *Ohne mich anzuschicken, den Lebensstil der »Internationalen Anthroposophischen Gesellschaft« verteidigen zu wollen, wie er sich mir von 1915 bis 1923 darbot, möchte ich es mit aller Entschiedenheit unterstreichen: in der Zeit des Weltkrieges war das Leben in Dornach, wo ich bei der Errichtung des Baues der Kunst »Goetheanum« mitwirkte, im Verhältnis zu den militärischen Schablonen Deutschlands und der Entente in der Verneinung des*

Weltgemetzels, mit Nachdruck revolutionär, was eine Reihe von Unannehmlichkeiten und Verdächtigungen seitens der Spionagedienste der Entente, Deutschlands und sogar der neutralen Schweiz uns eintrug; meine Eindrücke von dieser Lebensperiode und von meiner Rückkehr 1916 (über Frankreich und England) nach Rußland habe ich in der phantastischen Groteske »Aufzeichnungen eines Sonderlings« niedergelegt, die bruchstückweise in der Zeitschrift »Aufzeichnungen eines Träumers« 1919 und 1921 in der UdSSR erschienen und 1923 in Berlin vollständig herauskamen (im Verlag »Gelikon«); die Groteske baut sich auf der persönlichen Erlebnisgrundlage eines *»Defätisten«,* der durch Spionagedienste verfolgt wird, auf; auch später hat mein Widerwille gegen den Militarismus und Faschismus mich das 24. Kapitel des Romans »Masken« schreiben lassen, dessen Manuskript sich im Staatlichen Institut für Künstlerische Literatur GICHL befindet, eines Romans, an dessen Zustandekommen, dem künstlerischen Gegenstande nach, meine nahe Freundin, K. N. Vasil'eva, Anteil nahm, der Roman wurde in Anwesenheit von K. N. Vasil'eva 1929 in Kutschino* geschrieben; *in dieser Kritik der bürgerlichen Gesellschaftsordnung stimmte ich mit den Ansichten von Rudolf Steiner überein.*

4) *Dieser letztere sah sich in den Jahren 1920–23 seitens der deutschen Konterrevolutionäre und Faschisten einer Hetze ausgesetzt* (ich konnte das in dieser Zeit aus der Ferne verfolgen); das geschah von seiten der Presse, der militärischen Zeitschriften; die Katholiken brannten, worauf die Tatsachen fast mit Sicherheit hinwiesen, das »Goetheanum« ab, an dessen Errichtung ich in den Jahren 1914–16 mitwirkte; von den Deutschen wurde er, für sein Verhalten während des Krieges, als Verräter bezeichnet; die Schweizer verweigerten ihm die Staatsbürgerschaft; *und es gab sogar Attentate auf sein Leben* (1922 in München). *Alle diese Tatsachen können bestätigt werden.*

5) Und so lassen sich eine Reihe von Beispielen eines offensichtlichen feindseligen und mißtrauischen Verhaltens gegenüber der »Russischen Anthroposophischen Gesellschaft«, die 1913 be-

---

* Kutschino, ein Dorf in der Nähe von Moskau.

gründet wurde, anführen; in den Jahren 1914–1918 wurde sie von der zaristischen Regierung und der Regierung von Kerenskij kaum geduldet.

6) Daß die Beziehungen der Mehrheit der russischen Anthroposophen im Westen zur Oktober-Revolution positiv waren, beweist eine Reihe von Beispielen, von denen ich nur einige anführe: a) Konstantin Andrejevitsch Ligskij, ein Anthroposoph aus Dornach, mit dem ich in den Jahren 1915–1916 als Bildhauer zusammen schnitzte, verläßt im Augenblick der Revolution seinen Arbeitsplatz, erscheint in Rußland, wird 1918 Mitglied der Kommunistischen Partei und ist in Leningrad in der Verwaltungsabteilung in leitender Position tätig; bis hin zu seinem Tode dient er treu als sowjetischer Arbeiter (als Konsul in Warschau, Tokio, Athen); Margarita Vasil'eva Voloschina-Sabaschnikova legt bei Beginn der Revolution ihre Arbeit in Dornach nieder und fährt im plombierten Wagen (mit Emigranten) nach Rußland und kommt dort zum Schrecken ihrer »Konstitutionell-demokratischen Bekannten« (Kadetten) an. c) Der Dornacher Anthroposoph Trifon Georgievitsch Trapeznikov – kaum, daß er mit großer Mühe aus England herausgekommen – identifizierte sich seit Juni 1917 mit der Losung »Nieder mit dem Krieg« und wird seit Beginn des Jahres 1918, neben Trotzkij, fast zum Hauptorganisator der Abteilung »Kultur-Denkmalschutz«, in der er bis zu seiner tödlichen Erkrankung im Jahre 1924 arbeitet; 1924 fährt er, Heilung suchend, ins Ausland und verbringt hier, in einem langwierigen Sterben, seine letzte Lebenszeit bei seinem Freunde (seit 1910), dem Anthroposophen Bauer; die Frage seiner Verbringung zu seiner alten Mutter in die UdSSR bedingt auch, neben der Hauptaufgabe einer Heilkur, die zweite Auslandsreise meiner besten Freundin Kl. Nik. Vasil'eva (im Jahre 1926); vom Juli 1917 an werde ich in den Kreisen der konstitutionellen Demokraten (Kadetten) fast als ein Bolschewist angesehen.

Mir scheint, daß eine solche Haltung früherer Anthroposophen aus Dornach (Ligskij, Voloschina, Trapeznikov) Stilausdruck ist für das Verhalten der russischen Anthroposophen gegenüber der »Politik« des Krieges; das gleiche Verhalten bekundet auch eine Reihe anderer Mitglieder der »Russischen Anthroposophischen Gesellschaft« (A. N. Vasil'eva, A. S. Petrovskij,

E. N. Kesel'man, K. N. Vasil'eva u. a.), was diese Menschen auch unter Beweis stellten: A. S. Petrovskij beteiligt sich an der Reform des damaligen Rumjanzev-Museums, P. N. Vasil'ev diente in der Roten Armee usw. Und dieser Stil veränderte sich nicht bis zum Jahre 1923, in dem die »Russische Anthroposophische Gesellschaft« ihre Tätigkeit einstellte.

7) *Ich halte solche Artikel, wie sie sich in der sowjetischen Enzyklopädie über die Anthroposophie abgedruckt finden, in denen sie als Ausdruck des deutschen Militarismus charakterisiert wird, für die Ansammlung von Worten eines Analphabeten, die zudem noch Tatsachen, die bestätigt werden können,* entstellen (die Hetze gegen Rudolf Steiner in militaristischen Zeitschriften, der Versuch von Faschisten, durch Handlungen Beleidigungen herbeizuführen, der Brand des »Goetheanums« usw.); durch solche Artikel schafft man Legenden mit unangenehmen Folgen für die Mitglieder der ehemaligen »Russischen Anthroposophischen Gesellschaft«, die der Politik ferne stehen; sofern in der mir heute nicht bekannten »Internationalen Anthroposophischen Gesellschaft«, die über 10000 Mitglieder zählt, auch dunkle Persönlichkeiten sich befinden sollten, so ist das das traurige Los aller Gesellschaften, die an den Verzerrungen des Geistes durch einzelne Menschen unschuldig sind; und um so mehr: *Meine nahen Freunde, die sich gegenwärtig in Untersuchungshaft befinden, die keinerlei Berührung zum konkreten Leben der Westlichen Gesellschaft haben – sie sind nicht verantwortlich für die Gedankenart der ihnen unbekannten westlichen Anthroposophen.*

Abschließend möchte ich bemerken: Ich, der ich in meinem Manuskript »Warum ich zum Symbolisten wurde« eine tödliche Kritik der westlichen Gesellschaft gegeben habe, habe keinen Grund, diese Gesellschaft zu verteidigen; doch *Verleumdungen* über den Stil der Tätigkeit Rudolf Steiners *entgegenzutreten,* mit dem allein ich und meine Freunde, die Vasil'evas (Mann und Frau), E. N. Kesel'man, Petroviskij, L. V. Kalinkina und eine Reihe ehemaliger Mitglieder der »Russischen Anthroposophischen Gesellschaft«, die heute aus mir unbekannten Gründen verhaftet sind, rechneten – *diesen Verleumdungen entgegenzutreten,* deren Entstehungswurzel auf einer Unkenntnis der Literatur beruht, *halte ich für meine Pflicht; und ich rechne damit, daß meine dreißigjährige, von nichts befleckte literarische Tätigkeit, die in Europa nicht unbekannt ist, ein Unterpfand dafür bildet, daß diese meine Eingabe sowohl gelesen, wie der Akte über »Anthroposophen«, sofern eine solche existieren sollte, beigefügt wird, denn das, was ich sage, beruht auf Tatsachen, die leicht zu überprüfen sind; sowohl durch Befragung von Zeugen,* Anführung von Zitaten und durch die Literatur des verstorbenen Rudolf Steiner selbst.

Boris Nikolajevitsch Bugajev
(Andrej Belyj)
Moskau, den 1. Juli 1931
Vorübergehende Adresse: Moskau, Pljuschtschicha, Haus Nr. 53, Wo. 1 [34]

In den folgenden Jahren blieb die Einstellung der sowjetischen Regierung zur Anthroposophie weiterhin feindlich. In allen Enzyklopädien und Lexika sowie in verschiedenen Büchern und Artikeln, deren Ziel es war, Geistesströmungen Westeuropas zu kritisieren, wurde die Anthroposophie als »Verfallsprodukt« und als »Ausdruck der bürgerlichen Ideologie der Epoche des Imperialismus« gedeutet. Manchmal trug diese Kritik einen rein vulgären Charakter, z. B. schrieb M. I. Schachnovitsch:

»Die Anthroposophie ... propagiert Wahnvorstellungen irgendwelcher christlichen deutschen Mystiker des Mittelalters und neuesten Okkultisten. Die Bücher Steiners stellen ein Mischmasch aus den Werken der Neuplatoniker, der Gnostiker und christlicher Gottessucher des Mittelalters und aus mystischen Auslegungen von Bruchstücken der Ansichten Goethes, Schellings und Fichtes dar.

Wie die Theosophie, so hat sich auch die Anthroposophie zum Ziel gelegt, die Jugend von den brennenden Problemen der Gegenwart abzulenken. Die in die Anthroposophie Eingeweihten gelangen angeblich in den Besitz ›geistiger Augen‹ für die Erkenntnis von ›höheren Welten‹. Mit solchen scharlatanhaften Versprechungen wollte Steiner die Jugend in seine anthroposophischen Schaubudenvorstellungen locken ... Alles, was die Theosophen und Anthroposophen lehren und an das sie zu glauben gebieten – ist nur Lug und Trug.« [35]

Ein anderer sowjetischer Kritiker der Anthroposophie unterstrich ihre besondere »Gefährlichkeit« für die Meinungsbildung der Volksmassen:

»Aber Anthroposophie ist gefährlicher als andere Religionen. Sie ist einer der Versuche der reaktionären bourgeoisen Philosophen, die alten mit neuen Errungenschaften der Wissenschaft nicht mehr übereinstimmenden Formen der Religionen durch neue, verfeinerte, raffinierte, aber dann auch um so gefährlichere Formen zu ersetzen.«[36]

Es ist nicht verwunderlich, daß die sowjetische materialistische Ideologie die Anthroposophie bekämpfte. Gleich nach der Revolution von 1917 sah die sowjetische Macht in der jungen anthroposophischen Bewegung, die so wenig der offiziellen Religion glich und die offensichtlich über die imperialistische Politik und alle möglichen bürgerlichen Programme erhaben war, einen gleichwertigen Konkurrenten, der neue, ihrem Wesen nach revolutionäre, schöpferische Kräfte in sich trug. Im Laufe der Verknöcherung der Revolution und der Umwandlung Rußlands in ein staatlich-kapitalistisches Gebilde, unterdrückte die Sowjetmacht alle geistigen Bewegungen, darunter auch die Anthroposophie. Aber die Anthroposophen, die die verschiedenen Epochen der Entwicklung der Sowjetmacht miterlebt hatten, ohne dabei Materialisten geworden zu sein, erarbeiteten sich, als Antwort auf die dunklen Kräfte, die sie umgaben, neue Elemente. Diese neuen Elemente bestanden hauptsächlich in der individuellen Arbeit.

Die russischen Anthroposophen im Ausland

Dornach – der Bau des ersten Goetheanum

Heute assoziiert man das Wort »Dornach« gleich mit dem Zentrum der anthroposophischen Bewegung, mit dem Goetheanum, dem Gebäude der Freien Hochschule für Geisteswissenschaft. Dieses eigene und ständige Zentrum der Anthroposophischen Gesellschaft wurde im September 1913 in einem herrlichen kleinen Ort in der neutralen Schweiz, nicht weit von Basel, auf dem Dornacher Hügel begründet. Das Goetheanum (damals hieß es »Johannesbau«) war der äußere Ausdruck der Anthroposophie. Das erste Goetheanum enthielt – als Tempel des Wortes – in seinen Formen die ganze Geisteswissenschaft: seine Kuppeln, die von innen von Rudolf Steiner selbst oder unter seiner unmittelbaren Anleitung bemalt wurden, stellten in Bildern das Werden der Erde und die Entwicklung der Kulturen der Menschen dar; die Säulen und Architrave, die die Kuppel stützten, verkörperten die Metamorphose der Formen der planetarischen Entwicklung, und schließlich symbolisierten die aus buntem Glas geschliffenen Fenster das seelisch-geistige Erleben des Menschen.

Der Bau in Dornach zog viele Maler, Bildhauer und auch Menschen verschiedener anderer Berufe an, die der anthroposophischen Bewegung hingegeben waren und die unter Anleitung von Rudolf Steiner den künstlerischen Teil der Arbeiten ausführten, welche von den Bauarbeitern nicht verlangt werden konnten. Am Bau des Ersten Goetheanum nahmen Menschen aus 17 verschiedenen Völkern teil, unter denen die Russen mit ihrem Beitrag für die gemeinsame Arbeit einen bedeutenden Platz einnahmen:

»Die Russische Gruppe hat eine deutliche Spur am Goetheanum hinterlassen, ihre Leistung ist nicht zu übersehen. Eines der Außenportale ist das Werk der Moskauer Gruppe (A. S. Petrovskij, M. I. Sizov, Trapeznikov), der Rußland-Schweizer. Dubach war Vorarbeiter bei allen Schnitzarbeiten, seine hervorragende Leistung ist der Jupiterarchitrav der Großen Kuppel; N. Pozzo,* A. Pozzo, A. Turgenjeva und ich haben den Marsarchitrav geschnitzt und einen Teil der Weißbuche für den Saturn; A. Turgenjeva und ich den Hauptteil des Jupiterarchitravs der Kleinen Kuppel. Außerdem beteiligten wir uns an anderen Aufgaben: Formen über den Fenstern,

* Natalija Aleksjvna Pozzo, geb. Turgenjeva, 1886–1942; Schwester von Belyjs Frau Asja Turgenjeva; sie nahm aktiv an der anthroposophischen Bewegung teil, war am Bau des ersten Goetheanum tätig, organisierte die anthroposophische Arbeit (Ende der zwanziger und Anfang der dreißiger Jahre) unter den russischen Emigranten in Paris. Sie war immer in engem Kontakt mit Marie Steiner.

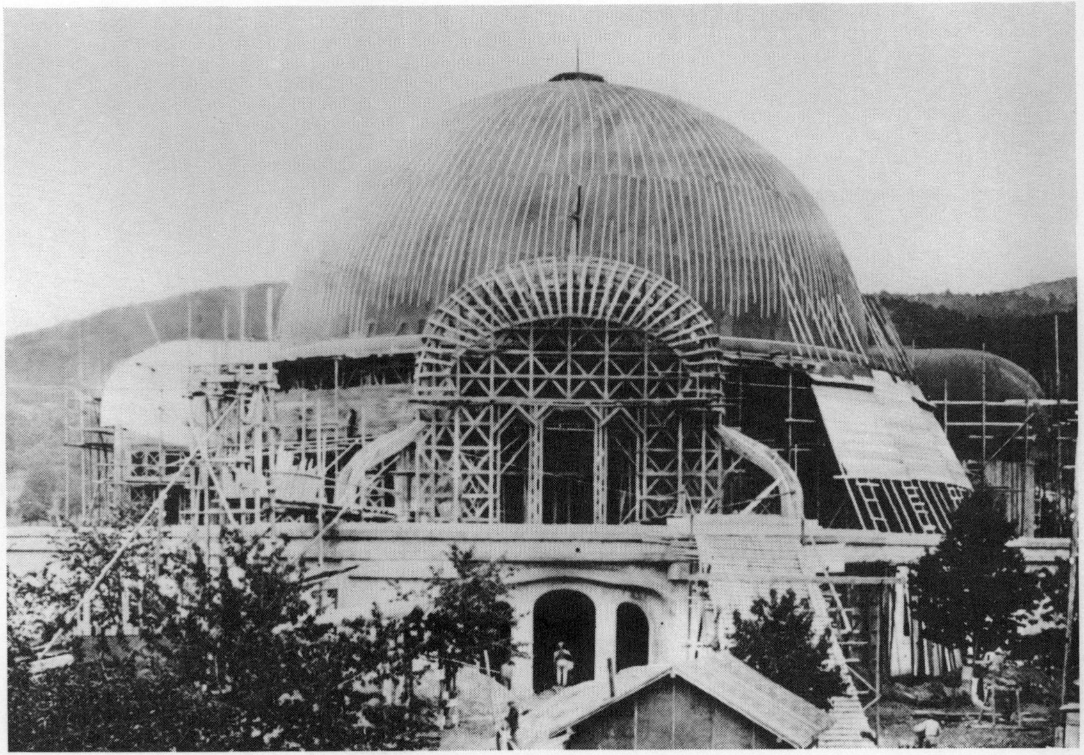

Bau des ersten Goetheanum

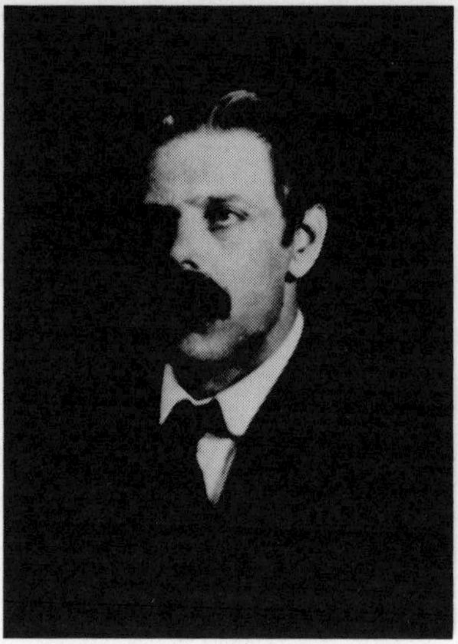

Alexander Pozzo (1882–1941).

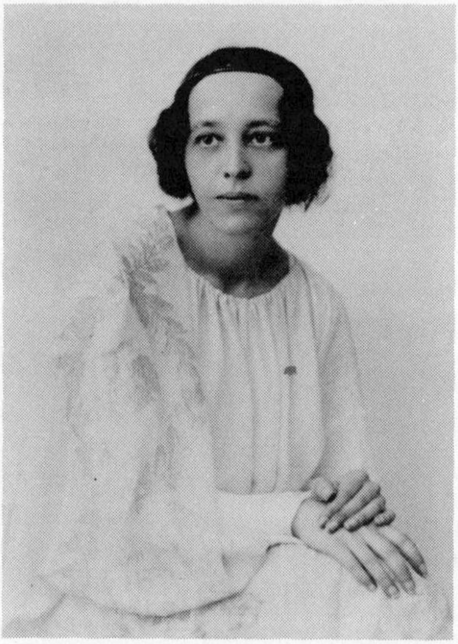

Natalja Turgenjeva-Pozzo (1886–1942).

ein Säulensockel, ein Teil der Außenverkleidung am linken Eingang; mit Frau von Eckardtstein bearbeitete ich den »Mars« in der Kleinen Kuppel; Ligskij hat im Glashaus (unter Siedlecki) sechs riesige Fenster geschliffen.

Der Doktor vertraute offenbar dem Arbeitsrhythmus der als Schnitzer eingesetzten Russen. Vor einer längeren Reise soll der Holzleitner, der den Gesamtablauf der Arbeiten überwachte, gesagt haben: »Die Russen können Sie machen lassen, die werden schon selbst fertig.«

Auch an verschiedenen anderen Stellen lag die Arbeit in den Händen von Russen. Frau Ellram, früher Gymnasiumsdirektorin in Petersburg, hatte das Nachschleifen der Schnitzmesser übernommen, eine für uns alle wichtige Aufgabe. Die Schnitzmesser brachen zu Dutzenden ab, und im Sommer 1914 waren über hundertfünfzig Menschen mit Schnitzen beschäftigt. Die abgebrochenen Hohleisen und Schnitzmesser wanderten dutzendweise zu der armen Ellram, die schon auf weite Entfernung nach Petroleum roch. Die Petersburgerin F... sorgte in der Kantine mit einigen Köchinnen für ein kräftiges Essen für die Arbeiter am Bau; der Student Malikov, ein Chemiker, und Frau von Eckardtstein experimentierten im Labor, um spezielle Farben herzustellen. Von Zeit zu Zeit reiste aus Paris der russische Ingenieur Brasol an, um uns zu beraten. Die Ärztin Fridkina behandelte unsere Kranken und schnitzte mit uns, Frau Iljina* klapperte für Marija Jakovlevna Steiner jahrelang auf der Schreibmaschine. M. Voloschina arbeitete intensiv im Atelier mit und an den Entwürfen für die Malerei in der Kleinen Kuppel. T. V. Kiseljova gründete eine Reihe von Eurhythmiegruppen und arbeitete persönlich mit Steiner und Marija-Jakovlevna weiter. Auch unsere Gäste aus Rußland, Olga N. Annenkova, Boris Grigorov, N. A. Grigorova,** die einige Monate

---

* Ekaterian Alecandrovna Iljina (gest. 6. April 1933 in Dornach) – eine der ersten russischen Anthroposophinnen. Sie lebte und arbeitete in einem kleinen Haus in Dornach, das zum Zentrum der russischen Anthroposophen wurde, daher erhielt es den Namen »Das russische Haus«. Sie korrespondierte mit den verstreuten russischen Anthroposophen in allen Ländern, übersetzte und tippte Vorträge Rudolf Steiners. Gemeinsam mit Marie Steiner begann sie den schriftlichen Nachlaß von Rudolf Steiner zu ordnen.

** Nadeschda Afanas'evna Grigorova, geb. Baryschkina, 1885–1964; Frau von B. P. Grigorov, Ärztin, Mitglied der Russischen Theosophischen Gesellschaft.

oder kürzer in Dornach blieben, halfen nach Kräften bei den Arbeiten.

Auch zu den »Ureurythmistinnen« gehörten mehrere Russinnen: Kiseljova, N. A. Pozzo, A. A. Turgenjeva* und Frau Neuscheller aus Petersburg. Der Beitrag, den die kleine russische Gruppe in monatelanger, zum Teil jahrelanger Arbeit auf verschiedenen Gebieten geleistet hat, summiert sich und ist sehr, sehr beachtlich.[37]

Die Arbeit fand während des Krieges unter Kanonadengedröhn aus dem benachbarten Elsaß statt. Einige Russen, unter ihnen zum Beispiel Alexander Pozzo, Andrej Belyj und Trifon Trapeznikov, mußten Dornach verlassen, weil sie zur Armee einberufen worden waren; ebenso verließ Konstantin Ligskij Dornach. Die anderen, hauptsächlich Frauen, blieben in Dornach zurück und leiteten die anthroposophische Arbeit außerhalb Rußlands.

Die Arbeit am Ersten Goetheanum war vor allem für die Russen eine harte Erfahrung, eine tiefgehende und schwere innere Prüfung. Als Menschen, die ihrem von Leid heimgesuchten Vaterland tief verbunden waren, ja, die in der Anthroposophie großenteils neue Wege für Rußlands Zukunft zu finden hofften, waren sie oft dem Vorwurf des nationalen Egoismus ausgesetzt, was sie zutiefst verletzte.

Auch die Spannungen in der Atmosphäre, die sich daraus ergaben, daß auf einem kleinen Stück Erde so viele verschiedene Menschen unterschiedlicher Nationen zusammenfanden, mußten auf dem Wege einer vollständigen inneren Selbsthingabe überwunden werden. Erschwerend wirkte weiterhin die umliegende Welt, die der anthroposophischen Bewegung gegenüber feindlich eingestellt war:

Als sie die Werke von Rudolf Steiner kennengelernt hatte, ging sie mit ihrem Mann nach Bern, wo sie im September 1910 Rudolf Steiner bei seinem Vortragszyklus über das Matthäus-Evangelium (Rudolf-Steiner-Gesamtausgabe Bibl. Nr. 123, Dornach 1978) persönlich kennenlernten. Grigorova wurde danach Steiners Schülerin und besuchte regelmäßig seine Vorträge. In der Moskauer Wohnung Grigorovs fanden die Versammlungen und Kurse der Russischen Anthroposophischen Gesellschaft statt. N. A. Grigorova war die Schwester des Fabrikanten P. A. Baryschkin, der teilweise die Inszenierung der Mysteriendramen Rudolf Steiners in München finanzierte.

* Außerdem: Bogojavlenskaja, Nina, Russische Eurythmistin

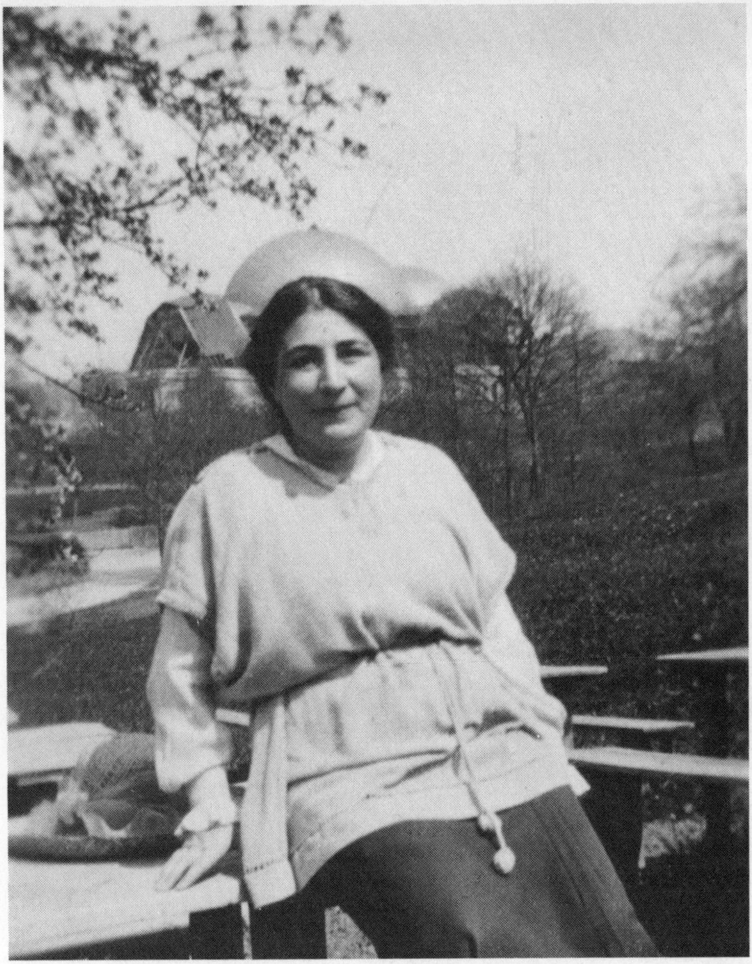

Dr. med. Henriette Ginda Fritkin (1879–1943). Russische Ärztin, Anthroposophin seit 1912. Betreute unter Anleitung durch Rudolf Steiner die Kranken unter den Mitarbeitern am Goetheanumbau. Ging nach dem Brand mit Irma Kucerova krank nach Paris, wo die beiden sich in großer materieller Not durchschlugen. Als ukrainische Jüdin deportiert ins Konzentrationslager Drancy. Genaues Todesdatum unbekannt.

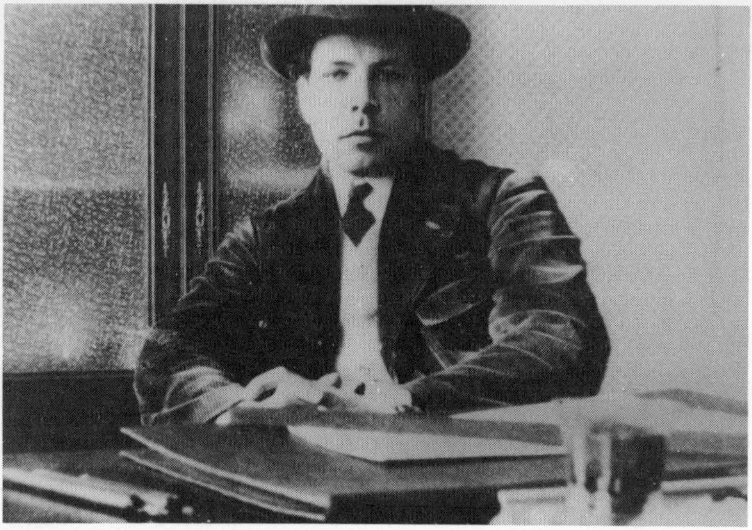

Alexander Brazol – russischer Ingenieur-Architekt.

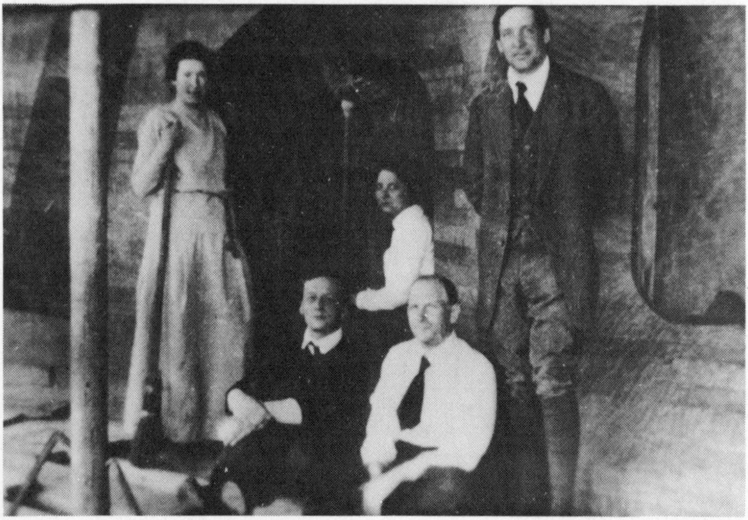

Zur Zeit des Baues des ersten Goetheanum 1914, von links nach rechts: Kozurova, Petrovskij, Holzleiter, Fadum und Trapeznikov.

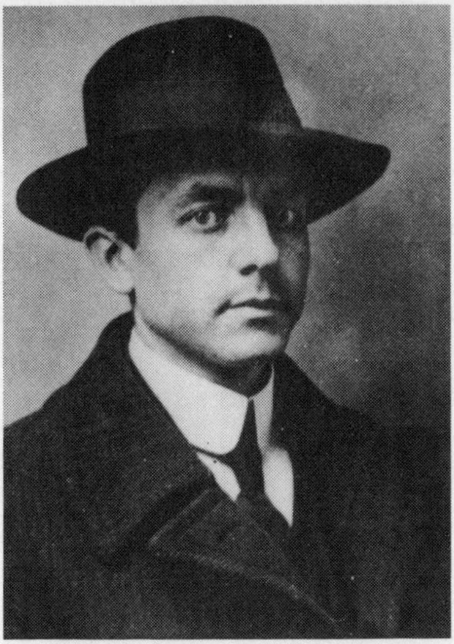

Michail Sizov (1884–1956) –
Pionier der anthroposophischen Arbeit in Rußland

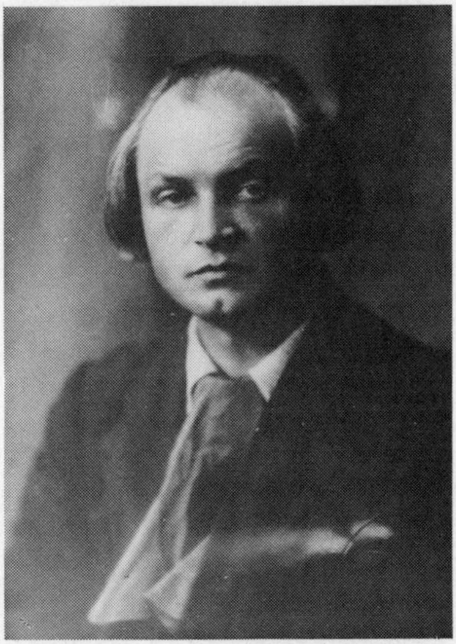

Konstantin Ligskij –
russischer Teilnehmer am Bau des ersten Goetheanum.

Die Russen, ob sie es wollen oder nicht, sehen meistens etwas absonderlich aus. Diese Gestalten aus Schwabing, Quartier Latin, Moskau erregten bei den biederen Dorfleuten Anstoß. Schon, daß bei uns bis spät abends Licht brannte, war für sie unsolide Verschwendung. Bald begann auch der katholische Priester in der Kirche gegen die Anthroposophie als eine unchristliche Lehre zu predigen.[38]

Die Schwierigkeit der Arbeit in Dornach und die Bedeutung dieser Zeit für die innere Welt vieler Menschen kann durch die Worte A. Belyjs am besten charakterisiert werden:

»Dornach bleibt die Quintessenz menschlicher Schönheit und menschlicher Abscheulichkeit, die unter den mit nichts zu vergleichenden Formen, in Holz gehauen von Menschen, die ebensowenig mit anderen zu vergleichen waren, mit elementarer Wucht aufeinanderprallten.«[39]

Nach der Revolution mußten einige russische Anthroposophen ins Ausland emigrieren. Das Schicksal verstreute sie in die verschiedenen Länder, ja sogar auf andere Erdteile, aber die Idee einer gemeinsamen russischen Arbeit verließ sie nicht. Marie von Sivers-Steiner, in deren Person der russische und der deutsche Ursprung harmonisch zusammenwirkten, nahm die Arbeit der russischen Anthroposophen im Ausland unter ihre Obhut.

Die Berliner Gruppe

Am Anfang der zwanziger Jahre war Berlin zum großen und vielfarbigen Zentrum des russischen kulturellen Lebens geworden. Unter den russischen Emigranten befanden sich dort auch Anthroposophen, welche in ständigem Kontakt mit Rußland sowie auch mit Dornach waren. Sie organisierten sich in kleinen Kreisen und arbeiteten an den Vortragszyklen Rudolf Steiners sowie an Übersetzungen derselben ins Russische.

Am 23. März 1928 wurde aus den verschiedenen russischen anthroposophischen Kreisen eine gemeinsame Gruppe ins Leben gerufen. Man traf sich in der Wohnung des Dichters Nikolaj Belozvetov* in der Ahornstraße 26, Berlin-Steglitz. Zur Vorsitzenden wurde seine Frau, Maria Belozvetova, gewählt; ihr Vertreter war Boris Koschevnikov; Sekretär der Gruppe – Sergej Selavri. Die Gruppe hatte folgende aktive Mitglieder: Regina Stil'man, Natalia Popova, Evgenij Markov, Anna Stokman, Alexander Pozzo, Bruno Müller, Nikolaj Belozvetov.

Die Pariser Gruppe

Auch in Paris versammelten sich viele russische Flüchtlinge. In den zwanziger Jahren waren in der Hauptstadt Frankreichs ungefähr 500000 Russen.

Im Jahre 1927 schickte Marie von Sivers-Steiner die russische Eurythmistin Tatjana Kisseleva (1881–1970) von Dornach nach Paris, um dort die Eurythmiekunst und Geisteswissenschaft in russischen Emigrantenkreisen und im französischen Kulturleben zu vertreten. Frau Kisseleva organisierte den Eurythmieunterricht für französische und russische Kinder sowie auch für Erwachsene.[40]

---

* Nikolaj Belozvetov – russicher Dichter und Philosoph, geb. 1892 in St. Petersburg. Besuchte die deutsche Schule in St. Petersburg, später die philosophische Fakultät der dortigen Universität. Nahm am ersten Weltkrieg teil. Als junger Mann trat Belozvetov in die Russiche Anthroposophische Gesellschaft ein. 1915 erschienen seine in der Anthroposophischen Gesellschaft gehaltenen Vorträge »Die Religion des schöpferischen Willens« in Buchform (Religija tvorceskoj voli, Petrograd 1915). Im Jahre 1918 hielt Belozvetov in Moskau in der Anthroposophischen Gesellschaft eine Vortragsreihe über den russischen Gral, welche später als mit der Schreibmaschine vervielfältigtes Buch (»Kriga o Russkom Grale«) Verbreitung fanden. 1921 flüchtete Belozvetov über Finnland nach Berlin, wo er dann aktiv an der anthroposophischen und literarischen Arbeit teilnahm. Er begegnete persönlich Rudolf Steiner, übersetzte alle vier Mysteriendramen ins Russische. 1933 Übersiedlung nach Riga, wo Belozvetov zum Vorsitzenden des dortigen anthroposophischen Zweiges wurde. Im Baltikum führte er aktiv gemeinsame anthroposophische Arbeit mit V. Tomberg durch. Ab 1941 war Belozvetov wieder in Deutschland, zuerst in Stuttgart, später in Mülheim-Ruhr, wo er im Jahre 1950 starb. Eine Vielzahl Belozvetovs geisteswissenschaftlicher Vorträge und Betrachtungen liegen beim Achamoth-Verlag (Stuttgart) vor. Ausgewählte Werke von N. Belozvetov: 1. »Kommuna proletarskich missioneror«, Berlin, o.J. (Kommune der proletarischen Missionare). 2. »Dikij med«, Berlin 1930 (»Wilder Honig«-Gedichte). 3. »Selest«, Riga 1936 (»Das Rauschen«-Gedichte). 4. »Zatva«, Paris 1953 (»Die Ernte«-Gedichte). 5. »Ducholjubie«, Selbstverlag, Riga 1932 (»Liebe zum Geist«. 6. »Die Anthroposophie als Phänomen«, Achamoth-Verlag, Stuttgart 1981.

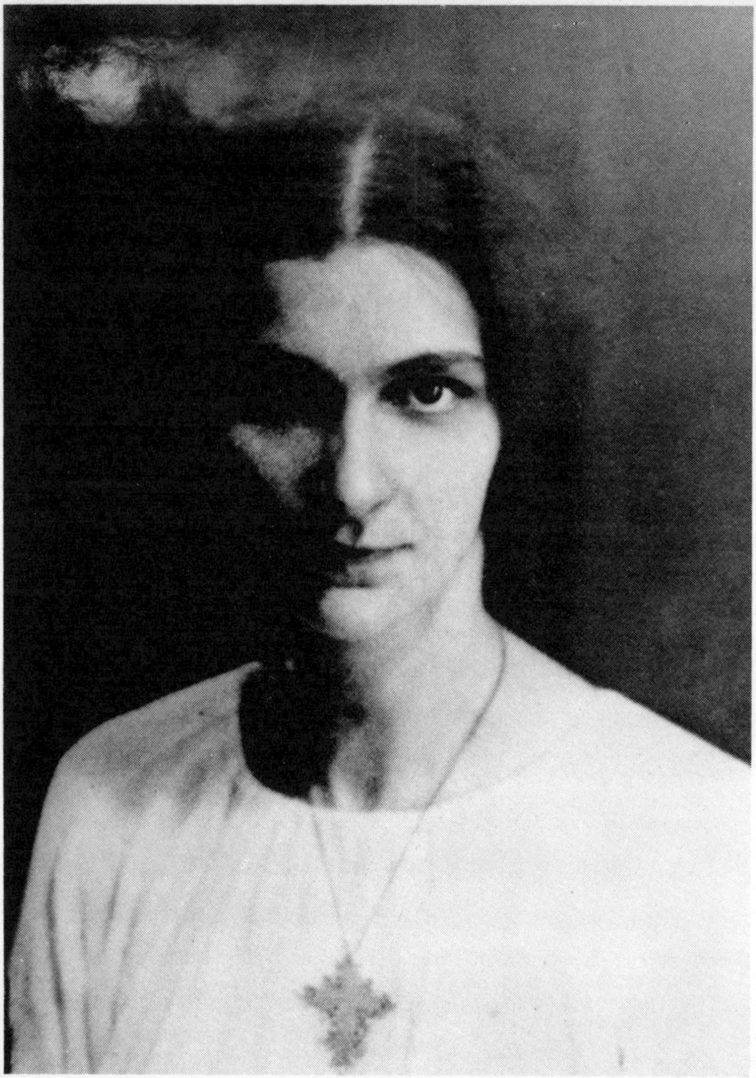

Tatjana Kiseljova (1881–1970) – russische Eurythmistin.

Damals befand sich in Paris der russische Großfürst Alexander Michajlovitsch – ein Enkel von Nikolaus I. und Onkel von Nikolaus II. Ihm waren Rudolf Steiners Werke bekannt; als er eine Eurythmieaufführung unter der Leitung von T. Kisseleva miterlebte, erklärte er sich bereit, die anthroposophische Arbeit in den russischen Kreisen zu unterstützen. Leider verstarb der Großfürst kurz darauf, und damit ging auch seine Schirmherrschaft verloren.

Tatjana Kisselevas Eurythmiegruppe arbeitete mit dem russischen Theater D. N. Kirovas in Paris zusammen. Gemeinsam führte man ein Märchen für Kinder auf, nämlich Fürst Fedor Kosatkin-Rostovskijs »Über die singende Eiche, den sprechenden Vogel und das lebendige Wasser«.

Im Jahre 1928 begann dank den Bemühungen russischer Anthroposophen sowie den Spenden einiger einzelner Personen die Monatszeitschrift »Antroposofija« herauszukommen. Der Initiator dieses Projektes war G. Kolpaktschi,* der dann auch die Redaktion übernahm. Die Zeitschrift wurde mit der Schreibmaschine in einer Auflage von 125 Exemplaren vervielfältigt. Ihr Inhalt bestand hauptsächlich aus russischen Übersetzungen der Werke Rudolf Steiners sowie auch aus Artikeln von N. Belozvetov und anderen Autoren. Die Zeitschrift bestand bis zum Jahre 1935. Die erste allgemeine Versammlung der russischen anthroposophischen Gruppe in Paris fand am 3. Dezember 1931 statt. Sie wurde von Dr. V. N. Lichnizkij geleitet. Im Vorstand waren T. Kisseleva, G. Kolpaktschi und V. N. Lichnizkij. Die anthroposophische Arbeit unter den Russen in Paris nahm so eine organisierte Form an. Durch eine private Initiative von G. Kolpaktschi und V. N. Lichnizkij kam im Jahre 1933 die Zeitschrift »Bjulleten'« erstmals heraus. Die Aufgabe dieser Zeitschrift bestand darin, ein Organ zu schaffen, das die verschiedenen russischen anthroposophischen Gruppen miteinander verbinden sollte. Die Zeitschrift erschien in einer Auflage von 7 Exemplaren, die für die meist zahlreichen russischen Gruppen in

---

* G. Kolpaktschi war Assyrologe und Ägyptologe. Er veranstaltete in der »Ecole Rudolf Steiner« in Paris Einführungskurse in die Anthroposophie und hielt regelmäßig Vorträge über anthroposophische Themen. Viele seiner Vorträge aus den Jahren 1927/28 werden in der Manuskriptsammlung des Goetheanum aufbewahrt. Seine Übersetzungen des Ägyptischen Totenbuches ins Französische und ins Deutsche machten ihn in weiten Kreisen bekannt.

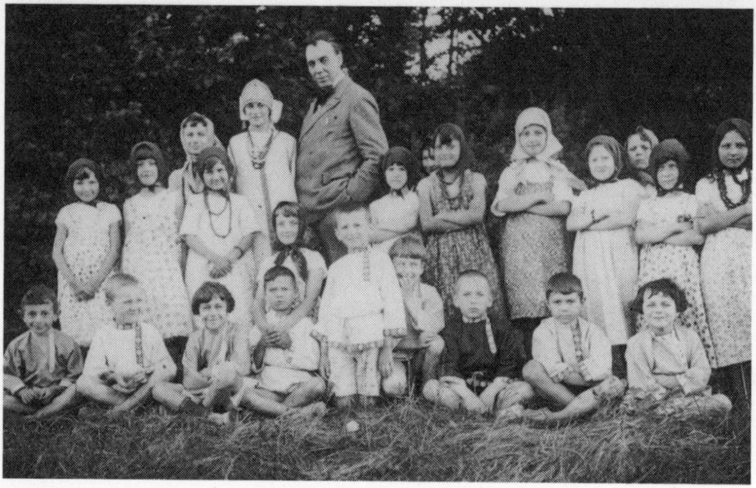

Während der russischen Kulturtage an der Rudolf Steiner-Schule in Paris.

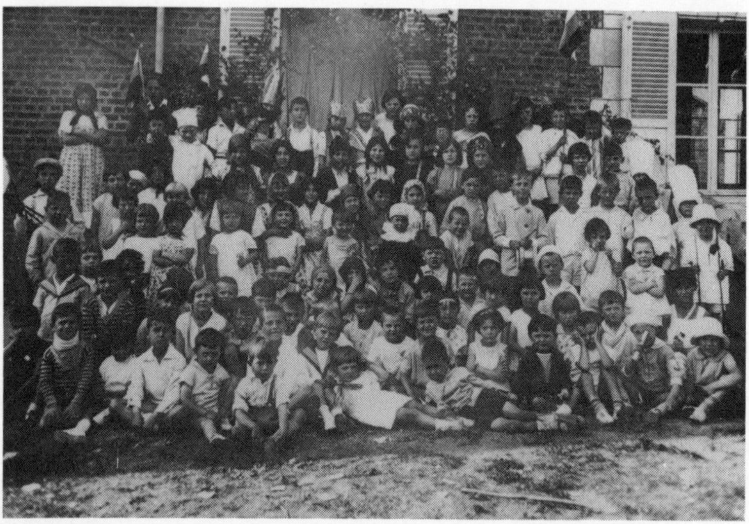

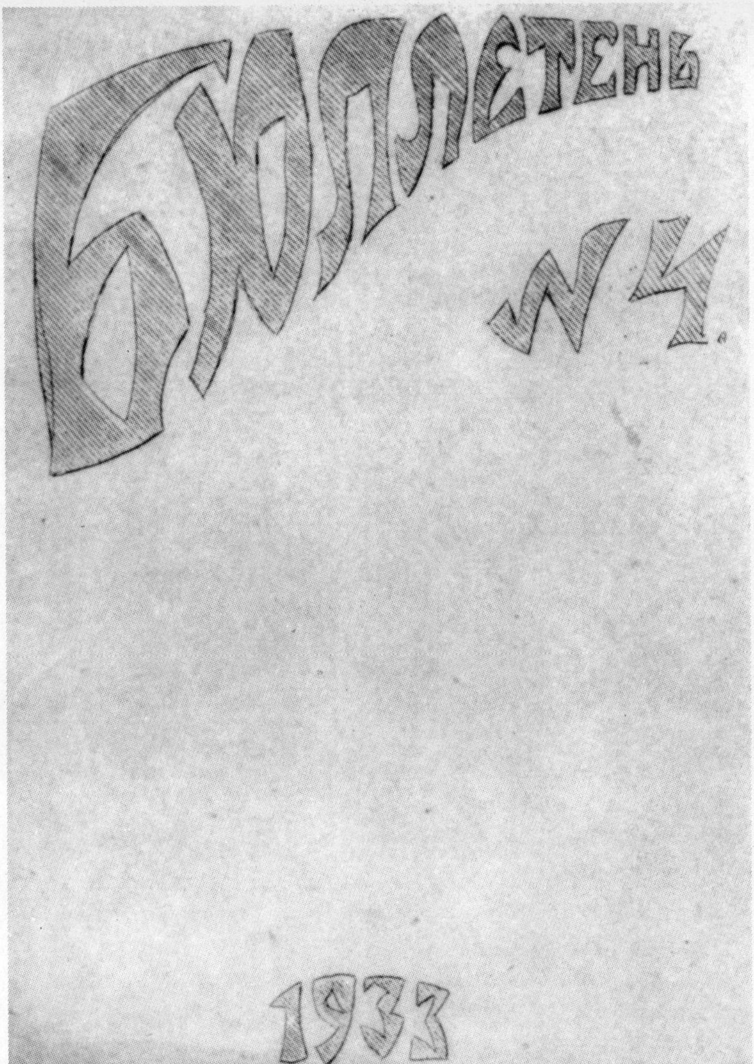

Titelblatt der russischen anthroposophischen Zeitschrift »Bulletin«.

Berlin, Warschau, Dornach, Kischinev, Paris, Reval und Riga bestimmt waren. Natalja Turgeneva-Pozzo leitete zusätzlich einen Anfängerkreis, der aus folgenden Personen bestand: R. Prozenko, C. Prozenko, V. Drjachlov, O. Pogibin,* S. Greschner, N. Greschner, Postel'nikov, Pomeranzev, Rivkina, Muraviev.

Die rumänische Gruppe

Im Jahr 1924 entstand in Bessarabien (Rumänien) der erste Zirkel der anthroposophischen Bewegung. Die Initiatoren der anthroposophischen Arbeit in Rumänien waren Russen. Im Jahre 1926 wurde in Kischinev von V. M. Leśkov** eine russische Gruppe mit dem Namen »Novalis« gegründet. Diese Gruppe arbeitete aktiv an den Übersetzungen der Vorträge Rudolf Steiners; außerdem förderte sie die Überwindung der nationalen Vorurteile unter den verschiedenen Völkern Rumäniens, indem sie ein breites Publikum mit den Aufgaben der Anthroposophie bekannt machte.

---

* Oleg Pogibin (1908–1968) – Sohn eines russischen Offiziers. Nach der Revolution kam er mit seinen Eltern nach Paris. Dort lernte er die Anthroposophie kennen und schloß sich der Anthroposophischen Gesellschaft an. Studierte in Dornach Eurythmie. Nach dem zweiten Weltkrieg arbeitete er als Eurythmist im Elsaß. Übersetzte mehrere Vorträge R. Steiners ins Russische.

** Vladimir Michajlovitsch Leskov (gest. 8. November 1939). In den Jahren 1924–25 war er in Dornach tätig. Anfang 1928 kam er für längere Zeit nach Paris, um öffentliche Vorträge über die Anthroposophie in russischer Sprache zu halten. In Kischinev, wo seine Eltern wohnten, gab er einen entscheidenden Impuls zur Verbreitung der Anthroposophie. Seine Korrespondenz mit Marie Steiner befindet sich in Dornach bei der Rudolf-Steiner-Nachlaßverwaltung.

Die estnische Gruppe

Der Vorsitzende der russischen anthroposophischen Gruppe in Reval (Tallin) war V. A. Tomberg.* Die organisierte Arbeit begann im Frühling des Jahres 1926. Anfangs bestand die Gruppe aus 35 Mitgliedern; bis zum Jahre 1928 erhöhte sich die Teilnehmerzahl auf 60 Menschen.

Im Zusammenhang mit dem Zweiten Weltkrieg sowie mit dem Tode der älteren Initiatoren der verschiedenen Gruppen kam die anthroposophische Arbeit der russischsprachigen Zirkel gegen Ende der 40er Jahre zu einem Stillstand.

---

* Valentin Tomberg – Denker, aktives Mitglied der anthroposophischen Bewegung. Er wurde im Jahre 1900 in St. Petersburg geboren, dort erhielt er auch die erste Ausbildung. In St. Petersburg kam er mit theosophischen Strömungen in Berührung. Nach der Revolution 1917 siedelte er nach Estland (Reval / Tallin) um, wo er zum Vorsitzenden des dortigen Zweiges der Anthroposophischen Gesellschaft gewählt wurde. Seit 1930 veröffentlichte Tomberg zahlreiche Aufsätze in anthroposophischen Zeitschriften (siehe: z. B. »Anthroposophie«, 1930, 1931). In der Mitte der 30er Jahre trat eine Meinungsverschiedenheit mit dem Vorstand am Goetheanum auf, was Tomberg in die Isolation von Dornach drängte. Im Baltikum fand eine Begegnung mit dem ihm im Geiste nahestehenden Dichterphilosophen N. Belozvetov statt. Diese Begegnung entwickelte sich zu einer tiefen und langen Freundschaft. Nach dem zweiten Weltkrieg lebte Tomberg in Holland, zeitweise in England und Deutschland. Kurz vor seinem Tode trat Tomberg noch zum Katholizismus über. Er starb im Jahre 1973. Ausgewählte Werke von V. Tomberg: 1. Anthroposophische Betrachtungen über das Alte Testament. 2. Anthroposophische Betrachtungen über das Neue Testament. 3. Geisteswissenschaftliche Betrachtungen über die Apokalypse des Johannes. 4. Die Grundsteinmeditation Rudolf Steiners. Diese Werke liegen dem Achamoth-Verlag (Stuttgart) vor. Außerdem sind von Tomberg im Herder-Verlag (Basel) folgende Bücher erschienen: »Die großen Arcana des Tarot« (1983) und »Lazarus komm heraus« (1985).

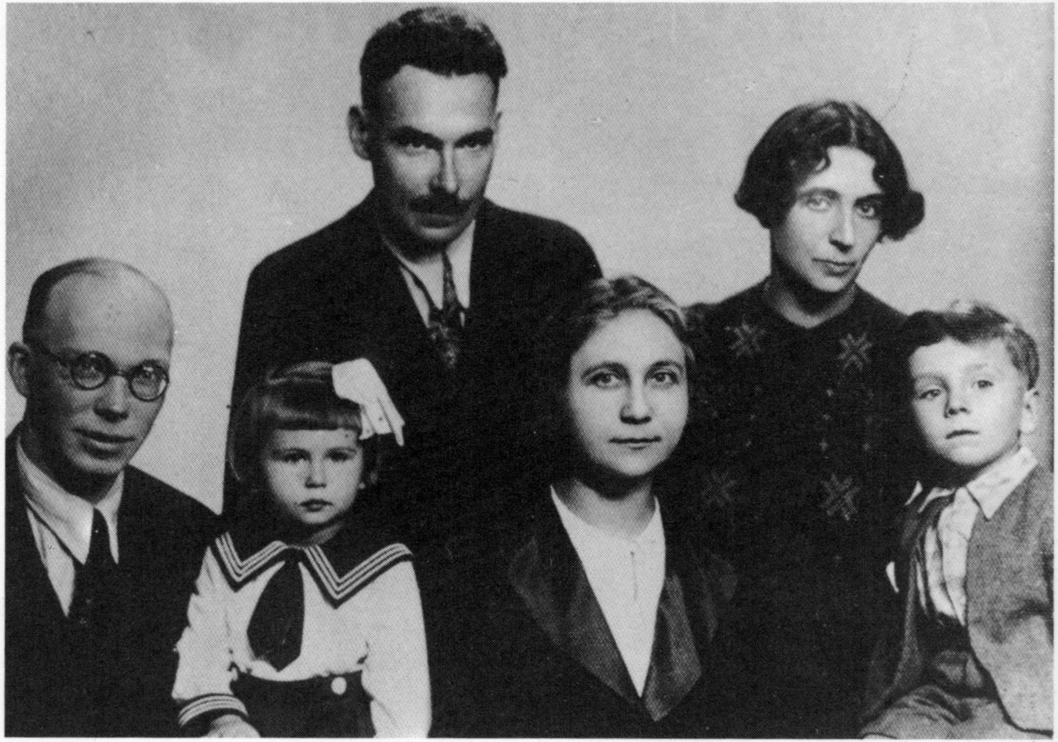

Valentin Tomberg (1900–1973), erster von links, und Nikolaj Beozvetov (1892 bis 1950), mit ihren Frauen und Kindern. Riga, Ende der dreißiger Jahre.

Die russische Intelligenz und die Anthroposophie

Der russische Anthroposoph Trifon Georgievitsch Trapeznikov

»... daß ... Anthroposophie nicht etwas ist, was der Mensch wie ein anderes Wesen oder wie ein anderes einzelnes Glaubensbekenntnis aufnehmen, sondern was in einer gewissen Beziehung die ganze Seele jedes einzelnen ergreifen soll ...« *

Trifon Trapeznikov wurde am 12. April (alter Stil) 1882 in Moskau geboren. Über seine Kindheit wissen wir sehr wenig. Sein Vater war ein erblicher Ehrenbürger und sein Onkel Pavel Pavlovitsch Sorokoumovskij war einer der reichsten Pelzhändler in Moskau. Von diesem Onkel sagt man, daß er 100-Rubelscheine über Kerzen verbrannte, um seine Frau vom Geiz zu heilen. Der junge Trifon beendete in Moskau die Kaiserliche Handelsschule und reiste im Jahr 1900 ins Ausland. Sein Onkel S. schickte seinen Neffen nach Leipzig, damit dieser sich dort mit der Pelzbranche vertraut machen konnte. Aber Trapeznikov fühlte sich nicht zum Geschäftsmann berufen, und 1902 schrieb er sich an der Philosophischen Fakultät der Universität Leipzig ein. In seiner Leipziger Periode begegnete er Michail Nikolaevitsch Semenov, dem Neffen des berühmten Geographen Petr Petrovitsch-Semenov-Tjan'-Schanskij (1827–1914). Hier kamen die beiden jungen Leute auf die Idee, ein russisches Institut für Kunstgeschichte ins Leben zu rufen. Diese Idee wurde später in Petrograd von Graf Zubov verwirklicht.[1] Während des

* Rudolf Steiner, aus der Ansprache für die russischen Zuhörer des Vortragszyklus »Die okkulten Grundlagen der Bhagavad Gita«, Helsingfors, 5. Juni 1913.

Wintersemesters 1903 war Trapeznikov an der Straßburger Universität, wo er Vorlesungen über Kunstgeschichte hörte. Im Sommersemester 1903 zog er nach Heidelberg um, schrieb sich an der dortigen Universität für Kunstgeschichte ein und lebte ein Jahr in dieser süddeutschen Stadt. In Heidelberg traf Trapeznikov einen anderen russischen Studenten, Graf W. Zubov, den er in die Pläne für ein russisches Institut für Kunstgeschichte einweihte. Ebenfalls in Heidelberg begegnete der junge Trapeznikov Feodor Stepun (1884–1965), dem zukünftigen Professor für Philosophie, der Trapeznikov in seinen Memoiren »Vergangenes und Unvergängliches« erwähnt: »Der talentierte Kunsthistoriker ist nervös, empfindsam, immer elegant gekleidet, eine echte aristokratische Erscheinung.«[2] Während seiner kurzen Besuche in Moskau, ungefähr im Jahr 1903, traf Trapeznikov zum ersten Mal im Restaurant »Alpenrose« Andrej Belyj, welcher diese Begegnung in seinen Memoiren »Beginn des Jahrhunderts« erwähnte.[3] Hier begann eine Freundschaft, die bis zum Tode Trapeznikovs dauerte.

Den Winter verbrachte Trapeznikov 1904/05 in Paris, wo er seine kunstgeschichtlichen Studien an der Ecole du Louvre fortsetzte. Hier in Paris kreuzte zum ersten Mal Margarita Voloschina-Sabaschnikova, seine zukünftige anthroposophische Mitarbeiterin, seinen Lebensweg. Margarita Voloschina beschreibt das erste Zusammentreffen mit Trapeznikov folgendermaßen: »Ich hatte den Eindruck, daß dieser Mensch durch seine tadellose Korrektheit, auch die Gründlichkeit seiner wissenschaftlichen Methode versucht, sich einen Halt zu geben. Er bot sich an, meiner Cousine und mir die Gemäldesammlung des Schloßes Chantilly zu zeigen, und wir verabredeten einen Tag. Bei der Hin- und Herfahrt (In der Imperiale) erzählte er mir von seinen kunsthistorischn Studien in Deutschland, klagte über den Materialismus und die Sturheit der Professoren und überhaupt über die Geistlosigkeit unserer modernen Kultur. Er meinte, daß es in Rußland mehr suchende Seelen gäbe, nannte Welgansky und Mereschkowski. Auf der Rückfahrt empfand ich aber wieder, daß dieser Mensch tief mit geistigen Problemen ringt, daß er ein Mitsuchender ist. Da ich mich in der gleichen geistigen Verfassung befand, hätte ich gern mit ihm weiter verkehrt. Aber ich traf ihn damals nicht mehr.«[4]

Von Paris kehrte Trapeznikov nach Heidelberg zurück, und von

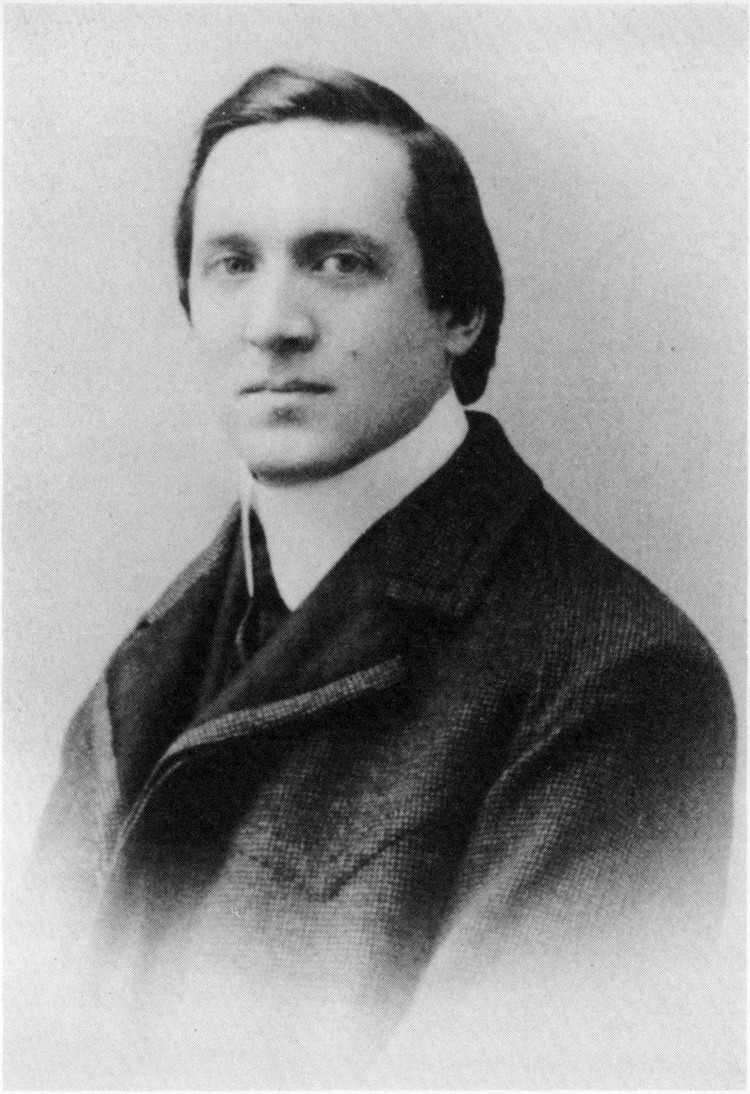

Trifon G. Trapeznikov in seiner Studienzeit.

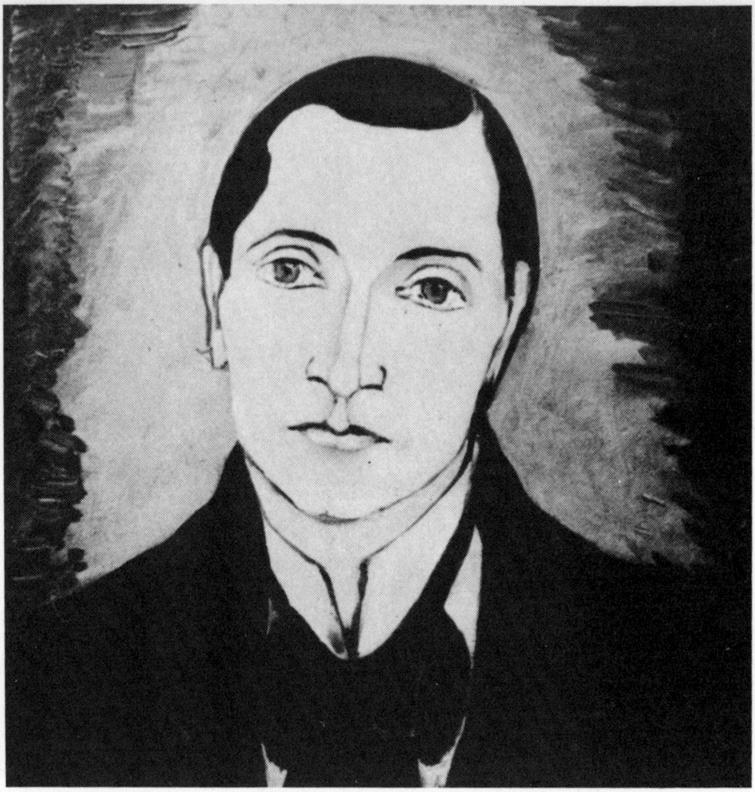

Trapeznikov in einem Bildnis von Stanislaus Stückgold.

dort aus reiste er mit Graf Zubov durch Italien, um das Material für seine Dissertation zu sammeln. Für seine kunstgeschichtliche Arbeit machte Trapeznikov auch Reisen durch Belgien und Holland. Am 19. Mai 1909 beendete Trifon Georgievitsch sein Studium erfolgreich mit den Examina und veröffentlichte die seinem Onkel gewidmete Dissertation »Die Porträtdarstellungen der Mediceer des 15. Jahrhunderts«. Im gleichen Jahr kam diese Arbeit auch im Straßburger Verlag von I. H. Ed. Heitz in ausgezeichneter Aufmachung mit 60 Illustrationen heraus. Damals war dieses Werk eine bedeutende Leistung auf dem Gebiet der Kunstgeschichte. Die Kunstgeschichte kennt wenige Themen von solch suggestivem Reiz, denn nur wenige lassen eine derartig vielfältige Möglichkeit des Gestaltens zu, da zunächst an den Porträts einer einzigen Familie die ganze Entwicklung der Florentiner Bildniskunst gezeigt werden konnte und jedes Porträt immer auch ein kulturhistorisches Dokument bedeutete. Die Arbeit erntete verdientes Lob in der deutschen Presse.[5]

Während seines Studiums hörte Trapeznikov Vorlesungen bei Professoren wie Witkowski, Windelband und Henry Thode, der sein Referent bei der Verteidigung seiner Dissertation war.

In Heidelberg geriet Trapeznikov in einen Kreis dunkler Okkultisten, die – wie Trapeznikov es ausdrückte – ihm seine Seele rauben wollten. In diesem Kreis bewegte sich auch sein Bekannter, Graf Zubov. Zubov interessierte sich schon für Rudolf Steiner und besuchte dessen Vorträge. Durch Zubov bekam Trapeznikov die Gelegenheit, mit Rudolf Steiner zu sprechen. Schon bei der ersten Begegnung halfen Ratschläge Rudolf Steiners Trapeznikov, sich selbst zu finden und auf den Weg der Selbsterkenntnis zu kommen. Seitdem begann Trapeznikov regelmäßig die Vorträge Rudolf Steiners zu besuchen. Auch in den Jahren 1911 und 1912, während seiner Aufenthalte in Moskau, organisierte Trapeznikov die anthroposophische Arbeit. Während dieser Zeit kommt es in München zu der geistigen Annäherung an Andrej Belyj, die der Schriftsteller in seinem Tagebuch erwähnt: »Es erscheint und wird meiner Seele nah als Freund und Esoteriker, mit welchem wir verbunden sind, Trifon Georgievitsch Trapeznikov, mit welchem wir uns nachher in Moskau in karmischem Kontakt befanden, die Lomonosov-Gruppe ins Leben rufend.«[6] Diese Gruppe unter dem Namen Lomonosov wurde der Kern der anthroposophischen Gesellschaft Rußlands. Die russischen Anthroposophen liebten Trapeznikov sehr, und deshalb nannten alle Trapeznikov, als es notwendig wurde, Dr. Steiner einen »Garanten« zu nennen, der die russischen Anthroposophen im Ausland vertrat. Er wohnte damals (1912/13) in Moskau und – vorwiegend – in München. Aufgewachsen in einer russisch-orthodoxen Kaufmannsfamilie, suchte er ständig die Ideen der russisch-orthodoxen Kirche mit der Anthroposophie zu verbinden. Seine Wohnung in München war angefüllt mit Ikonen und Ampeln davor, und sein Leben mit seiner Frau Ljubov, einer Pianistin, die er schon in Leipzig kennengelernt hatte, verlief streng nach orthodoxen Regeln. Seine Hauptbeschäftigung in München war die Übersetzung von Rudolf Steiners Buch »Die Geheimwissenschaft« ins Russische. Die Übersetzung machte er nach den Worten M. Voloschinas sehr gut und gewissenhaft. Nachher erschien dieses Buch in Rußland im Verlag »Geistiges Wissen«.

Im Jahre 1913, nach dem Bruch mit seiner Gattin, siedelte Trapeznikov mit all seinen Ikonen und Büchern nach Dornach (Schweiz) über, wo er beim Bau des ersten Goetheanum zunächst bei Malerarbeiten half. Trapeznikov sammelte aus verschiedenen Ländern eine wunderschöne Kollektion von Lichtbildern über die Kunstgeschichte. Unter Benutzung dieser Bilder hielt er in Dornach eine Reihe kunstgeschichtlicher Vorträge. Diese Vorträge wurden nach Absprache mit Rudolf Steiner zur Erhöhung der künstlerischen Fähigkeiten der am Bau des Goetheanum Beteiligten verwendet. Steiner griff die Initiative Trapeznikovs auf und hielt, indem er dessen Lichtbilder benutzte, eine Reihe bemerkenswerter Vorträge über die Geschichte der Kunst, die neue Wege zum Verständnis der Entwicklung der Menschheit eröffneten. In diesem Sinne war die Sammlung dieser Lichtbilder »karmisches« Verdienst Trapeznikovs.

Im Winter 1917 wurde Trapeznikov in die russische Armee einberufen und mußte in seine Heimat zurückkehren. Dornach zu verlassen und am Krieg teilnehmen zu müssen, deprimierte ihn sehr. Seinen seelischen Zustand schilderte er in einem Brief an Margarita Morgenstern und Michael Bauer kurz vor der Abreise: »Morgen muß ich nach Rußland reisen. Mit dem Gedanken an diese Reise habe ich mich schon etwas versöhnt. Wahrscheinlich muß es so sein. Vielleicht bietet sich da die Gelegenheit nützlich zu sein. Ein großer Trost ist für mich, daß ich bis zuletzt Doktor Steiner hören durfte und auch ihn persönlich sprechen konnte. Ein eigentümliches Gefühl habe ich, daß mich das Schicksal führt. Wohin aber, weiß ich nicht. Mögen mir die guten Kräfte des Daseins im Bevorstehenden helfen. Mit Dankbarkeit denke ich an meinen hiesigen Aufenthalt. Meine schwachen Kräfte haben hier Stärkung erfahren. Ich fühle gerade jetzt, wie tief man sich verbunden hat mit all dem, was mit dem Bau zusammenhängt.«[7] Gleichzeitig mit Trapeznikov reiste Margarita Voloschina von Dornach ab, die beschlossen hatte, für einige Zeit nach Moskau zurück zu kehren, was Trapeznikov sehr bedauerte. Er kam in Moskau zur Zeit der provisorischen Krenskij-Regierung an und konnte bei Zusammenkünften mit seinen anthroposophischen Freunden diesen die von Rudolf Steiner dargelegten geistigen Hintergründe des Kriegs auseinandersetzen, was ihnen einen tieferen Einblick in die damaligen Verhältnisse ermöglichte. Trapeznikov wurde aus gesundheitlichen Gründen vom Militärdienst befreit und widmete sich voll und ganz seiner anthroposophischen Arbeit. Im großen Saal der anthroposophischen Gesellschaft organisierte er fast jeden Tag Vorträge und lud dazu auch Leute ein, die nicht zur Gesellschaft gehörten. Er nahm auch an der eurythmischen Aufführung der Oster-Szenen aus »Faust« teil, wo er den Faust spielte.

Als die Bolschewiken an die Macht gekommen waren, ergriff Trapeznikov zusammen mit einem anderen Kunsthistoriker, Igor Grabar (1870–1960), eine Initiative, um die Kunstdenkmäler vor der Zerstörung durch den Pöbel zu schützen. Sie wandten sich direkt an Lenin, und er gab ihnen unbeschränkte Vollmacht, alles vor den revolutionären Progromen zu retten, was kulturellen Wert hatte: Alte Kirchen, Herrschaftsgüter, Paläste, Villen und Denkmäler. Durch ihre Initiative wurde eine neue Abteilung gegründet, die für die Museen und die Erhaltung von Altertümern und Kunstdenkmälern zuständig war. Die Frau Trotzkis war Vorsitzende dieser Organisation, die sich in ganz Rußland zu verbreiten begann. Trapeznikov wurde ihre rechte Hand. Ihm verdanken wir es, daß viele Herrschaftshäuser und Wohnsitze bedeutender Schriftsteller und Wissenschaftler vor der Zerstörung bewahrt und in Museen umgewandelt wurden. So z. B. rettete Trapeznikov das wunderschöne Gut von Graf Lev Tolstoj, Jasnaja Poljana. Die russischen Anthroposophen waren froh, daß einer der ihren einen so hohen Posten inne hatte, durch den viele Mitglieder der Gesellschaft in der schweren Zeit des Hungers in den neu eröffneten Häuser-Museen unterkamen. Gleichzeitig arbeitete Trapeznikov in der Abteilung für schöne Künste des Rumjanzew-Museums in Moskau. Er richtete dort ein Gravuren-Kabinett ein. Auch entwickelte er eine neue Methode und ein Schema, um die neuen Bestände zu registrieren, und diese Methode benutzt man heute noch. Im allgemeinen verdankt man den guten Zustand der modernen russischen Museen Trapeznikov.

Unterernährung, Kälte und die schweren Lebensbedingungen im revolutionären Rußland hatten einen schlechten Einfluß auf Trapeznikovs Gesundheit. Rasch entwickelte sich eine schlimme Herzkrankheit. Im Herbst 1924 kam Trapeznikov nach Stuttgart in die Klinik Dr. Nolls und Dr. Peipers auf der Gänsheide. Er traf mit großer Hoffnung auf die anthroposophische Medizin ein und wünschte von ganzem Herzen seine Heilung. Aber das Schicksal bestimmte anders. Im Jahre 1925 zog er zu Margareta Morgenstern in das kleine bayrische Dorf Breitbrunn am Ammersee um. Hier am Ufer des Sees, auf dem Hügel im schönen zweistöckigen Haus starb Trapeznikov am 11. Juli 1926 in den Armen von Frau Morgenstern. Margarita Woloschina hinterließ uns die rührenden Erinnerungen vom Hinschied und Begräbnis Trapeznikovs: »Mein erster Gedanke war, wie merkwürdig es ist, daß er gestorben ist zu der Zeit, als in Breitbrunn 7 Priester der Christengemeinschaft waren. Ich bin sofort abgefahren. An der Landungsbrücke empfing mich Frau Morgenstern in schwarz, stark abgemagert, mit durchsichtigen schwarzen Augen. Er hat furchtbar gelitten am letzten Tag, und er starb wie ein Heiliger. Er hat den ganzen Tag gebetet und sich bekreuzigt. Frau Morgenstern führte mich zu Trapeznikov. Er lag in seinem Bett in Blumen als schliefe er. Sein Gesicht war fröhlich und ruhig – sehr bezeichnend. Auf seinen Füßen lag ein Kranz aus Linden, in den Leuchtern brannten 3 Kerzen. Als wir auf die gläserne Veranda traten, waren alle Priester dort, und Rittelmeyer erzählte mir: ›Trapeznikov hat sich in den letzten Tagen stark mit unserer Arbeit verbunden. Er wollte die Menschenweihehandlung übersetzen und starb mit dem starken Impuls, mit uns zu arbeiten. Wir

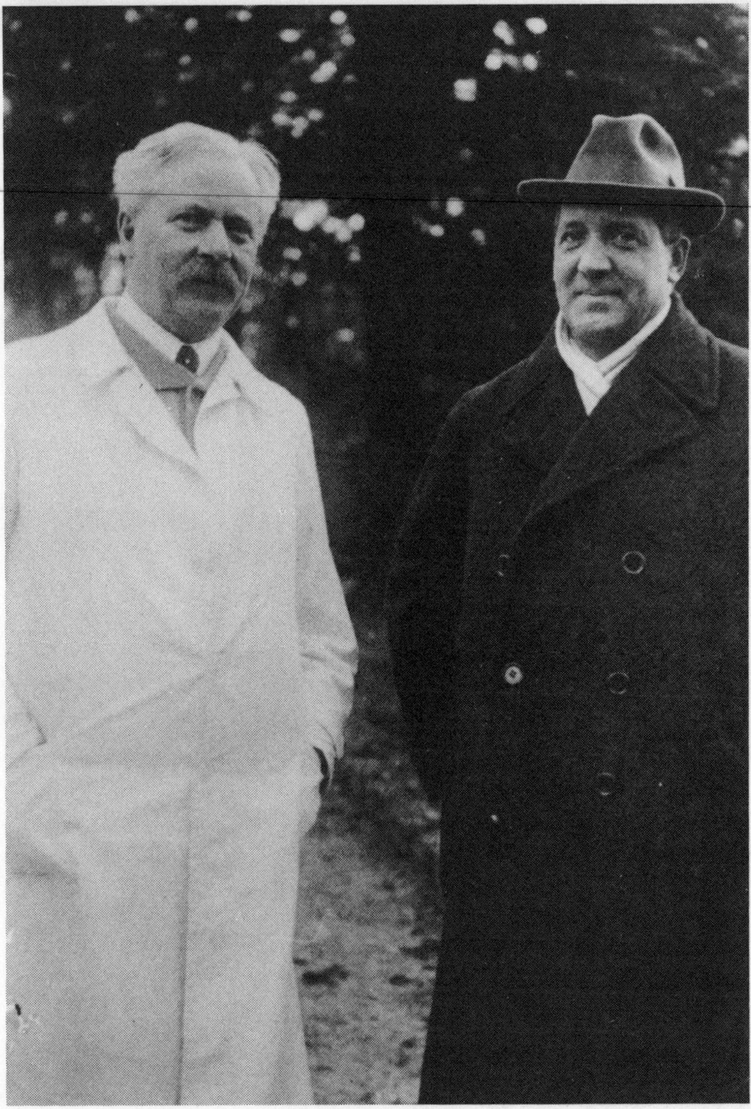

Dr. Trapeznikov und Dr. Palmer in Stuttgart im Jahre 1924.

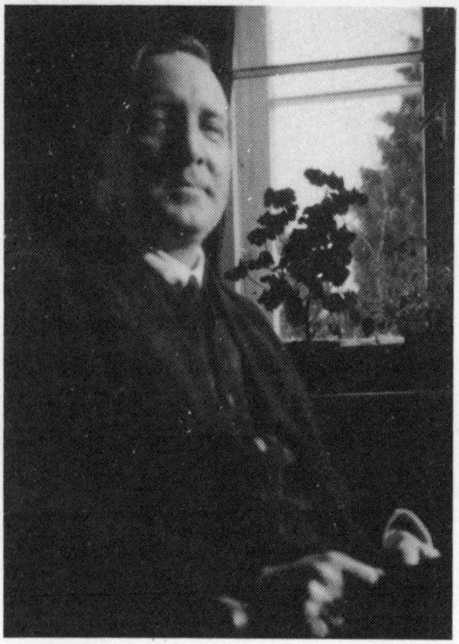

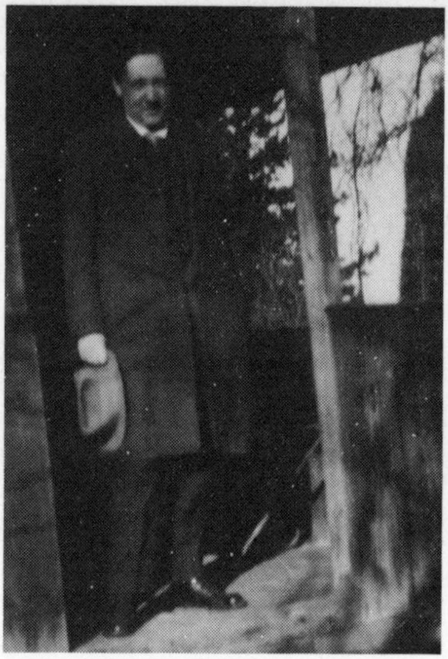

Trapeznikov während seines Aufenthalts im Klinisch-Therapeutischen Institut im Jahre 1925 (Stuttgart).

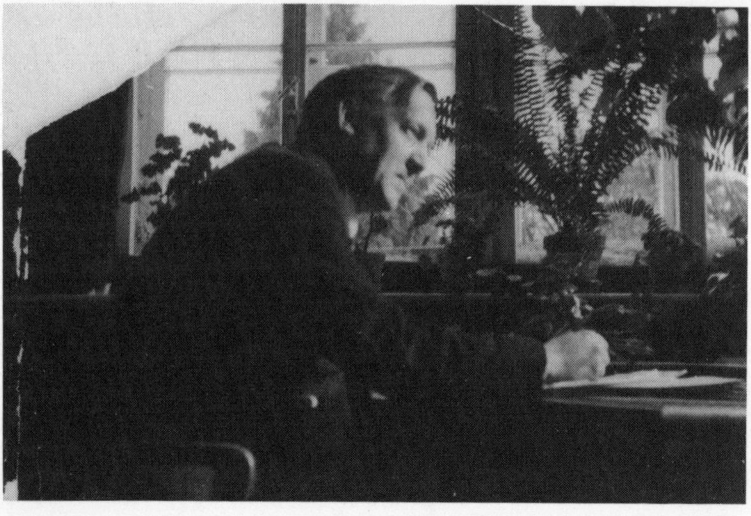

brauchen einen Mitarbeiter in der geistigen Welt für Rußland, er wird uns mit dem Geist Rußlands verbunden bleiben.‹

Am anderen Tag war die Beerdigung. Frau Morgenstern, Bock und ich – wir legten ihn ins Grab. Um 3 Uhr hielt Rittelmeyer die Totenmesse im Hause. Es kamen die Freunde aus Stuttgart und München angereist.«[8]

Trapeznikov entwickelte die anthroposophischen Ideen nicht in künstlerischer Form wie der Schriftsteller Andrej Belyj oder die Malerin Margarita Woloschina, aber sein ganzes Leben war die Verkörperung des anthroposophischen Weges, der Geistesschülerschaft. Seine russische Seele und sein reines, edles Herz nahmen den geistigen Impuls der Anthroposophie auf und schufen damit ein Beispiel für eine neue russische Persönlichkeit.

Berdjaev (1874–1948): Ein Ritter des Geistes – ein gläubiger Freidenker

»Berdjajews Philosophie ist vor allem eine Philosophie der Freiheit. Dies aber, bei aller russischen Apokalyptik – und das ist ihr für uns Bedeutsames – nicht im naheliegenden Sinne einer Transponierung aller menschlichen Problematik ins Jenseitige hinüber, sondern im Sinn einer neuen Anweisung, die Geschichte als Weg der Freiheit zu verstehen und immer mehr zu solchem zu gestalten.« *

»Der menschliche Geist ist in Gefangenschaft. Diese Gefangenschaft ist die Welt ... sie ist ein Übel, ist gottlos und nicht von Gott geschaffen ... Sie muß in Flammen aufgehen. Sie ist vom Geiste Arimans.« **

---

* Graf Hermann Keyserling, Vorwort zur Ausgabe »Der Sinn der Geschichte«, Darmstadt 1925.

** N. Berdjaev »Der Sinn des Schaffens«, Einführung, Moskau 1916, S. 7, 11.

Die Menschen, die diesen bedeutenden russischen Philosophen persönlich kannten, unterstreichen fast einmütig eine ihm charakteristische Besonderheit – einen extremen, manchmal bis zur Krankhaftigkeit entwickelten Individualismus und die sich daraus ergebende innere Einsamkeit. In der Jugendbeschreibung seiner Autobiographie »Selbsterkenntnis« [1] gesteht Berdjaev, daß ihn das Gefühl nie verließ, zu der Kategorie von Leuten zu gehören, die immer negativ auf das sie umgebende Milieu reagieren und immer bemüht waren, ihre Beziehungen zu ihm abzubrechen. Es war Berdjaev beinahe unmöglich, sich irgendeiner Sache ganz hinzugeben, immer blieb er als ein Außenstehender jedem Unternehmen fern. Auch war er nie innerlich damit einverstanden, irgendeiner Kategorie von Menschen zugerechnet zu werden, irgendeiner Richtung oder Partei. Sein Grundgefühl in der Welt war immer, daß er nicht dieser Welt entstamme und ihr nicht zugeordnet werden könne. Nikolaj Aleksandrovitsch Bedjaev wurde in der Hauptstadt des alten Rußland, im goldenen Kiew am Dnepr am 6. März 1874 in der Familie eines russischen Offiziers geboren, der einem alten Geschlecht von Kiewer Adligen angehörte.[2] Von der mütterlichen Seite her hatte er französisches Blut, da seine Großmutter eine geborene Gräfin Schuasel war. Schon seit seiner Kindheit war also die europäische Kulturwelt Nikolaj Berdjaev sehr vertraut, und die französische Sprache wurde für ihn zur zweiten Muttersprache.

Das Kiew zur Zeit der Kindheit des Philosophen bot ein eigenartiges Bild einer Verbindung von Mönchtum und Militär. Die zahlreichen Kirchen und Klöster lagen neben militärischen Gebäuden und Einrichtungen. Auf der Straße begegnete man oft Mönchen und Soldaten. Eine solche Zwiespältigkeit wie in der Stadt herrschte auch in der Familie Berdjaevs: von seiten der Militärfamilie des Vaters war eine gewisse Kälte oder gar Abneigung gegenüber der Kirche und dem Klerus zu beobachten, ganz anders hingegen sah es auf der Seite der Mutter aus: die Großmutter des Philosophen war insgeheim eine Nonne, die Mutter war eine sehr religiöse Frau. So waren in der Persönlichkeit Berdjaevs zwei Grundsätze vereint: das Schwert seiner väterlichen Vorfahren mit der mystischen Neigung zur Kirche und zu den Klöstern von seiner mütterlichen Seite her.

Zunächst ging Berdjaev in eine Militärschule, dann, nach langen Streitereien mit den Eltern, verzichtete er auf eine Militärkarriere und schrieb sich an der Kiewer Universität ein. Dort schloß er sich, gemäß seiner aufrührerischen Natur, die das Milieu, aus dem er stammte, ablehnte, der sozial-demokratischen Partei an. Im Zusammenhang mit Studentenunruhen, an denen er aktiv beteiligt war, wurde Berdjaev verhaftet und in die Provinz verbannt. So verlor er mit zwanzig Jahren das Recht, seine Universitätsausbildung fortzusetzen. Zur Zeit seines Beitritts zur sozial-demokratischen Partei war Berdjaev ein glühender und leidenschaftlicher Revolutionär, der davon träumte, die soziale Welt neu zu gestalten. Marxist hingegen im eigentlichen Sinn des Wortes war er, nach Auffassung des Zeitgenossen und Freundes Berdjaevs, Professor Fedor Stepun, allerdings nie. Nikolaj Berdjaev glaubte immer, auch in seiner Jugend, fest an den Vorrang des Geistes in der Welt und in der Geschichte.

Als extremer Individualist war Berdjaev bald enttäuscht von der Partei und warf ihr Despotismus und Verleugnung der menschlichen Freiheit vor.

Aus der Verbannung nach Kiew zurückgekehrt, tauchte Berdjaev in das kulturelle Leben der ersten russischen Hauptstadt ein. Intensiv studierte er die Werke von Kant, was ihn zum endgültigen Bruch mit der Sozialdemokratie führte. Zur Fortführung seiner philosophischen Studien fuhr er im Jahre 1905 für kurze Zeit zu Professor Windelband nach Heidelberg. Im Jahre 1904, noch vor seiner Abreise nach Deutschland, heiratete Berdjaev Lidija Grigor'eva, die Tochter eines Kiewer Rechtsanwaltes; an ihrer Schwester Evgenija fand er eine gleichgesinnte und treue Gefährtin für sein ganzes Leben. Nach seiner Rückkehr aus Heidelberg siedelte der junge Philosoph nach Petersburg um (1905), wo seine Persönlichkeit Gestalt annahm, und er sich endgültig zum philosophischen Denker und Publizisten entwickelte. Er geriet in eine geistige und kulturelle Atmosphäre, die seiner inneren Welt die Möglichkeit gab, sich zu entfalten und auszudrücken. Wie er in seiner Autobiographie selbst beschreibt, ging er damals ganz in der gespannten und konzentrierten Atmosphäre der russischen kulturellen Renaissance am Anfang des 20. Jahrhunderts auf. Man begeisterte sich für die schöpferische Inspiration, fühlte das Neue, die Spannung, den Kampf, die Herausforderung. Es war in Rußland die Epoche der Entstehung einer eigenständigen philosophischen Gedankenwelt, der Blüte der Poesie und einer Verschärfung der ästhetischen Empfindsamkeit, der religiösen Suche, des Interesses für Mystik und Okkultismus.

In Petersburg vollzog sich die endgültige Bekehrung des Philosophen zum Christentum. Zusammen mit anderen russischen religiösen Denkern war Berdjaev von der ersten russischen Revolution (1905) enttäuscht; dem gab er Ausdruck in seinem philosophisch-sozialen Artikel im Sammelband »Vechi« (»Wegweiser«) (1909). Im Jahre 1908 zog Berdjaev nach Moskau um, wo er schon bald aktives Mitglied der Religiös-philosophischen Gesellschaft wurde, die den Namen Vladimir Solovjevs trug.

Die Zeitspanne des philosophischen Schaffens Berdjaevs bis zur russischen Revolution 1917 kann man als ›Suche nach Gott‹ bezeichnen. Seine sozial-philosophischen Aufsätze jener Zeit, »Das neue religiöse Bewußtsein und die Öffentlichkeit« (1907), »Die geistige Krise der Intelligenz« (1910), »Die theoretische Wahrheit der Philosophie und die praktische Wahrheit der Intelligenz« (1909), zeichnen sich durch eine scharfe Kritik am Marxismus aus, bis zu dessen vollständiger Ablehnung. In seinen Büchern aber, »Die Philosophie der Freiheit« [1910], »Der Sinn des Schaffens« [1916]), ruft Berdjaev den Menschen zur geistigen Freiheit auf, ja er fordert seine Befreiung aus der Gefangenschaft der Notwendigkeit.

Das Problem der Freiheit war nicht nur das Hauptthema der philosophischen Arbeiten des Denkers, sondern es wurde auch zum Sinn seiner ganzen Existenz. Deshalb ist es nicht verwunderlich, daß Berdjaev, zum Christentum und in den Schoß der orthodoxen Kirche zurückgekehrt, die Rückständigkeit einiger höherer Mitglieder des Klerus nicht gleichgültig ertragen konnte. Im Jahre 1914 erschien sein Artikel »Den Feinden des Geistes«, in welchem der Philosoph über die höheren Würdenträger des Heiligen Synod herfällt und sie als Feinde der Freiheit bezeichnet. Wäre nicht der Erste Weltkrieg und bald darauf die Revolution gekommen, dann hätte Berdjaev dieses Artikels wegen den Rest seines Lebens in Sibirien verbracht.

Den Krieg und die Revolution in Rußland deutete der Philosoph als Barbarisierung der Welt: »Der Mensch ist ja Schöpfer nicht nur im Namen Gottes, sondern auch im Namen des Teufels... Die Macht des Teufels in der Gegenwart darf uns aber nicht zur Absage an den schöpferischen Geist verleiten.« Und gerade in dieser Epoche des satanischen Kriegskommunismus, in Hunger und Kälte entwickelte

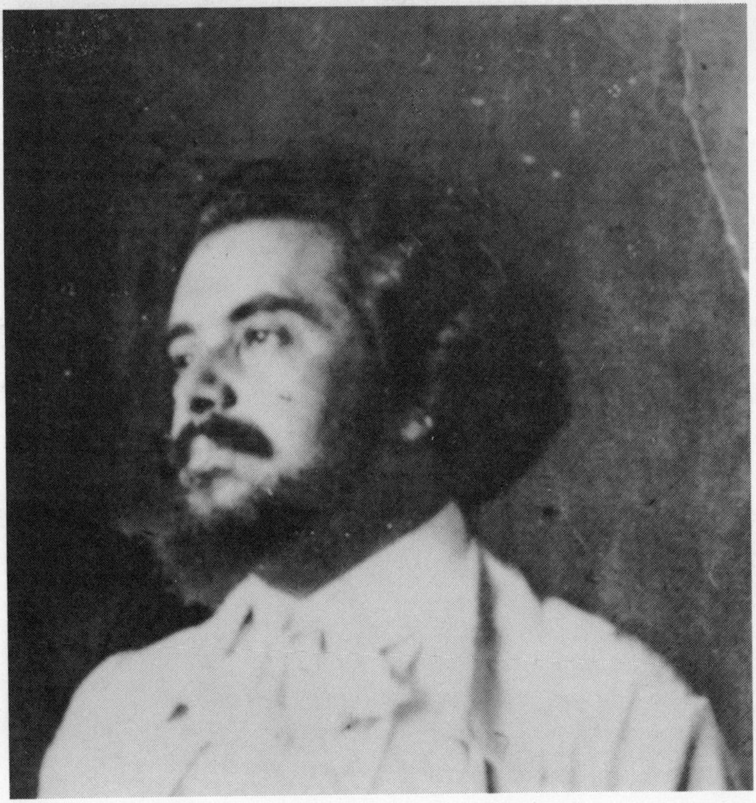

Nikolaj Aleksandrovitsch Berdjaev (1874–1948).

Berdjaev eine flammende geistige Tätigkeit. Im zerstörten nachrevolutionären Moskau organisierte der Philosoph »Die Freie Religiöse – philosophische Akademie«, deren Ziel es war, dem Zerfall der Geistigkeit in dieser wirren Zeit Widerstand zu leisten. Die Bolschewiken behinderten die geistige Tätigkeit Berdjaevs auf alle möglichen Weisen. Zweimal wurde er verhaftet, und im Jahre 1922 wies man ihn gemeinsam mit einer Gruppe von andersdenkenden Philosophen und Gelehrten nach Deutschland aus. Ein Jahr später erschien in Deutschland Berdjaevs Buch »Die Philosophie der Ungleichheit«, in welchem er die zu jener Zeit in Rußland herrschende Macht des Pöbels aus ganzer Seele verneinte.

Im Ausland wurde Berdjaev einer jener wenigen russischen Philosophen, die weltweite Anerkennung besaßen. Seine Bücher wurden in alle zivilisierten Sprachen der Welt übersetzt. Das erklärte sich dadurch, daß er in Europa nicht zu Unrecht als ein besonders typischer russischer Geist empfunden wurde, und zwar als einer, der dem alten wie auch dem neuen Rußland in gleicher Weise zugehörte. Zu Berdjaev paßte der Ausspruch Vladimir Solovjevs, daß der Russe ein Eigenschaftswort sei, das unbedingt ein Hauptwort brauche, und daß dieses Hauptwort der Europäer sein solle, sehr gut. Und Berdjaev war gleich vielen berühmten Russen ein echter russischer Europäer. Seine typisch russische geistige Offenheit gab ihm die Möglichkeit, mit den hervorragendsten Köpfen seiner Zeit bekannt zu werden: André Gide, Hermann v. Keyserling, P. Teilhard de Chardin und vielen anderen.

Nach einem kurzen Aufenthalt in Berlin, übersiedelte der russische Philosoph im Jahre 1924 nach Frankreich, wo er beinahe ein Vierteljahrhundert verbrachte, und es nur selten verließ, um Vorträge in anderen Ländern zu halten. Im Jahre 1947 verlieh ihm die Universität von Cambridge den Titel eines Ehrendoktors der Theologie. Bald darauf, am 23. Januar 1948, starb Berdjaev mit der Feder in der Hand an seinem Schreibtisch in Clomar bei Paris, in seinem Haus, welches ihm eine seiner englischen Verehrerinnen geschenkt hatte. Daß Berdjaev bis zu seinem letzten Atemzug am Schreibtisch saß, war sehr charakteristisch für ihn. Hier passen die Worte Andrej Belyjs: »Wer nicht schreiben kann, soll auch nicht schreiben.«[3] Das Schreiben war für Berdjaevs Geist eben so unumgänglich wie die Luft für die Erhaltung des Lebens seines Körpers.

Die Aufgabe dieses Kapitels kann es nicht sein, eine eingehende und tiefe Erforschung des Einflusses theosophischer Arbeiten und der Geisteswissenschaft Rudolf Steiners auf den philosophischen Gedankengang Berdjaevs zu liefern. Schon allein ein oberflächlicher Blick auf die Titel der Hauptarbeiten des Philosophen (»Die Philosophie der Freiheit« 1911, »Der Sinn des Schaffens« 1916, »Die Philosophie der Ungleichheit« 1918, »Die Philosophie des freien Geistes« 1927, usw.) gibt einem ein Gefühl dafür, wie nahe Berdjaev dem Lebenswerk Rudolf Steiners stand, ungeachtet seiner Ablehnung von Theosophie und Anthroposophie, die er beide oft miteinander vermischte. Die Ablehnung, die Berdjaev den Arbeiten Rudolf Steiners entgegenbrachte, trug keinen oberflächlichen Charakter, wie bei vielen seiner Zeitgenossen, sondern spiegelte viel eher einen tiefen inneren Kampf wieder, aus dem als Sieger nicht der Schüler, der sich im Sinne der Geisteswissenschaft auf dem Weg der Selbsterkenntnis begab, hervorging, sondern der Überindividualist-Philosoph, der nur seine eigene »Philosophie der Freiheit« bekennen konnte. Unbewußt aber berührte sich der philosophische innere Weg des Denkers eng mit dem Werk Rudolf Steiners. Fast in jedem seiner Bücher finden wir Seiten, manchmal sogar ganze Kapitel, die der Theosophie und Anthroposophie gewidmet sind, welche so tief in seine Gedankenwelt eingedrungen waren. Berdjaev selbst gibt zu: »Mich interessierten sehr die ersten gnoseologischen Arbeiten Steiners und seine Bücher über Goethe, da meine eigenen gnoseologischen Ideen erstaunlich verwandt und nahe den Steinerschen sind. Auch ich bin ein entschiedener Antiplatoniker und rechne die Erkenntnis zu der inneren Schöpfermacht des Seins. Ich will einen Artikel schreiben über die gnoseologischen Voraussetzungen des Okkultismus, einen sehr objektiven und wohlwollenden Steiner gegenüber....«[4]

Im Jahre 1912 stand Nikolaj Berdjaevs Interesse vollständig unter dem Zeichen Rudolf Steiners; alle diejenigen Arbeiten des Gründers der Anthroposophie, die damals ins Russische übertragen waren, kannte er eingehend. Seine Beziehung zu Rudolf Steiner, seine Eindrücke von dessen Arbeiten und auch seine Gedanken: Fragen, Zweifel, Ablehnung spricht Berdjaev in seinen Briefen vom Jahre 1912 an Andrej Belyj aus, welcher schon damals als Kenner der Anthroposophie in den russischen Kulturkreisen bekannt war:

»Ich schreibe ihm (R. Steiner Anm. VBF) eine ungeheure Bedeutung zu und sehe in ihm das Symptom eines großen kosmischen Umbruchs, die Hinwendung zu den Geheimnissen des Kosmos, die verschlossen waren für die Kirche und für die Wissenschaft. Ich fühle die Erschütterung des physischen Plans des Seins; es erhebt sich ein starker kosmischer Wind, und der Mensch kann durch kosmische Maßregeln gerettet werden, wenn er nicht im bisherigen Bewußtsein verharrt... Schon seit einigen Jahren habe ich ein großes erkenntnismäßiges Interesse an Steiner, er beunruhigt mich. Ich habe seine Bücher gut durchstudiert, dabei aber erkannt, daß man nicht durch Bücher erfahren kann, wer er ist, obwohl man manches intuitiv erraten kann.«[5]

Aber gleichzeitig mit dem inneren Impuls, der Berdjaev den Anstoß zur Annäherung an Steiner gab, trat der Widerspruchsgeist des Einzelgängers in Erscheinung, der schon vom Tag seiner Geburt an nicht fähig war, etwas Fremdes ganz anzunehmen. In den gleichen Briefen an Andrej Belyj schreibt der Philosoph, daß er Rudolf Steiner als Schriftsteller nicht mag, ihn nicht für talentiert ansieht; trotzdem aber zollt er ihm die ihm gebührende Anerkennung als großer Mensch und bedeutende Erscheinung:

»Als Schriftsteller liebe ich Steiner nicht und halte ihn auch nicht für talentiert. Mir ist sein popularisierend-pädagogischer Geist unangenehm, seine Verstandesmäßigkeit, sein absichtsvolles Bemühen, die Mystik wissenschaftsförmig zu machen und den Okkultismus in eine Naturkunde Haeckelscher Art auf anderer Seinsebene zu verwandeln. Aber ich denke, daß Steiner ein großer Mensch ist und eine bedeutende Erscheinung... Und in der Persönlichkeit Steiners spitzen sich Jahrtausende zu im Schicksal des Okkultismus. Das beste Buch Steiners ist der kürzlich ins Russische übersetzte ›Pfad zur Einweihung‹. In diesem Buch ist eine wunderbare Klarheit und Folgerichtigkeit des Gedankens. Dieses Buch hat auf mich einen größeren Eindruck hervorgerufen als ›Die Geheimwissenschaft im Umriß‹.«[6]

Schon in diesen beiden uns überlieferten Briefen kristallisierten sich jene Meinungsverschiedenheiten mit der Anthroposophie heraus, die einerseits im Jahre 1912 noch dadurch erklärbar waren, daß einige Werke Steiners bezüglich den Grundlagen seiner Christologie erst später auf Russisch erschienen waren, andererseits aber war Berdjaev schon damals von einer vorgefaßten, organischen Antipathie der Theosophie und Anthroposophie gegenüber ergriffen, die sich in seinen weiteren Aufsätzen und Büchern verstärkte. Selbst seiner Natur nach ein aufständischer Einzelgänger, fühlte Berdjaev bei Rudolf Steiner keinen revolutionären Geist, der der Welt etwas Neues, noch nicht Dagewesenes bringen könnte; Steiner war nach Berdjaev »konservativ nach rückwärts gewendet«. Darin liegt der Vorwurf an Steiner, daß er das dyonisische Element im Leben verwerfe, und daß er den Wert des Instinktiven, Leidenschaftlichen und Unterbewußten nicht anerkenne.

»– Läßt Steiner das Schöpferische zu als absolut originale Erschaffung des Niedagewesenen durch den Menschen, als Offenbarung der Menschennatur selbst? Ist der Einweihungspfad nicht bloß ein Pfad passiver Aneignung und Erlernung; wird da der Mensch nicht bloß eingeweiht in die Geheimnisse der alten, statischen, durch viele Jahrtausende schöpferisch nicht weitergewachsenen Weisheit?«[7]

Der Hauptvorwurf aber, den Berdjaev Steiner macht, besteht darin, daß bei Steiner seiner Meinung nach eine echte Christologie fehle, daß man bei Steiner nirgends Christus finden könne.

»Steiners Okkultismus gilt als christ-förmig, als eine Form christlicher Gnostizismus. Warum fehlt im ›Pfad zur Einweihung‹ der doch ein Weg zur Erlösung ist, der Erlöser, fehlt Christus? Warum geht jener ganze ›Pfad‹ von unten nach oben, warum vollzieht sich der Aufstieg allein durch die Anstrengungen des Menschen und mit Hilfe anderer Menschen (Lehrer), die einen auf höhere Stufen erheben; ohne die segensreiche Hilfe von Oben; ohne das Mysterium der Erlösung; warum fällt nicht ein einziger Sonnenstrahl auf den Menschen-Pfad von oben nach unten?...

Steiners Einweihungspfad erinnert an eine naturalistische Evolution, aber nicht an eine wunderbare Geburt zu neuem Leben durch das Mysterium der Erlösung. Christus ist der absolute Mensch und Er sagte von sich: ›Ich bin der Weg.‹ Das Geheimnis vom Menschen, seines Schicksals und seines Pfades ist nicht abzutrennen vom Geheimnis Christi. Durch Christus nimmt der Mensch teil am Geheimnis der Hl. Dreieinigkeit, denn das Bild des Menschen ist von Ewigkeit her dem göttlichen Sohn zugeordnet, der aus dem Vater geboren wird. Die wahrhaftige Anthropologie, welche das Geheimnis vom Menschen aufdeckt, ist die Christologie des Menschen. Dem christologischen Dogma entspricht das anthropologische Dogma. Die menschliche Natur ist nicht einfach eine geschöpfliche; in ihr ist eine Teilnahme an der göttlichen Natur durch den Gottmenschen. Dieses Geheimnis der Christologie des Menschen eröffnet sich (erst) den Mystikern; es war noch nicht vollbekannt dem das heilige Vaterprinzip allein befolgenden Christentum. Und nun hat Steiner gar keine Christologie, und darum ist auch seine Anthropologie unrichtig.«[8]

Berdjaev fühlte innerlich, daß es ihm als Suchenden des Lebenssinnes unumgänglich war, den Gründer der Anthroposophie persönlich zu treffen: zur Klärung der den Philosophen quälenden Fragen und zum Kennenlernen Steiners selbst als Persönlichkeit und nicht nur aus seinen Büchern. Aber er, der Steiner des ›Konservatismus‹ beschuldigt hatte, wußte selbst genau, daß Steiner seinen Lebensweg nicht ändern konnte, und bereitete sich auf dieses Treffen vor wie ein Ritter auf ein vor ihm liegendes Turnier. Schon im Jahre 1912 wollte Berdjaev nach München fahren, um Steiner persönlich zu begegnen, aber finanzielle und familiäre Umstände hinderten ihn daran. Das Treffen fand dann im Juni 1913 in Helsingfors (Helsinki) statt, wo Rudolf Steiner einen Vortragszyklus über »Die okkulten Grundlagen der Bhagavatgita« gab. Als Nichtmitglied der Gesellschaft brauchte Nikolaj Berdjaev die Bürgschaft eines Mitgliedes, um an dem Vortragszyklus Steiners teilnehmen zu dürfen. Darin half ihm Andrej Belyj, mit dem ihn eine langjährige Freundschaft verband. Marie von Sivers-Steiner schreibt bezüglich der Möglichkeit von Berdjaevs Teilnahme am Helsingforser Zyklus:

»Auf besondere Bitte hat Dr. Steiner dem russischen Dichter Berdjaev, der noch nicht Mitglied ist, gestattet, wenn Herr Dr. Selander damit einverstanden ist, am Kursus teilzunehmen. Einige besondere Fälle von solchen, die durch Studium der Schriften gut vorbereitet sind, können bei gegenseitigem Einverständnis wieder berücksichtigt werden, insofern es sich nicht um theosophische

Mitglieder handelt...Herr Berdjajeff ist ein Freund unseres Mitglieds, des Schriftstellers Bugajeff aus Moskau.«[9]

Nach den Worten von Marie von Sivers-Steiner nahm Berdjaev sehr aktiv an den Gesprächen und Diskussionen teil, aber er war vorher schon voller Kritik und Vorurteile. Berdjaev behielt aus diesem Treffen sein ganzes Leben lang eine große Achtung und Bewunderung für die Persönlichkeit Rudolf Steiners. Über seine Teilnahme am Zyklus in Helsingfors äußerte sich Berdjaev in seiner Autobiographie »Selbsterkenntnis«:

»Dank meiner anthroposophischen Bekanntschaften hatte ich die Möglichkeit, einen Vorlesungszyklus von Rudolf Steiner mitzumachen, den er in Helsingfors in der Anthroposophenloge abhielt. Ich habe da vielerlei herausgefühlt. Die Atmosphäre war mir sehr fremd, und ich stand die ganze Zeit über in einem inneren Kampf mit ihr. Steiner selbst, den ich dann kennenlernte, machte auf mich den Eindruck eines komplizierten Menschen – einen quälenden Eindruck. Aber jedenfalls machte er auf mich nicht den Eindruck eines Scharlatans. Er war ein Mensch, der nicht nur andere zu überzeugen und zu hypnotisieren suchte, sondern auch sich selber. Er hatte verschiedene Gesichter, bald das eines gutmütigen biederen Pastors (er trug auch eine pastorale Tracht), bald war es das Gesicht eines Magiers, der die Seelen beherrscht. Selten hat ein Mensch auf mich einen so gnadenlosen Eindruck gemacht wie Steiner. Kein einziger Strahl von oben, der auf ihn niederfiel. Alles wollte er von unten heraufholen, mit leidenschaftlicher Anspannung zur geistigen Welt durchbrechen. Steiners Werke erschienen mir immer langweilig und ziemlich unbegabt. Gewöhnlich hieß es dann, es wäre das eine Folge des Popularismus und man müsse seine Kurse mitgemacht haben, um ihn richtig einzuschätzen. Aber auch in diesem Kursus über die Bhagavad-Gita, den ich in der Anthroposophenloge mitmachte, fand ich genau dasselbe wie in seinen Büchern. Der Unterschied bestand nur darin, daß Steiner rednerisches Talent hatte, aber kein literarisches. Seine Manier zu sprechen war ein magischer Akt zwecks Eroberung der Seelen durch entsprechende Gestikulation, durch wechselnden Ausdruck der Augen. Er hypnotisierte seine Jünger, einige unter ihnen schliefen sogar ein. Andrej Bjelyj, der damals das Deutsche so gut wie gar nicht konnte, unterlag ebenfalls dieser hypnotischen Wirkung. Steiner hielt auch eine öffentliche Vorlesung über die Freiheit des Willens, die mir sehr mittelmäßig und philosophisch uninteressant zu sein schien, wie ja auch sein philosophisches (nichttheosophisches) Werk von der ›Philosophie der Freiheit‹ uninteressant war. Der Aufenthalt in Helsingfors hatte mir einige Belehrung gebracht und festigte mich noch mehr in meiner Kritik der Anthroposophie und des Okkultismus überhaupt.« [10]

Es bleibt eine Tatsache, daß sogar die persönliche Begegnung Berdjaev nicht von seinen Vorurteilen der Anthroposophie gegenüber befreien konnte, die sich in seinen Gedankengängen auch in seinem weiteren Leben erhielten. Die anderen russischen Teilnehmer des Helsingforser Kurses bemerkten die Voreingenommenheit Berdjaevs dem Inhalt der Vorträge gegenüber und sein inneres, schon mitgebrachtes Unbehagen, etwas Neues, über den Rahmen seiner eigenen Gedankenwelt Herausreichendes anzunehmen.

»Er war in Helsingfors nervös aufgeregt. Ein merkwürdiges Gemisch von Hoffnung, Bewunderung und Verneinung brodelte in ihm. Er (Berdjaev Anm. VBF) wußte, daß viel von seiner Selbstbehauptung ihm verlorengehen würde, wenn er Dr. Steiner den Platz einräumte, den sein Wahrheitsgefühl ihm zubilligen mußte.« [11] Andrej Belyj nimmt in seinen »Erinnerungen an Steiner« einfach an, daß Berdjaevs Voreingenommenheit einfach seine elementare Aufnahmefähigkeit lähmte:

»Während sämtlicher zehn Vorträge [in Helsingfors im Juni des Jahres 1913, Anm. VBF] hat er [Berdjaev, Anm. VBF] weniger zugehört als vielmehr gegen eine mögliche Beeinflußung durch die ›magische Ausstrahlung‹ Steiners sich gewehrt; und so hat er von dem ganzen Zyklus nichts mitbekommen – außer seinem eigenem Schema, das verständnislos, beinahe töricht war; man hörte im ganzen Saal immerfort sein ständiges Schnauben und Seufzen und das Knarren seines Stuhls.« Trotzdem blieb Dr. Steiner für Berdjaev nach den Worten A. Belyjs »ein bezaubernder Mensch«.[12] Im Jahre 1916 veröffentlichte Berdjaev seinen Artikel »Die Typen religiösen Denkens in Rußland«, in welchem ein Teil der Theosophie und Anthroposophie gewidmet ist. Der Artikel, der spannend, gut und lebendig geschrieben ist, wirft wiederum ein Licht auf die Vorurteile und die kritische Einstellung des russischen Philosophen diesen beiden weltweiten Gedankenströmungen gegen über, wofür er auch die begründete Ablehnung der russischen Anthroposophen erntete.

Ohne Zweifel begannen Theosophie und Anthroposophie zu Beginn des Jahrhunderts eine bedeutende Rolle im kulturellen Leben Rußlands, unter den Angehörigen seiner Kulturschicht, zu spielen. Die Rolle dieser beiden Bewegungen wuchs ständig, was Berdjaev auch anerkannte. Gleichzeitig aber äußerte er in seinem Artikel die Meinung, daß die ansteigende Begeisterung der gebildeten Schichten Rußlands für Anthroposophie und Theosophie darauf beruhe, daß der theosophische Weg am wenigsten intellektuelle Enthaltsamkeit und Opfer fordere. Für den einzigen originellen russischen theosophischen Schriftsteller nach E. P. Blavatskaja hält Berdjaev Peter D. Uspenskij. Alle übrigen Russen, die über Theosophie und Anthroposophie schreiben, erschienen ihm farblos. Das erklärt er dadurch, daß der damaligen Theosophie und Anthroposophie alle Züge nationalen denkerischen Schöpfertums und nationaler Erfahrung fehlen. Die Anthroposophische Gesellschaft verbindet Berdjaev nur empirisch und zufällig mit Deutschland, hält sie aber im wesentlichen für genauso international wie die Theosophische Gesellschaft.

Der russische Philosoph erkennt an, daß im Menschen geheime okkulte, kosmische Kräfte verborgen sind, die der offiziellen Wissenschaft und dem Alltagsbewußtsein unbekannt sind, und das, was in der Lehre Rudolf Steiners über den Menschen als Mikrokosmos gesagt wird, begrüßt Berdjaev. Gleichzeitig wiederholt sich die Kritik an der Methode und dem Weg der Geisteswissenschaft, die Berdjaev schon im Jahre 1912 hatte und im Jahre 1916 wie folgt formulierte:

»Die Methode der Theosophie ist immer geistig-evolutionär, nicht geistigrevolutionär, nicht geistig-katastrophisch. Der theosophische Weg ist ein gnadenloser Weg, auf welchem nicht ein Strahl göttlichen Lichtes von oben herabfällt, alles wird von unten her erreicht. In der Theosophie gibt es nichts Geschenktes, nur Erarbeitetes, nichts aus Liebe, alles aus Gerechtigkeit.« [13]

Für Berdjaev gibt es keinen wesentlichen Unterschied zwischen Theosophie und Anthroposophie, obwohl er genau weiß und versteht, daß die Anthroposophie aus den Wurzeln der christlichen Esoterik hervorgegangen ist. Im Jahre 1916 steht die Anthroposophie für Berdjaev schon unter dem Zeichen des Christus-Impulses, er gesteht Steiner zu, daß sich in seinen Werken die Wahrheit über das »Ich« immer mehr offenbare. Gleichzeitig fragt sich Berdjaev, ob man bei Steiner eine Offenbarung über den Menschen finden könne. Er antwortet negativ:

»Rudolf Steiner stellt seine Theosophie als westliche und christliche dar und stellt sie im Unterschied zur östlichen Theosophie unter das Zeichen des Christus-Impulses. In den letzten Jahren legt Steiner besonderen Wert auf die Eigenart seines Weges. Die östliche Theosophie – vor der kosmischen Wirkung des Christusimpulses, vor der Offenbarung über das ›Ich‹. Aber den größten Teil der populären theosophischen Bücher Steiners kann man nur mit Mühe von den theosophischen Büchern A. Besants und anderer östlicher, vor-christlicher Theosophen unterscheiden. In Steiners Büchern findet man wenig Eigenes, in ihnen werden auf unpersönliche Weise die üblichen, traditionellen theosophischen Lehren dargelegt. Immer die gleiche Lehre über die kosmische Evolution mit einem noch stärker geprägten Naturalismus, die gleiche Lehre über die Ebene, über den so kompliziert zusammengesetzten Menschen, die gleiche Lehre über Karma und Reinkarnation, der gleiche gnadenlose Weg der unerlösten Seele, wobei jeder Schritt durch schwere Arbeit der Vervollkommnung selbst erreicht werden muß... Der Mensch ist ein Mittel der Weltevolution, ein Kreuzungspunkt kosmischer Wirbel und Strömungen. Und für das anthroposophische Bewußtsein trägt die Persönlichkeit des Menschen zum absoluten Sein nur über die Weltevolution bei, über die Kette karmischer Wiederverkörperungen. Die kosmische Evolution selbst wandelt sich durch die Wirkung des Christus-Impulses, es beginnt eine neue kosmische Epoche, in der alles schon anders weitergeht als vor Christus.

Aber Christus selbst ist nur ein kosmischer Agent, nur ein Moment der kosmischen Evolution. Steiner sieht Christus als in den Kosmos geworfenes Wesen, sieht ihn nicht in Gott, in der göttlichen Dreifaltigkeit...

Die anthroposophische Lehre über die immanente Wirkung des Christusimpulses im Menschen enthält zweifellos eine tiefe Wahrheit, aber sie geht nicht bis zur letztendlichen göttlichen Urquelle, sie verbleibt inmitten der Weltenprozesse der Geschöpfe.«[14]

Nikolaj Berdjaev hielt sich für einen Nachfolger des deutschen

Mystikers Jakob Böhme, deshalb sah er in der Theosophie und Anthroposophie seiner Zeit eine Möglichkeit für die Menschen, der Unterjochung und Erniedrigung des menschlichen Geistes durch die sogenannte moderne Wissenschaft Widerstand zu leisten. Das erfreute ihn, und er sah die positive Bedeutung von Theosophie und Anthroposophie darin, daß diese Bewegungen zur Gnosis zurückgekehrt wären, zu einem erweiterten und vertieften geistigen Wissen. Er ruft auf:

»Der Gnostizismus soll wiedergeboren werden und für immer zu unserem Leben dazugehören... Die Anthroposophie im tiefen, böhmeschen Sinne dieses Wortes soll nichts anderes sein, als eine Offenbarung der Sophia, der Göttlichen Allweisheit, so wie sie sich im Menschen offenbart.«[15]

Man muß Nikolaj Berdjaev zubilligen, daß er nicht als Dilettant und Ankläger ohne Kenntnis der Sache als Kritiker der Theosophie und des Werkes Rudolf Steiners auftrat, wie so viele andere Vertreter der »neooffiziellen« Orthodoxie, sondern als ein einsamer Vertreter des freien Geistes, der gründlich mit den theosophischen Werken und den Arbeiten Rudolf Steiners bekannt war. Man empfindet das zum Beispiel bei der Lektüre seines umfassenden Werkes »Der Sinn des Schaffens«, in welchem der Betrachtung der Werke und Gedanken Rudolf Steiners viel Raum gewidmet wurde, in dessen Persönlichkeit der russische Philosoph einen Fortführer der Sache Jakob Böhmes, Franz Baders sieht.

Die Erscheinung Steiners in der Arena des europäischen kulturellen Denkens verbindet Berdjaev mit der Wiedergeburt von Mystik und Okkultismus, die ein Anzeichen einer tiefen Kulturkrise seien, der Unmöglichkeit, bei einem kulturellen Mittelmaß, bei den klassischen Werten stehen zu bleiben. Berdjaev zählt Rudolf Steiner zu den tiefsten Erscheinungen des Okkultismus, kritisiert aber, indem er Steiner kritisiert, eben diesen Okkultimus:

»Die okkulte Erkenntnis ist eigentlich kein aktives Denken, sondern bloß eine hellsichtige Beschreibung, ein weibliches In-Sich Aufnehmen der Dinge. Für die okkulte Wissenschaft Steiners bleibt es bis zuletzt noch unbekannt, ob der Weltprozeß einen Sinn hat und worin dieser Sinn besteht...«[16]

Neben seiner Kritik unterstreicht Berdjaev, daß der Okkultismus Steiners eine ernste und wichtige Erscheinung sei. Steiner selbst sei seiner Meinung nach kein Gelehrter, sondern ein Mystiker und Gnostiker, der mit einer okkulten Tradition verbunden sei.

Der wissenschaftliche Charakter der Anthroposophie Rudolf Steiners macht auf den russischen Philosophen eher den Eindruck eines Nachgebens dem Geiste der Zeit gegenüber oder eines taktischen Herantretens an die Menschen, die im Materialismus und Positivismus erzogen wurden.

Die geheime Gnosis ist ein Wissen und keine Wissenschaft. Und eben in diesem gnostischen Wissen zeigt sich das ganze Genie Rudolf Steiners, der im Menschen den zukünftigen Herrn des Kosmos sieht, den Schöpfer des neuen Alls, und dem die Möglichkeit dazu durch Christi Kreuzestod und Auferstehung gegeben worden ist. Diesen Verdienst Rudolf Steiners spürt Berdjaev:

»Bei Steiner wird die östliche, unpersönliche Theosophie durch ein christliches, anthroposophisches Bewußtsein eingegrenzt.« [17]

Nikolaj Berdjaevs weitere Kritik an der Anthroposophie Rudolf Steiners in seinen später folgenden Büchern (z. B. »Der Sinn der Geschichte«, »Die Philosophie des freien Geistes«, in welch letzterem dem theosophisch-anthroposophischen Problem ein ganzes Kapitel gewidmet ist) trägt nicht den Charakter einer Ablehnung der Arbeit Rudolf Steiners, sondern den eines versteckten Stolzes eines Ritter-Vasallen, der dem König gegenüber seine geistige Unabhängigkeit und Unwiederholbarkeit behauptet. Denn obschon Berdjaev Steiner vorwirft, seine Bücher seien trocken und langweilig, weiß er ganz genau, daß Steiner angesichts des Unverständnisses der Zeitgenossen der Theosophie vergangener Jahrhunderte gegenüber genötigt war, die göttliche Weisheit in einer Form auszudrücken, die dem heutigen Bewußtsein zugänglich ist.

Viele tote, festhaltende Knoten verwirrten Berdjaev und hielten ihn auf, und einer davon war die stolze Furcht des Philosophen, das geistige Wissen Steiners ganz anzunehmen. Wirklich, gleichzeitig mit der Kritik der Anthroposophie in seinem Buch »Die Philosophie des freien Geistes«, welche man in fünf Hauptargumenten wiedergeben kann:

1. Die Anthroposophie, die den Bereich der Erkenntnis auf kosmische Ereignisse lenkt, verliert die konkrete Vorstellung von Gott (im Göttlichen).
2. Indem die Anthroposophie sich mit Fragen der Evolution und

der Wiedergeburt beschäftigt, zerlegt sie die konkrete menschliche Persönlichkeit in kleine Stückchen.

3. Nachdem sie Gott und den Menschen verloren hat, hat die Anthroposophie keinen Zugang zum »Gottesmenschen« und steht damit außerhalb des Christentums, ungeachtet ihres Bekenntnisses zu Christus.
4. Seine (d. h. Christi) Fleischwerdung wird, wie in der nestorianischen Häresie, nicht anerkannt.
5. Christus verschwimmt im Christus Impuls.

übernahm Berdjaev viel von Rudolf Steiner, ohne diese Tatsache dem Leser gegenüber zu erwähnen. Zum Beispiel erfahren wir im gleichen Buch:

»Offenbarung setzt immer Prozesse der Entwicklung in der Welt und in der Menschheit, eine dynamische Bewegung des Bewußtseins von unten herauf voraus. Die nämlichen Prozesse geistiger Entwicklung vollzogen sich auch in der Heidenwelt. Auch dort bereitete sich die Menschheit durch Wandlungen der Struktur ihres Bewußtseins, durch Erweiterungen und Vertiefungen ihrer Erfahrung dazu vor, das Licht Christi, als das zentrale Ereignis im geistigen Leben der Welt, in sich aufzunehmen.« [18]

Diese Worte könnten ganz Rudolf Steiner zugeordnet werden, der dieser Frage ein ganzes Buch »Das Christentum als mystische Tatsache« gewidmet hat. Weiter finden wir bei Berdjaev das Verzeichnis der vorchristlichen Kulturen, das in gleicher Reihenfolge und mit den gleichen Charakteristiken wie bei Steiner wiedergegeben ist. Hier sehen wir, wie die Mitteilungen des geistigen Wissens für unsere Zeit wichtig sind. Nikolaj Berdjaev, der von Rudolf Steiner viel gelernt hatte, konnte dieses Wissen nicht vollständig innerlich ablehnen, weil es ihm eine Perspektive für seine weitere selbständige Arbeit gab.

Eine ausführliche und tiefe Analyse der Gedanken Berdjaevs über die Anthroposophie würde den Rahmen dieses Kapitels sprengen. Ich möchte hier die interessante und bedeutende Tatsache unterstreichen, daß Berdjaev im ganzen Laufe seines schöpferischen Lebens mit den Gedanken Rudolf Steiners eng verbunden war. Er kritisierte ständig die Anthroposophie als Wissen sowie auch als geistige Bewegung. Bedauerlicherweise beschäftigten sich die Anthroposophen mit Berdjaev nicht, sie antworteten ihm nicht, und eine Antwort hätte einen sehr fruchtbaren geistigen Impuls geben können.*

Nikolaj Berdjaev meinte, daß die Anthroposophie unfähig sei, eine kulturelle oder eine Volksbewegung zu werden. Seiner Meinung nach entspricht die Anthroposophie nur den Ansprüchen eines sehr mittleren Niveaus. War Berdjaev wohl selbst überzeugt von seiner stolzen Kritik an der Anthroposophie? Warum aber hat er sich in diesem Fall mit ihr so lange und so gründlich beschäftigt und sie nicht in Ruhe gelassen?

Auch hat sich die Gefahr nicht bewahrheitet, die Berdjaev vorausgesagt hatte, nämlich daß sich die anthroposophische Bewegung in eine geschlossene gnostische Sekte verwandeln würde mit allen Besonderheiten der sektiererischen Psychologie, mit der Abwesenheit des freien Atems der weltlichen Luft. Anthroposophie, auf jeden Fall in der deutschsprachigen Welt, ist fest in alle Gebiete des Lebens eingedrungen und überwindet erfolgreich die Konflikte mit der breiten ›göttlichen Welt‹; sie gibt sogar neue Impulse in die weitliegende asiatische Welt.

---

* Rudolf Steiner war der Name Berdjaevs nicht fremd. In einem seiner Vorträge findet sich eine detaillierte Besprechung von Berdjaevs Artikel »Die philosophische Wahrheit und die Wahrhaftigkeit der Intelligenz« (erschienen im Sammelband »Vechi« [»Wegweiser«] 1909), siehe: »Die soziale Grundforderung unserer Zeit«, GA 186. Natalja Turgeneva-Pozzo polemisierte in der russischen Emigranten-Zeitschrift »Put'« (»Der Weg«). Siehe: Natalija Turgeneva »Antwort an N. A. Berdjaev anläßlich der anthroposophischen Frage« und N. A. Berdjaev »Der Streit über die Anthroposophie« in: »Put'«, Nr. 25, Dezember 1930.

Es gibt auch einen Brief von Berdjaev an N. Turgeneva-Pozzo, in dem der Philosoph seine Einstellung zur Anthroposophie darlegt. Dieser Brief bestätigt noch einmal, daß Berdjaev tiefe Kenntnis des Werkes Rudolf Steiners besaß, aber gleichzeitig voll von Vorurteilen war. Dieser Brief befindet sich bei der Rudolf Steiner-Nachlaßverwaltung in Dornach (Schweiz).

Lev L'vovitsch Kobylinskij-Ellis.
Ein Wanderer zwischen Katholizismus und Anthroposophie

»Ich bin ein Mensch des 13. Jahrhunderts. Mein ganzes Leben lang werde ich gegen die späteren Jahrhunderte ankämpfen.«[1]
»Es gibt eine Idee, für die ich mein ganzes Leben hingebe ... Es ist die Idee des Rittertums im *geistigen* Sinne.«[2]

»Ellis wird nie vergessen werden und er ist, wie A. Belyj, unnachahmlich. Dieser erstaunliche Mensch mit seinen stechend grünen Augen, dem marmorweißen Gesicht, dem künstlich wie lackiert wirkenden Bart und den grell-roten vampirhaften Lippen, er, der die Nacht zum Tage machte und den Tag zur Nacht, er, der in einem stets dunklen Zimmer mit heruntergelassenen Storen lebte, mit Kerzen vor dem Porträt Baudelaires und später vor der Büste Dantes, hatte das Temperament eines besessenen Agitators, kreierte ungewöhnliche Mythen, Ausgeburten seiner Phantasie, und war der Schöpfer aller Art von Parodien und ein erstaunlicher Schauspieler.«[3]

So lautete eine scharfe Charakteristik dieses russischen Dichters, Kritikers und Philosophen, dessen Leben selbst unzweifelhaft als ein bedeutendes und ungewöhnliches Kunstwerk erscheint, bedeutender und ungewöhnlicher als alles, was er uns an Schriften hinterlassen hat. Diese Tatsache hatte auch A. Belyj, der ehemals ein enger Freund von Ellis war, in seinen späten Memoiren erfaßt, und zwar mit der ihm eigentümlichen, bissigen Ironie:

»All sein Talent gab er der Zungenspitze hin, sein Untalent der Federspitze.«[4]

Ein anderer enger Mitstreiter von Ellis, E. K. Metner, bestätigte A. Belyj:

»Ellis selbst ist unendlich viel bedeutender als sein poetisches Talent.«[5]

Marina Zvetaeva nannte ihn einen »Genialen Menschen«.[6]

Ellis hatte die ungewöhnliche Fähigkeit, die Leute mit seiner Person »anzustecken« und zu magnetisieren. Er war ein hervorragender Schauspieler und Imitator, seine Parodien waren außerordentlich originell, geheim-visionär und ausgefeilt. A. Belyj und ein anderer Bekannter von Ellis, Valentinov, berichten darüber:

»In herrlichen, anfallartigen Parodien mit Musikbegleitung, spielte er etwas zur Musik Passendes: Die Mutter pflegte ihm einen kinematographischen Walzer zu spielen und er stellte dar, wie nun diesen Walzer ein Menschewik, ein Sozialrevolutionär, ein Junker, ein Jude, ein Armenier, ein Jurist, Brjusov, Batjuschkov, Fürst Trubetzkoj tanzen würde und gab durch seine Bewegungen das Zittern wieder. Auch Charlie Chaplin ahmte er nach. Seine Improvisationen arteten zu einem wilden Volkstanz aus: er drehte und wand sich wie ein Derwisch.«[7]

»In einem Lustspielhaus in einer Moskauer Vorstadt, im ›Mauretanien‹ war gerade ein Tänzerpaar am Werk. Ellis, der mit den beiden gar nicht zufrieden war, sprang auf die Bühne und steigerte sich mit der Absicht, den Tänzern etwas zu zeigen, in einen einzigartigen, wilden Tanz hinein und hypnotisierte das Publikum des Kabaretts dermaßen, daß dieses ihn, dicht an die Bühne gedrängt, mit stürmischem Applaus feierte. Doch plötzlich hielt er inne, musterte das Publikum mit einem langgezogenen, verachtungsvollen Blick und rief: »Ach ihr erbärmlichen Bourgeois. Wenig braucht es, um euch zur Raserei zu bringen.«[8]

In dieser Beziehung war Ellis ein sehr eigenes Medium. Er konnte einen anderen Menschen dazu bringen, in sich zu gehen, durch seine Lippen zu sprechen. Er fiel dabei in Trance und erlitt danach einen Schwächeanfall.

In der Moskauer Periode seines Lebens, nach der Trennung von Mutter und Bruder, quartierte er sich in einem Haus am Arbat, das »Don« hieß, ein. Dieses Haus war an einem Moskauer Platz, in dessen Umgebung sich Teestuben für Kutscher befanden. Dort gab es viele Kneipen und Gasthäuser für Krämer. Die Tür seines Zimmers stand allen offen. Er war bereit, mit dem ersten besten, der auftauchte, alles zu teilen, und nahm, wenn er etwas benötigte, von seinen Bekannten, mit einem Wort: er lebte wie ein »Vögelchen des Himmels«.[9]

»In der einen Hälfte seines Gehirns stand die Büste von Karl Marx, in der anderen flammte die Gestalt Dantes mit der mystischen Rose auf.«[10] Zum Geld und zu anderem »verabscheuungswürdigem Unsinn« verhielt er sich abschätzig.

Ellis hatte ein unnachahmliches rednerisches Talent: er fühlte sich, wie Zeitgenossen berichten, im aufregenden schauspielerischen Element wohl, und er hatte eine ungewöhnliche Begabung, die Leute mit seiner Begeisterung zu »be-geistern«.[11]

Kobylinskij war sehr gebildet, er besaß die Gabe des Wortes und der Schauspielerei: die eine oder andere Rolle zu spielen und dabei zu glauben, daß die Rolle seine eigene Überzeugung sei – das gefiel in der Moskauer Salongesellschaft der Jahrhundertwende. Er war elegant, obwohl er abgetragene Kleider trug; das erklärte man mit seiner Fähigkeit, sich so zu geben, daß man auf seine Ausgaben nicht achtete. Am allerinteressantesten machte es ihn, daß er eben jene Salons »mit Schwert und Feuer« niedermachte, in die ihn die üppigen vierzigjährigen Damen lockten. Die Damen hörten ihm zu und bewirteten ihn mit Konfekten, und die Ehemänner waren liebenswürdig mit diesem Moskauer Anarchisten, blickten gleichzeitig aber düster drein.[12]

Bis zu seinem Tode blieb Ellis eine keiner anderen Persönlichkeit vergleichbare Erscheinung. Auch die Einwohner von Locarno-Monti, wo Kobylinskij-Ellis die letzten Jahre seines Lebens verbrachte, haben bis heute noch vieles zu berichten, was sich über diesen ungewöhnlichen Menschen in ihre Erinnerung eingrub.

Ellis als Marxist, Kritiker, Dichter und Literaturtheoretiker

Lev Livovitsch Kobylinskij-Ellis wurde 1874 geboren und war der außereheliche Sohn des berühmten Moskauer Pädagogen L. I. Polivanov (1838–1899), der Direktor jenes Gymnasiums war, das Andrej Belyj und der Dichter und Theoretiker des Symbolismus, Valerij Brjusov, besuchten. In seiner Jugend studierte Ellis an der Moskauer Universität Ökonomie, war Anhänger der marxistischen Theorie und war bereit, jeden umzubringen, der nicht seine Überzeugung teilte.

Ganz am Anfang des Jahrhunderts wurde es auf Initiative der russischen Marxisten Struve und Tugan-Baranovskij in vielen Moskauer Salons Mode, Referate über Marx, den Sozialismus und über Ökonomie vorzutragen. Kobylinskij hatte seine Laufbahn mit der

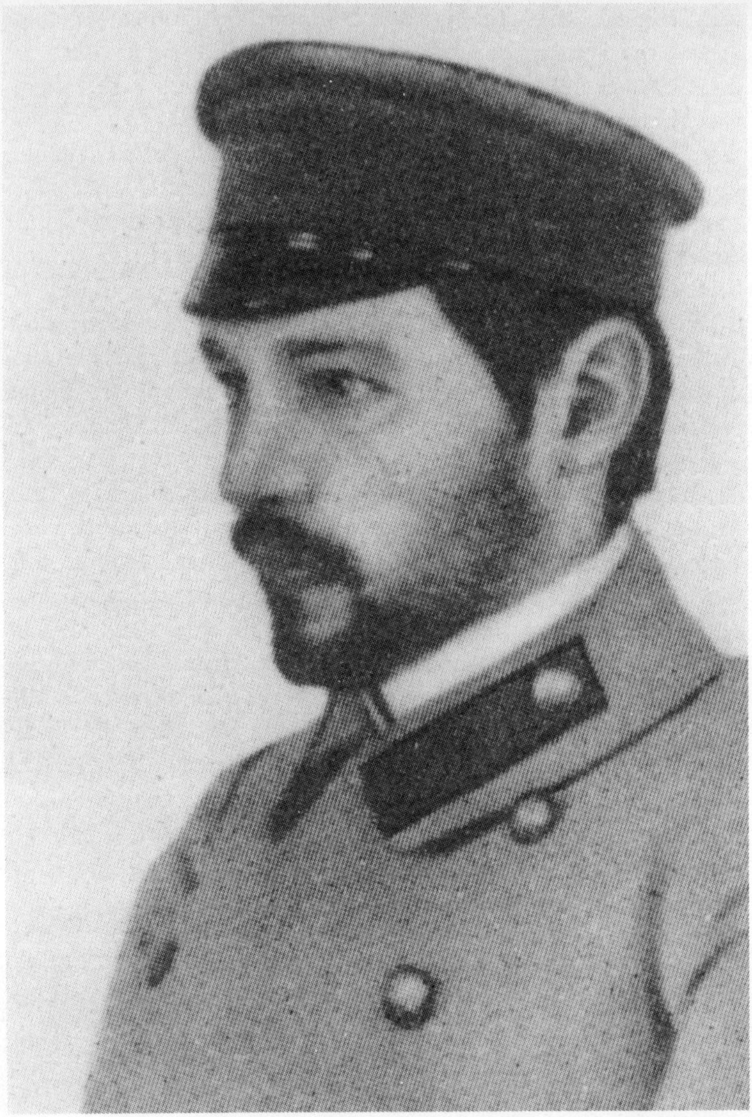

Ellis (L. L. Kobylinskij) – als Student an der Moskauer Universität.

verbissenen Lektüre des Marxschen »Kapitals« begonnen. Er organisierte dazu einen Kreis von jungen Leuten, in dem er selbst Vorträge über den Marxismus hielt. Nach der Meinung von A. Belyj war Ellis nie Marxist gewesen, denn er »betrachtete nur die Gebildetheit, die Kenntnis der Literatur über Marx und die Erfahrung seiner eigenen Lektüre des »Kapitals« als den einzig wahrhaften Marxismus.«[13] Er schloß die Moskauer Universität erfolgreich ab. Sein Professor I. Ch. Ozerov wollte Kobylinskij als talentierten Schüler an der Universität behalten. Aber eines schönen Tages verkündete Ellis, der durch die Unvorhersehbarkeit seiner Handlungen und Reaktionen alle immer verblüffte, daß er das ganze ökonomische Wissen, das ihm an der Universität vermittelt wurde, als »Mist« betrachte und daß er es weniger schätze als das kleinste Baudelaire-Gedicht.

Damals wurde Ellis zum Symbolisten und zu einem eifrigen Anhänger von Baudelaire. Zusammen mit seinem engen Freund A. Belyj und einigen anderen Geistesverwandten rief Ellis den Kreis der »Argonauten« ins Leben, in dem ein symbolistisch-allegorisches Weltbild dominierte. Ellis wurde zur Seele des Kreises – zum tonangebenden Agitator und Propagandisten. Zum Kreis der Argonauten gehörten A. Belyj, Sergej Solovjev, A. S. Petrovskij, P. I. Batjuschkov, M. A. Ertel, S. L. Kobylinskij, M. I. Sizov, H. P. Kiselev, V. O. Nilender, P. I. Astrov und noch einige andere. Das künstlerische Ideal der »Argonauten« bestand aus der Verbindung der Ideen Vl. Solovjevs mit der philosophisch-ästhetischen Lehre Schopenhauers und Nietzsches.

Die Argonauten waren eine Strömung innerhalb des Symbolismus, die die Ästhetik der Mystik und der Religion unterordnete. Die Aufgaben der Kunst formulierten sie als eine Art theurgisches Lebenskunstwerk – die Erschaffung von neuen Beziehungsformen unter den Menschen und eine geistige Umgestaltung der Menschheit.

Seinen revolutionären Radikalismus übertrug Ellis in die neue, sich ihm öffnende Welt des Symbolismus. Für ihn stellten die Symbolisten die »Jakobiner in der russischen Literatur« dar, die durch »terroristische Anschläge auf den Kopf« die russische Literatur und Poesie vor dem völligen Versinken ins Dunkel des substantiellen Verfalls befreiten. Gerade die Symbolisten waren es, so Ellis, die dem russischen Publikum die Augen für den Künstler Vrubel' geöffnet und seine Ohren für die Musik Skrjabins empfänglich gemacht haben. Der Geist einer neuen Kultur nimmt Ellis völlig ein. Er, der sich beim Studieren an seinen Stuhl festband, damit er nicht nach nächtlichen Studien des »Kapitals« auf den Tisch vornüber krachte, er, nun Symbolist, betrachtete Marx nicht mehr als einen Revolutionär. Baudelaire wurde für ihn zum bedeutendsten Revolutionär des 19. Jahrhunderts neben dem Marx, Engels und Bakunin samt ihrer Anhängerschaft bedeutungslos wurden.

Ellis zufolge verstand Marx nicht, was Gott bedeutet, und er kannte weder Gott noch den Satan. Ein Mensch aber, der diese zwei Extreme nicht fühle, der könne auch kein echter Revolutionär sein. Ellis wandte sich nicht einfach vom Marxismus ab, sondern er begann ihn zu hassen, da der Marxismus seiner Meinung nach von der Idee des Determinismus durchdrungen war; diese Idee haßte Ellis und nannte sie in Nachfolge Baudelaires »Das Heidentum der Idioten«.

Für Ellis war das Wesen der Kultur religiös. Seine Wandlung vom theoretischen Marxismus zur neuen Kultur beschrieb er mit folgenden Worten im Artikel: »Über die Aufgaben und Ziele eines Wirkens für die Kultur«: »Eine schmerzliche und fürchterliche Erfahrung haben wir durchgemacht, bevor mit uns wieder der allumfassende Geist der Kultur das Gespräch aufnahm und bevor sich unklar vor uns die gigantischen Umrisse einer neuen universalen Synthese abzeichneten. Wir haben unsere mühselige Heilung mit dem Kritizismus Kants, dem Pessimismus Schopenhauers, dem Immoralismus Nietzsches und dem Dämonismus Baudelaires errungen. Der Preis dieser Heilung war hoch: jedes bißchen an Offenbarung bezahlten wir mit Wahnsinn und Selbstaufgabe. Diese Namen standen und werden immer als Fegefeuer der Seele unserer Kultur dastehen, als schrecklicher Ort des Leidens, das jedoch unbedingt notwendig war, um uns aus der Hölle des Materialismus herauszuführen.«[14]

In den Jahren 1904–1910 nahm Ellis aktiv an der russischen literarischen Szene teil. Er begann mit einer umfassenden übersetzerischen Tätigkeit und gab eine Reihe von Übertragungen der französischen Symbolisten heraus. Er wurde Mitarbeiter von A. Belyj bei der symbolistischen Zeitschrift »Vesy« (Die Waage), für die er eine

Reihe von Aufsätzen schrieb, in welchen er die Position des »strengen«, klassischen Symbolismus von Baudelaire und Nietzsche einnahm. Im Jahre 1909 wurde Ellis zu einem Gründungsmitglied des Verlagshauses »Musaget«, dessen ideele Grundlage der Symbolismus als »Kultur« darstellte.

In diesem Lebensabschnitt wandte sich Ellis vom Journalismus ab und widmete seine Zeit der Erforschung und dem Verständnis des Symbolismus als eines neuen Weltgefühls und Weltbildes.

1910 gab er ein Buch mit dem Titel »Russische Symbolisten« heraus, das von Balmont, Brjusov und Belyj handelte. In einem umfangreichen Vorwort wies er auf die Krise des Symbolismus als neue Kultur, die durch die Vorherrschaft des l'art pour l'art im Symbolismus hervorgerufen wurde, hin.

Der Beitrag des Symbolismus bestand nach Ellis darin, daß er eine unendlich feine, mannigfaltige und präzise Form für das Auftauchen aller geistigen Fragen, Suchen und Bewußtseinswandlungen der Menschheit bereitstellt und man diese Form, ohne zu übertreiben, gleichzeitig als Seh-, Tast- und Gehörsinn und auch sogar als Gewissen der Seele jener Zeit, in der Ellis lebte, bezeichnen könne. Deshalb würde der Symbolismus nicht untergehen. Ellis sah den Ausweg aus der entstandenen Krise nur in Richtung einer »strengen und konsequenten Unterordnung aller künstlerischen Aufgaben und Formen unter den freien Geist der einzigen noch lebendigen Religion, dem Christentum«.[15] In Ellis Leben begann ein neuer Abschnitt – die Erhöhung und Anbetung des Mittelalters. Er begann sämtliche neuen Errungenschaften der bürgerlichen Zivilisation zu verachten und sein neues Ideal im Christentum des Mittelalters zu sehen.

Diese Verehrung des mittelalterlichen Christentums fand ihren Ausdruck in fast allen folgenden Büchern von Ellis, so z. B. in den Gedichtsammlungen »Stigmata« (Moskau 1911) und »Argo« (Moskau 1914). Zu seinem Ideal wurde genauer genommen das 13. Jahrhundert, denn gerade in jener Zeit geschah das tiefgreifende Auseinanderfallen von Religion und Kultur und die Entfernung des Menschen von Gott. Als Beweis für all das diente Ellis der Sturz des Papsttums, der völlige Fehlschlag der Kreuzzüge, die Schrecken der Häresie und der Niedergang des Rittertums. In Dante sah er den Propheten dieses Sturzes, der in seinen Werken die vor Angst und

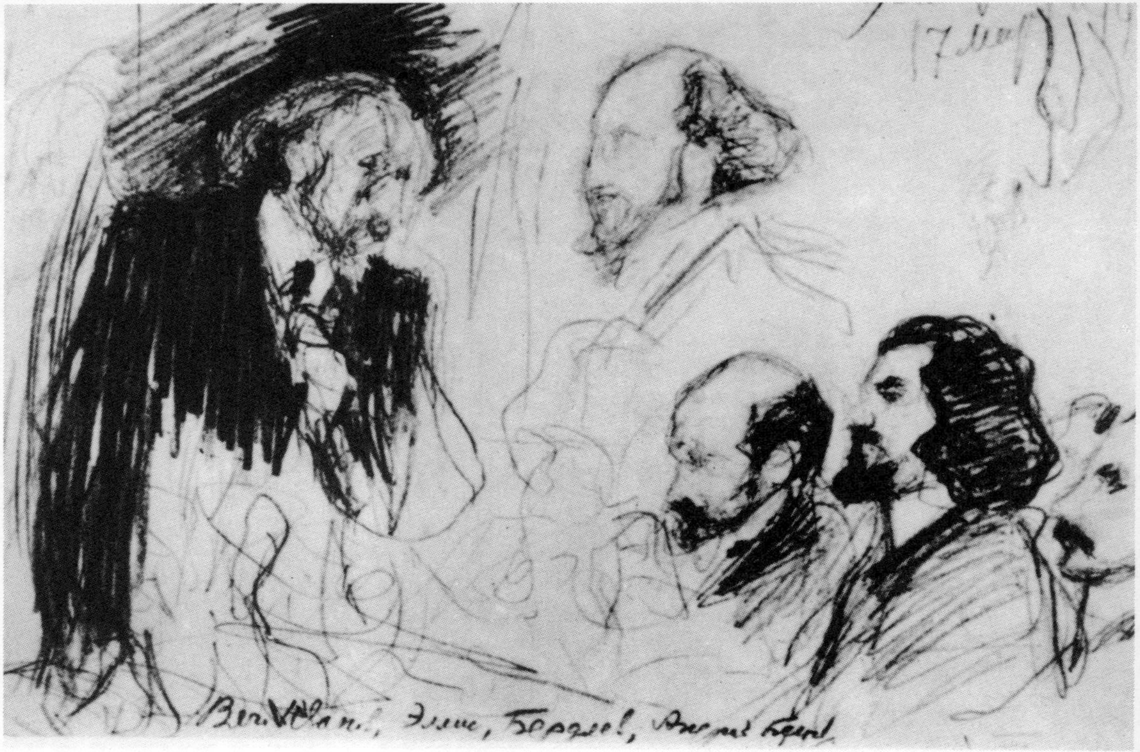

Vjatscheslav Ivanov, Leo L. Kobylinskij-Ellis, Nikolaj Berdjaev, A. Belyj.

Zeichnung von Leonid Pasternak 1910.

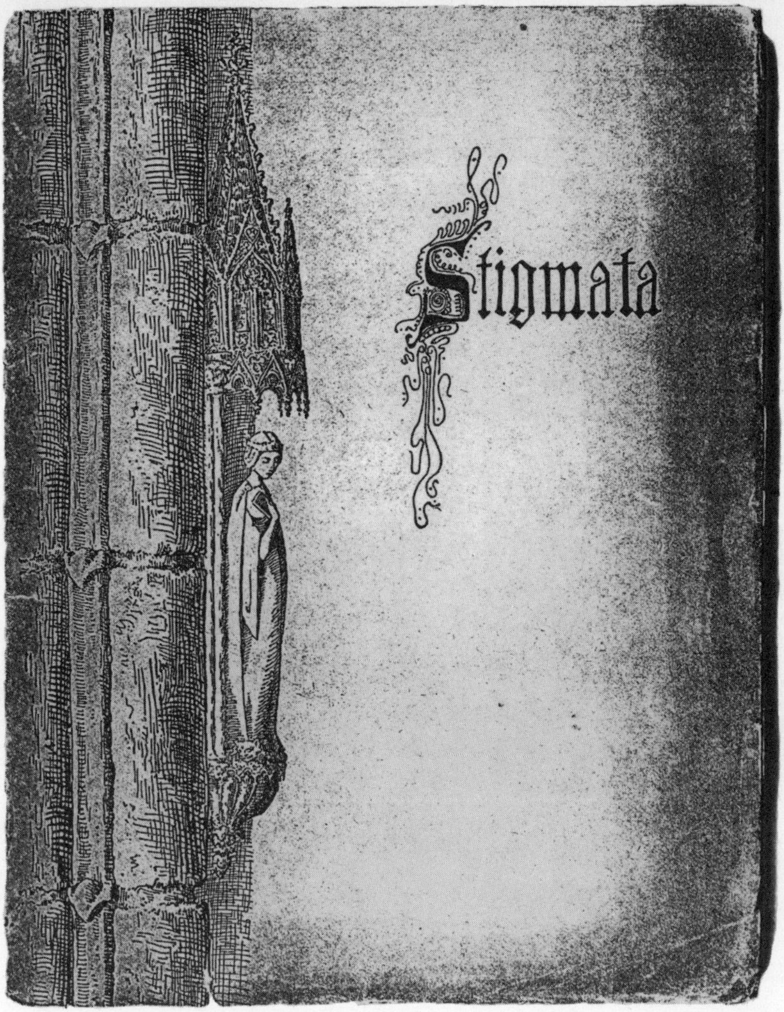

Assja Turgeneva, Umsetzung zu Ellis' Gedichtband »Stigmata«, Moskau 1911.

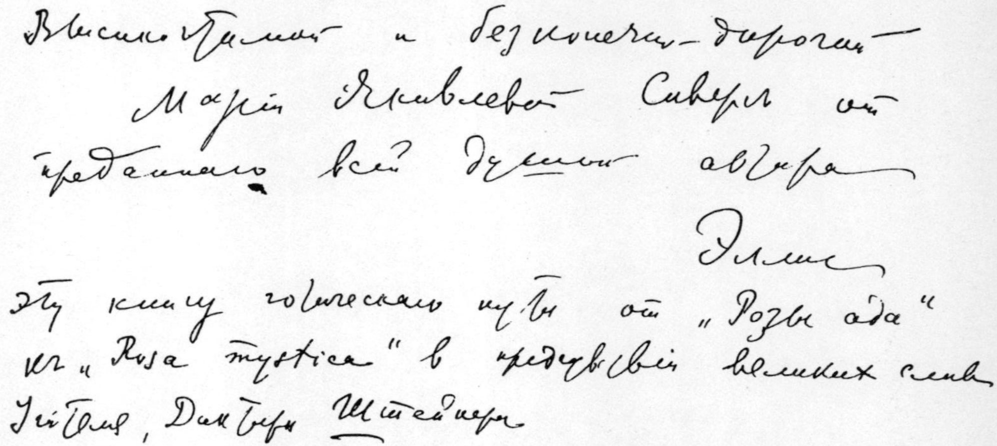

Handschriftliche Widmung Ellis' in dem Marie Steiner-von Sivers überreichten Exemplar des Gedichtbandes »Stigmata«:

»Der sehr verehrten und unendlich teueren Marija Jakovlevna Sivers von dem mit ganzer Seele ergebenen Autor

Ellis

dieses Buch des heldenhaften Weges von der ›Rose der Hölle‹ zur ›Rosa mystica‹, in Vorahnung der großen Worte des Lehrers, Doktor Steiners«.

Verzweiflung fast rasende damalige Epoche wie in einer Beichte zu Worte kommen ließ.

In der Zeit des ersten Weltkriegs verlor Ellis die Verbindung zu Rußland, ging zum Katholizismus über und wurde, wie gewissen Angaben zu entnehmen ist, Jesuit.

Er machte Bekanntschaft mit der religiös-mystisch eingestellten Frau J. v. d. Meulen († 1959), der Autorin des vierbändigen Werkes »Intermediarius«, und verbrachte einen großen Teil seines restlichen Lebens in ihrem Hause »Casa Fioretti« in Locarno-Monti (Schweiz). Dort starb er auch am 17. 11. 1947. Im Totenbuch von Locarno steht: »Anno Dom. 1947. die 17. novembris, Kobylinskij-Ellis Leo. sanctis Sacramentis riti munitus animum Deo reddidit et die 18. in Coemet Locarni sepultus est.«

Über das Leben von Kobylinskij von 1914 bis zu seinem Tode wissen wir sehr wenig. In der Zeit des Ersten Weltkriegs ging er nach Italien und dann in die Schweiz. In den Zwanziger Jahren gab er die deutsche Übersetzung der Werke von Vl. Solovjev mit eigenen Erklärungen sowie Kommentare zum Buch von J. v. d. Meulen »Intermediarius« heraus. In der Zeit darauf brach er teilweise mit dem Katholizismus und widmete sich der Erforschung der russischen Literatur vom Anfang des 18. Jahrhunderts. Anfang der dreißiger Jahre erschien sein Buch über V. A. Schukovskij, das den Anfang für eine breitangelegte Erforschung der russischen Poesie im Goldenen Zeitalter legte. Diese Arbeit war Vl. Solovjev gewidmet, den Ellis bis ans Ende seines Lebens als religiösen Führer und Weisheitslehrer, wie auch als hervorragenden Dichter und tiefsinnigen Kenner der russischen Literatur achtete.

In einem Formular des »Walter Verlages« wurde Kobylinskij als Autor des Buches »Puschkin: der religiöse Genius Rußlands« unter der Rubrik »katholisch oder neutral« als neutral eingestuft. Dieses Buch über Puschkin erschien erst als zweites seiner Reihe über die russische Literatur des 18./19. Jahrhunderts, posthum. In ihm stellt Kobylinskij Puschkin in seiner Bedeutung auf die gleiche Stufe mit Peter dem Großen und Seraphim von Savov. Zwischen Ellis-dem Symbolisten und Ellis-dem Autor des Puschkin Buches bestand unzweifelhaft eine große Diskrepanz. Über Baudelaire, Brjusov, Belyj steht in diesem Buch kein Wort, dafür blieb Ellis wie gesagt seinem Lehrer Vl. Solovjev bis ans Ende treu:

»Ebenso wie der größte Nationaldichter Puschkin den *Geist der Universalität* der russischen Literatur einpflanzte, impfte der größte russische Denker W. Solowjew uns den *Geist der Ökumenizität* ein. Das sind aber zwei Pfeiler unserer Einheit mit Westeuropa, die sicheren Grundlagen unseres eigenen Osteuropäertums.« [16]

Ellis und Rudolf Steiner

Bei Ellis, einer luziferischen Natur, traten alle Ereignisse immer »mit einem Schlag« ein; und jedesmal überschlug er sich, niemals kam er am Ziel seiner Sprünge an; der erste »Schlag«: von der Schulbank zu Karl Marx; er vertiefte sich in das Studium des »Kapitals«, wobei er sich nachts am Sessel festbinden ließ, um nicht vor Müdigkeit mit dem Kopf vornüber auf den Tisch zu fallen; das Resultat: der »Um-Schlag« zu... Baudelaire und Symbolismus, wo er »mit einem Schlag« »Kadaver« und »Himmelsrose« als Hälften des Lebens plausibel machen wollte; von Baudelaire ging er zu Dante und zur Interpretation »theosophischer Abgründe«, das heißt, Dante diente als Umschlagspunkt: von Dante zu Steiner: im Jahre 1911 brach er nach Deutschland auf, ohne Geld, ohne Sprachkenntnisse, ohne Erfahrung; nach kurzem Aufenthalt bei Freunden in Berlin, die ihn betreuten und in jeder Hinsicht bemutterten, ist dieser »Superrusse« ein »Superdeutscher« geworden und macht es sich in der ersten Reihe des behaglichen Vortragsraumes des Berliner Zweiges in der Geisburgerstraße bequem.[17]

So charakterisierte Andrej Belyj die Annäherung Ellis' an Rudolf Steiner. Kobylinskij wurde eigentlich mit den Werken Rudolf Steiners im Jahre 1910 in Moskau vertraut, worauf ihn wieder ein Anfall von Fanatismus packte. Er schrieb einen Brief an Steiner, dessen Inhalt unverkennbar das Gepräge von Ellis Persönlichkeit zeigt und der hier deshalb lückenlos zitiert wird.

»Hochverehrter und unendlich geliebter Meister!

Ich sehe es als meine Pflicht und als meinen innigsten Wunsch an, Ihnen zu schreiben, obwohl ich Sie persönlich noch nicht kenne und nur zufällig und teilweise die Möglichkeit gehabt habe, das, was von ihnen gesagt und geschrieben wurde, kennenzulernen. Ich sage das, weil ich fühle, daß ich Ihnen in diesen meinen unzusammenhängenden, aber ehrlichen Worten nichts vorenthalten kann.

Über mich möchte ich Folgendes sagen. Einige Ihrer Worte, die ich über jene vernommen habe, die Sie lieben (A. V. Sabaschnikov, A. R. Minzlova, K. P. Christoforova) haben mich den Weg zu Christus wiederfinden lassen. Das ist doch etwas Unvergleichliches? Nur einige Funken, die von dem Scheiterhaufen, der in Ihrer Brust lodert, zu mir fielen, bewirkten in mir in zwei, drei Monaten das, was all meine großartigen und ernsthaften Bemühungen auf den Gebieten der Lyrik, der Philosophie und der Mystik nicht bewirken konnten und was auch der persönliche Einfluß auf mich von denjenigen zeitgenössischen Mystikern und Predigern, die die kommende Erneuerung voraussahen, nicht bewirken konnte, obwohl ich sie als die bedeutendsten von allen betrachte (D. Mereschkovskij, A. Belyj, in der Vergangenheit Dostojevskij und sogar Vl. Solovjev). Ihre feurigen und weisen Worte machten mich betroffen, und ich wartete auf eine Gelegenheit um... unerfahren und unvorbereitet und früher für Ideen eintretend, die dem so fernstehen, was Sie lehren. Nachdem ich die Revolution, die letzten Formen der symbolistischen Bewegung und die neochristlichen Lehren der russischen Mystiker durchlebt hatte, gab ich mich voll und ganz der abgründigsten und verderblichsten Lehre von allen hin, ich wurde ein Verehrer, Übersetzer und Vertreter der Theorie und der poetischen Werke von Ch. Baudelaire. Niemand außer Ihnen war imstande, mir die Schrecklichkeit meines Zustandes bewußt zu machen. Keine anderen Worte außer dem einen, das das Verborgene und Lebendige erkennt, hätten mich dazu gebracht, meinen eingeschlagenen Weg zu verlassen und mich der unermeßlichen Verantwortung für die, die ich auf meinen Weg mitgerissen, zu stellen.

Wenn alle einfachen Worte zu Christus lügen, wenn alle Mittelwege verschlossen sind – dann ist der Weg der Zerstörung sämtlicher Grundlagen und die Verkündung des Dämonismus unumgänglich. Nur Ihre Worte in all dem Chaos von Verfälschungen und Sinnlosigkeit, das sich derzeit in Rußland als Theosophie und

›Okkultismus‹ ausgibt, und die Worte Ihrer Schüler, die sich auf Sie beziehen, haben mich gleich von Anfang an dazu bewogen, mich dem hinzugeben, was ich die ganze Zeit nicht verstanden hatte.

Nur schon der bloße Eindruck, den Ihr Porträt auf mich ausübte, bewirkte, daß ich in mir etwas Einmaliges und Unfaßbares fühlte und daß ich mich öffentlich und ein für allemal von dem Kult jener Ideen lossagte, mit denen ich aufgewachsen war, 7 Jahre meines Lebens verbrachte, für die ich litt und zu denen ich nie wieder zurückkehren werde.

Ich schreibe Ihnen deshalb in allen Einzelheiten über mich, damit Sie selbst über die Kraft des indirekten Einflußes Ihrer Worte urteilen können und damit Sie sehen, wie wir in diesem Moment in Rußland, das Sie so lieben, nach Luft ringen und leiden. Jemand, der einen gewissen Weg gegangen ist und der das Neue ahnt, kann diesen neuen Weg nicht ohne die Unterstützung eines solchen Lehrers, wie Sie es sind, gehen. Sie müssen wissen, daß man sehnlichst auf Sie wartet in Rußland, daß Ihr Name nicht nur für mich heilig geworden ist, daß wir alle die Unsterblichkeit Ihres aufopfernden Einsatzes fühlen und in jedem Ihrer Worte eine Heldentat sehen; daß wir, ganz in Erwartung von Ihnen, alle unsere Kräfte darauf konzentrieren, möglichst gut Ihre Worte zu kennen und zu verstehen. Es fällt uns schwer, in Rußland zu leben, das sich vielleicht noch nie in einer solch schrecklichen und ausweglosen Situation befand.

Unser Leben ist schon seit 5 Jahren geprägt von Galgen, Spelunken, Pornographie, von der Niedertracht der Presse, von Zerrissenheit und Bruderzwist. Unser Krieg und die Revolution haben uns alle zusammen und jeden einzelnen tief erschüttert. Zum erstenmal in der Geschichte entstand aus einer solchen Erschütterung nichts Großes. Wir gehen unter und wissen es!

Aber jene, die Ihre Stimme vernommen haben und die Ihre Anwesenheit fühlen, haben die Möglichkeit einer letzten Hoffnung erhalten.

Ergebenst küsse ich Ihre Hand
Ellis«[18]

Bald nach diesem Brief begibt sich Ellis nach Deutschland, nach Karlsruhe, um persönlich an einem Zyklus von Rudolf Steiner teilzunehmen. Zur Teilnahme am Zyklus war es für Kobylinskij unbedingt notwendig, ein Empfehlungsschreiben eines Mitglieds der Anthroposophischen Gesellschaft zu haben. Er bat M. Voloschina-S. darum, die dieses Ereignis mit folgenden Worten beschreibt:

»Als ich ihn am Tage meiner Ankunft in Karlsruhe vor der Hauptpost im strömenden Regen stehen sah, in seinen großen Galoschen, ahnte ich, was mir bevorstand. Und richtig, er bat um Bürgschaft für ihn, damit er als Mitglied in die ›Anthroposophische Gesellschaft‹ aufgenommen werden könne. An dem Vortragszyklus, zu dem er kam, konnten nur Mitglieder teilnehmen. Ich wußte, daß er sein ganzes Geld für diese Reise ausgegeben hatte. Wie konnte ich aber für ihn bürgen, ich kannte doch seine Art zur Genüge. Ich ging etwas früher zum Vortragslokal und erklärte Rudolf Steiner die Lage. ›Sie können die Empfehlung ruhig unterschreiben‹, sagte er, ›ich nehme die Verantwortung auf mich.‹« [19]

Nachdem Ellis am Zyklus in Karlsruhe teilgenommen hatte, kehrte er nach Moskau zurück und begann, aktiv mit der Propagierung der Anthroposophie, in der er, nach Meinung von M. Voloschina, ein Dogma sah und somit ihren Wesenskern nicht verstand. Diese Propaganda war dermaßen aktiv, daß einige Moskauer Anthroposophen Rudolf Steiner über M. Voloschina baten, er möge seinen Einfluß auf Ellis geltend machen und seine Begeisterung zügeln, worauf Rudolf Steiner mit einem Lächeln antwortete:

»Ellis muß sprechen. Wenn man ihn ins Gefängnis einsperren oder ihm wie Papageno ein Schlößchen an die Lippen hängen würde, fände er doch eine Möglichkeit zu reden.« [20]

Bald kam Ellis wieder nach Deutschland, um an den Zyklen von Rudolf Steiner teilzunehmen. Ellis fühlte sich als der auserwählte Schüler von Rudolf Steiner und sprühte nur so vor vulkanischer Liebe für seinen neuen Lehrer. Seine Liebe nahm, wie alles bei ihm, entsetzliche Formen an. Rudolf Steiner wurde zu einer Wiederverkörperung Zarathustras. Ellis steigerte sich in Haß und Verachtung hinein gegen alle, die des Doktors unwürdig waren. Aus den Erinnerungen von A. Turgeneva geht hervor, daß Ellis Rudolf Steiner tatsächlich und in allen Ehren als Jesuiten betrachtete, dessen Person, aber auch seine Vorträge, ihn zu Gedichten inspirierten, die hier in ihrer Ganzheit wiedergegeben werden. Es sind zwei Gedichte, die besonders anschaulich zeigen, wie Ellis Rudolf Steiner verstand.

Schweigen

anläßlich des Weihnachtsvortrags von Dr. Rudolf Steiner in Hannover im Jahre 1911

»Den Tod gibt es nicht«, sprach er ganz durchgeistigt
wie im Tempel so ward im Saale Ruh,
Unter uns, die wir lauschten andächtig
fielen zwei Kinderaugen schläfrig zu.

Und er sprachs-da, wie mit einem Befehle,
Unsagbares wird zum erhabnen Raume,
neigt zum Mutterschoß sich des Kindes Seele:
Beatrice war in süßem Traume.

Er verstummt' und so alles, was um ihn war;
geboren ward das Wort aus dem Schweigen
und mit Schweigen trat ein ganz furchtbar
des Nichtwissens Stille, des heilgen.

Gebet. Nach einem Vortrag des Doktors

Im Namen aller Ertrunkenen und Verbrannten,
Im Namen jener, die verachteten das irdische Vermächtnis,
Im Namen jener, die dem unbefleckten Stern blind vertrauten,
Wie Kinder sich an ihn schmiegten, im Namen Marias!

Im Namen jener, die liebten, unendlich und ohne Sorgen,
Für jene, die in der Hölle an die goldenen Tore gedacht,
Und jene, denen in schrecklichem Dienste man nahm ihr morgen,
Für jene, die um völlige Vergebung Maria anflehten in der Nacht!

Ich bete für alle, die unter Schmerzen geboren,
Und in die Rüstung stiegen zur Ehre der Jungfrau Maria
Für alle jene, die ihre Beatrice verloren

Und alle Untröstlichen! Im Namen Marias!

Für all jene, die Blutige Tränen vergossen
Und jene, die Wachfeuer entflammten
Und die armen Irren, für deren Auge keine Rose gesprossen
Für sie bete ich um Vergebung im Namen Marias.[21]

Zu jener Zeit hatte Ellis schon die Ideale der katholischen Kirche in sich aufgenommen, er begann Rudolf Steiner vorzuwerfen, daß dieser seinen Leuten zu viel Freiheit gebe und daß er nicht mehr Gehorsam von ihnen fordere. Nach einem Vortrag sagte Rudolf Steiner scherzend zu Ellis: »Und Sie, Herr Ellis, Sie sind ein Rebell«, worauf Ellis antwortete: »O nein, Herr Doktor, ich bleibe Ihr treuer Ritter« und auf die Menschen im Saale zeigend, sagte er: »Diese aber, diese müßte man alle verbrennen.«[22]

Rudolf Steiner hatte viel Zeit und Kraft für Ellis aufgewendet, und er antwortete ihm auf alle seine inneren Zweifel in einem eigens von Ellis zu diesem Zweck geführten schwarzen Buch. Auch mit Geld half Rudolf Steiner Ellis aus, und auf seine Bitte hin übernahm Frau Pollmann-Moy die Sorge um Ellis' verstörte und verwirrte Seele. Bei ihr lebte er 1912 in München am Starnberger See. 1913 geschah dann die Wandlung in Ellis Verehrung für Rudolf Steiner. In einem Brief an A. Turgeneva und A. Belyj, in dem er den Doktor als Tanzmeister bezeichnete, verkündete er, daß er aus der anthroposophischen Bewegung austreten und sich von R. Steiner loslösen werde. Den Grund für den Bruch mit Steiner erklärte Ellis folgendermaßen:

»Wir bekamen einen Brief von Ellis, der uns meldete, daß er aus der Anthroposophischen Gesellschaft austrete und sich von Dr. Steiner trenne. Nicht zu gering hätte dieser die Rolle von Luzifer in der Weltentwicklung eingeschätzt, wie er *ihm* früher vorgeworfen hatte – im Gegenteil, sein Fehler sei, dem Luzifer überhaupt eine Rolle zuzuschreiben, und jetzt begebe er, Ellis, da er dies erkannt habe, sich in den Schutz der heiligen Jungfrau im Schoße der katholischen Kirche. Von ihr erwarte er seine Rettung.«[23]

Nach den Worten von M. Voloschina, aber auch nach Assja Turgeneva, stellt das Werk von Ellis »Vigilemus« eine scharfe Kritik an Steiner dar, voller direkter Angriffe auf ihn.[24] Diese Aussagen entsprechen nur zum Teil der Realität. Das Leben in der Anthroposophie und der enge persönliche Umgang mit Rudolf Steiner hatten ihre Spuren bei Ellis hinterlassen. Sie gaben ihm einen starken inneren Impuls, sich selbst kennenzulernen und auch die kulturelle Umgebung kennenzulernen und einzuordnen.

Das Traktat »Vigilemus« zieht Bilanz über seine weltanschauliche Entwicklung, und man spürt in ihm eine bestimmte Enttäuschung über die Anthroposophie Rudolf Steiners und ein Zurückkehren zu den früheren Idealen des mittelalterlichen Katholizismus. Ellis selbst unterstreicht im Vorwort, daß es sich bei diesem Traktat nicht um eine Polemik handele, sondern um eine kompromierte Darstellung des Credos des Autors. Das Traktat wurde 1913 in Deutschland geschrieben, d.h. gleich nach der konsequenten und intensiven Beschäftigung mit der Anthroposophie und nach einer Zeit des engen Kontaktes mit Rudolf Steiner. Das Traktat wurde im Verlag »Musaget« im Jahre 1914 herausgegeben. In dieser Broschüre hatten Rudolf Steiner und die Anthroposophie ihren bestimmten Platz. Der Autor nahm zu beiden eine wohlwollende Haltung ein, konnte sich aber nicht mit der Gesamtheit ihrer Ideen und Werke einverstanden erklären.

Was brachte Ellis von Rudolf Steiner und seiner Lehre ab? Das Buch »Vigilemus« zeigt klar, daß der Unterschied der Weltanschauungen von Ellis und der Anthroposophie Rudolf Steiners vor allem in der Auffassung des Christentums lag. Schon im Vorwort wirft Ellis Rudolf Steiner vor, daß er die grundlegenden Ideen des Christentums verdrehe, daß er sie verschleiere; für Ellis sind sie elementar und bedürfen nur der Nachahmung und Wiederholung.

Kobylinskij sieht den religiös-christlichen Weg in der direkten Nachahmung von Christus: dies sei die grundlegende Idee des Christentums. Darüber schweige die Anthroposophie, so Ellis, oder sie sage nur wenig darüber aus und suche eine andere Grundlegung des Christentums an den grundlegenden Worten des Erlösers vorbei. Die Anthroposophie suche die Grundlagen des Chri-

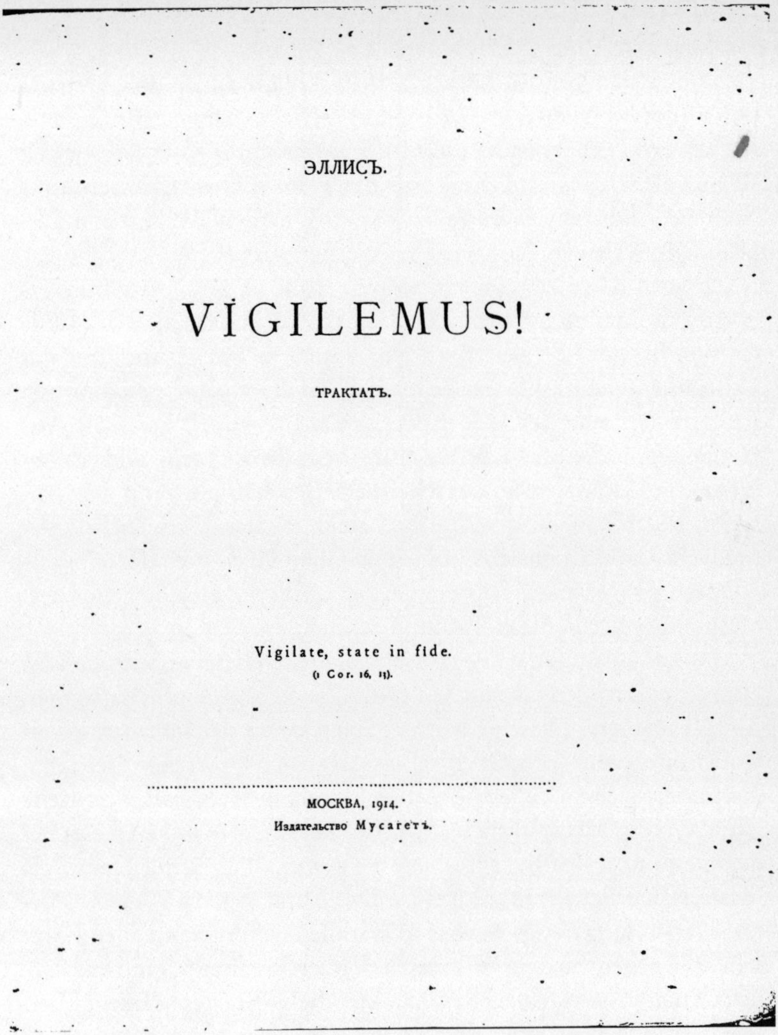

ЭЛЛИСЪ.

VIGILEMUS!

ТРАКТАТЪ.

Vigilate, state in fide.
(1 Cor. 16, 13).

МОСКВА, 1914.
Издательство Мусагетъ.

Titelseite von Kobylinskijs Traktat »Vigilemus!«, Moskau 1914.

stentums in der »alten Weisheit« der vorchristlichen Mysterien. Zur Untermauerung seiner Meinung zitiert Ellis Steiner:

»Um die Sehkraft für dieses Verhältnis ganz zu lähmen, verband sich mit Platonismus das Christentum. Dieses religiöse Bekenntnis mit seinem Jenseitsglauben und seiner Verachtung der Sinnenwelt ist nur eine volkstümliche Form des Platonismus. Es macht eine nach menschlichem Bilde gedachte persönliche Wesenheit zum Urheber der Welt.«[24]

Obwohl Rudolf Steiner in seinem Buch »Das Christentum als mystische Tatsache« * bemerkt, daß nach der Inkarnation des Wortes sich das große Mysterium zur Annahme des Mysteriums des Gottesmenschentums wandelte, d.h., daß es zum persönlichen Aufsich-Nehmen des Leidensweges Christi wurde, kann die Anthroposophie für Ellis kein Weg für einen Christen sein, und er sieht in ihr eine distanziert wissenschaftliche Beschäftigung mit dem geistigen Menschen. In dem Aufbau einer solchen Wissenschaft des Menschen, die als das abschließende Glied im System der Wissenschaften vom Menschen erscheint, sieht Ellis das grundlegende und beispiellose Verdienst von Rudolf Steiner:

»Besonders muß man hinweisen auf die ›Geheimwissenschaft im Umriß‹ des wissenschaftlichen Okkultisten und Anthroposophen Rudolf Steiners. Diese Arbeit des Begründers der internationalen ›Anthroposophischen Gesellschaft‹ setzt sich so strenge Grenzen, distanziert sich so außerordentlich klar methodologisch von Religion, Mystik, Metaphysik und Magie, daß einem nichts Besseres bei der Definition des Begriffes selbst zu wünschen übrig bleibt, als ›wissenschaftlicher Okkultismus‹. Der Autor sagt im Vorwort, daß ›die Darstellung dieses Buches in Wirklichkeit doch mit allen Fortschritten gegenwärtiger Wissenschaft übereinstimmt‹. Und tatsächlich ist der wissenschaftliche Charakter dieses Buches unbestreitbar. Die Methode Steiners in allen seinen Werken, welche in ihrer Zahl die ganze Bibliothek füllen könnten, ist eine streng erkenntnistheoretische, allseitig-experimentelle; sie strebt einem Objektivismus und unbegrenzten Monismus zu, den vor ihm niemand so absolut vertrat. In den Werken Steiners wurde der moderne Okkultis-

* 2. Aufl., Leipzig, Max Altmann, 1910, S. 162/169.

mus zum ersten Mal zu einer endgültigen Wissenschaft, er wurde zur Vollendung des ganzen Gebäudes des modernen Evolutionismus. In der Dunkelheit des heutigen westlichen Materialismus dienen die Werke Steiners als mächtiger Hebel für das Erwachen der Idee des jenseitigen Seins.«[26]

Nach Ellis muß die Anthroposophie als Wissenschaft den Bereich der Religion frei lassen, sowie auch zu großen Teilen den Bereich des Glaubens. Deshalb sieht Ellis in Rudolf Steiner keinen neuen christlichen Lehrer, sondern bloß einen hervorragenden Gelehrten, der dank seiner Hellsichtigkeit konsequent in seinen Werken eine Arbeit von ungemeiner kultureller Wichtigkeit fortführt und der in unparteiischer Weise wissenschaftlich erarbeitetes Wissen über die Geheimnisse des geistigen Menschen weitergibt. Ellis jedoch, ein Kind des russischen Symbolismus, ist nicht auf Wissenschaftlichkeit und wissenschaftliche Trockenheit aus, sondern er sucht die geistige Wahrheit, die seiner Meinung nach vielmehr in den phantastischen und legendenhaften Visionen der Symbolisten zu finden ist und nicht in der prätentiösen Reife der Bewohner des alten Lemurien.

Ellis, der sich selbst als Rückkehrer zu den segensreichen Ursprüngen des mittelalterlichen Christentums sieht, kritisiert aus der Position des Christen die Statuten der Anthroposophischen Gesellschaft:

»Wenden wir uns an das offizielle Programm der Anthroposophischen Gesellschaft und an seine Statuten ›Entwurf der Grundsätze einer Anthroposophischen Gesellschaft‹, so finden wir zu unserem Bedauern keine genaue Bestimmung der Ideen und Ziele der Anthroposophie. Einerseits verfolgt diese Gesellschaft (ihren Statuten nach) rein wissenschaftliche Ziele, und sie definiert die Anthroposophie als eine Anthropologie höherer Stufe: ›geistige Erkenntnisziele... wie irgendeine andere Wissenschaft‹, ›Verbreitung echter Geisteswissenschaft‹; die Statuten der Gesellschaft machen eine deutliche Grenze zwischen religiösen und wissenschaftlichen Zielen: ›die Erforschung des Christus-Impulses durch die Geistesforschung ihre Pflege findet... nicht im Sinne eines religiösen Bekenntnisses‹, aber ›auf eine Art, wie sie jeder Anhänger eines Religionsbekenntnisses annehmen kann, nicht etwa nur der christliche Bekenner‹, in dem sie erklären, daß der Gesellschaft ›jede religiöse

Propaganda ganz fern liegt‹. Andererseits findet man in den selben Statuten auch genau das Gegenteil, das die ganze Unparteilichkeit, Wissenschaftlichkeit und Objektivität vernichtet: ›Sie wird aber auch eine solche (religiöse Propaganda) niemals bekämpfen‹, dabei wird am Anfang der Statuten von den Mitgliedern ›brüderliches Zusammenwirken‹ gefordert. Die absolute Unvereinbarkeit zwischen dem brüderlichen Zusammenwirken, dem wissenschaftlichen Objektivismus und der freien religiösen Propaganda ohne jegliche Einschränkung ist offensichtlich. Wegen dieser Unvereinbarkeit wird die Gesellschaft gleichzeitig in eine intime Bruderschaft, in eine Gesamtheit der kämpfenden Sekten und in eine Akademie verwandelt. Die Erforschung des ›Christus Impulses‹ ist natürlich auch für einen Nicht-Christen möglich; aber das gleichzeitige ›brüderliche‹ Studium des letzteren von einem Chinesen, der in gleicher Zeit frei das Konfuzianertum propagiert, von einem Katholiken, welcher die exercitia nach dem Heiligen Ignatius praktiziert, von einem Brahmanen, der mit den Veden betet und wiederum frei seinen Glauben propagiert, und dazu sagen wir von einem Albigoreer, der den Christus Impuls vom Lucifer-Impuls nicht unterscheiden kann, können wir uns nur als babylonische Verwirrung vorstellen. Natürlich muß Letzteres nicht unbedingt geschehen, sondern nur unter der Bedingung der faktischen Diktatur der Mehrheit, was wiederum in einer wissenschaftlichen Gesellschaft nicht möglich ist. Auf jeden Fall ist der Inhalt der Anthroposophie in den Statuten nicht genau definiert.

Warten wir ab, was das Leben dazu sagt!«[27]

»Vigilemus« unterstreicht, wie auch die folgenden Bücher von Ellis das Faktum, daß er trotz seines Lebens mit der Anthroposophie (1910–1913) der wissenschaftsfremde und eigenartige Symbolist geblieben ist. Er wurde in seiner Hoffnung auf eine Vermittlung zwischen dem Symbolismus und dem Okkultismus enttäuscht,[28] die zukünftige Entwicklung des Symbolismus ist nach dem Autor des »Vigilemus« in der Verwandlung des Letzteren in eine christliche Kunst zu sehen, der Symbolismus müsse also mit der Weltanschauung des 13. Jahrhunderts verschmelzen.

Maximilian Voloschin – Berührung mit der Anthroposophie

»So seltsam, frei und einfach
wurde mir der Sinn des Seins klar,
das im Samen verborgene ›Ich‹,
und das Geheimnis des Blühens und Wachsens.
In Pflanze und Stein – überall,
in den Bergen, den Wolken, über den Bergen
im Tier wie im bläulichen Stern
höre ich die singende Flamme.« *

Am Ufer des Schwarzen Meeres, in dem märchenhaft-entlegenen Land Kimmerien (Krim) steht ein einzigartiges Steinhaus. Eine Gedenktafel an der Hauswand sagt uns, daß hier Maximilian Aleksandrovitsch Voloschin lebte. Kimmerien ist ein außergewöhnliches Land: eine bewegte, wechselhafte Vergangenheit hat dieser Landstrich erlebt. Wer ist nicht alles durch dieses Land gezogen – die alten Griechen und die Skythen, die Byzantiner und die Slaven, die Goten, Genuesen und Türken. So außergewöhnlich Kimmerien – so eigenartig war auch das Haus, das nach den Entwürfen des bemerkenswerten Besitzers gebaut worden war. Und tatsächlich sah der Hausherr Voloschin gemäß den Erinnerungen seiner Zeitgenossen sehr wundersam aus: Rauschebart und prächtige Locken, die mit einer Schnur zusammengebunden waren, bekleidet mit einer sackartigen Kutte, ausgelatschten Sandalen, einen Pilgerstab in der Hand. Vor der Revolution nannten ihn die Einheimischen »Zeus«, nach der Revolution von 1917 gaben ihm die Rotarmisten den Titel »Karl Marx«. Voloschin aber fühlte sich selbst als »Passant, der allen nahesteht und doch ein Fremder bleibt«.[1] Er war ein ewiger Wanderer, der sowohl in seinem Leben wie auch in der Kunst seine eigenen Wege ging. Der Anthroposoph und Literaturkritiker Boris Lehmann, der symbolistischen Kreisen nahestand, schrieb in einem Artikel, der dem Dichter Voloschin gewidmet war: »Es gibt Menschen, die zur Einsamkeit verurteilt sind. Menschen, die das Geheimnis der Erinnerungen mit sich bringen, das Geheim-

---

* Gedicht Voloschins »Tak stranno...« (So seltsam...) 1912. Übersetzung von Claudia Wallrafen.

nis entfernter Träume von halbvergessenen, früheren Leben. Und wenn wir uns ihnen nähern, begreifen wir vage, daß sie nur als Schweigende und Staunende unter uns weilen, sich aber nicht mit unserem Leben verschmelzen lassen... dieses Gefühl der einsamen Suche spricht qualvoll aus den Gedichten Maximilian Voloschins.«[2] Voloschin war Einzelgänger, obwohl er die ganze Zeit von Menschen umgeben war; er kannte die »andere, halbverwischte, unvergleichbare Welt«, und nach den Worten Margarita Voloschinas war Max, wie ihn seine Freunde nannten, »nicht ganz inkarniert«.[3]

Voloschin war ein fein-empfindender Europäer, ein glänzender Gelehrter, ein Ästhet »vom Scheitel bis zur Sohle«, Dichter, Kunstkritiker, Maler, Übersetzer und Vermittler der französischen Kultur in Rußland. In Deutschland ist er nur einem kleinen Kreis von Kennern der russischen Literatur bekannt. Das Schaffen Voloschins ist einer breiten deutschen Leserschaft nicht in seinem ganzen Umfang zugänglich: aus seinem literarischen Nachlaß sind nur einige ausgewählte Gedichte ins Deutsche übertragen worden, verstreut in verschiedenen Sammelbänden. Seine Bilder aber sind bisher in Deutschland weder ausgestellt noch in Kunstbänden reproduziert worden. Man muß der ersten Frau des Dichters – Margarita Voloschina – dafür danken, daß sie in ihren berühmten Erinnerungen »Die grüne Schlange« einige Seiten ihrem Gatten gewidmet hat, um auf diese Weise den anthroposophisch orientierten Leser mit einem der vielseitigen Vertreter der russischen Kultur des 20. Jahrhunderts bekannt zu machen. In der Heimat des Dichters, in der heutigen Sowjetunion, wurde er bis heute ohne große Begeisterung veröffentlicht: es gibt keine umfassende Biographie des Künstlers, keine Gesamtausgabe seiner Werke; seine Briefe und Bilder, die sich hauptsächlich in seinem früheren Haus in Koktebel' (Krim) befinden (das in ein literarisches Museum und Erholungsheim für sowjetische Schriftsteller umfunktioniert wurde), bedürfen der Katalogisierung und der Sorgfalt. Nur in russischen Emigrantenkreisen wurde eine Gesamtausgabe seiner Gedichte herausgegeben.[4] Es bleibt zu hoffen, daß im Zuge der »glasnost'« und »perestrojka« in der Sowjetunion Möglichkeiten entstehen, den künstlerischen Nachlaß Voloschins angemessen zu würdigen.

Wie Andrej Belyj teilt Voloschin sein künstlerisches Leben in Siebenjahres-Phasen ein. Die Zahl sieben ist nicht zufällig ausgewählt, wir sehen darin die für den Dichter sehr bedeutende christliche Symbolik der sieben Stationen des Kreuzweges, die den sieben Stufen der christlichen Einweihung entsprechen.

Maximilian Aleksandrovitsch Voloschin-Kirienko wurde am 16. Mai 1877 in Kiev als einziges Kind der Familie geboren. Von väterlicher Seite her hatte er Vorfahren dneprokosakischer Herkunft, mütterlicherseits waren es Deutschrussen. Die Eltern trennnten sich, als Maximilian zwei Jahre alt war. Mit fünf Jahren begann der Junge zu lesen, und von dieser Zeit an waren »Puschkin, Lermontov, Byron, Nekrasov, Gogol' und Dostoevskij seine Begleiter und etwas später Edgar Allan Poe«.[5]

Im Jahre 1881 zog seine Mutter Elena Ottobal'dovna zusammen mit ihrem Sohn nach Moskau um, wo der Junge seine erste Ausbildung unter Aufsicht des Hauslehrers, des Studenten N. V. Tjurkin, erhielt. Tjurkin weckte in ihm eine starke, wahre Liebe zur Literatur. Später lernte Voloschin in dem bekannten Moskauer Polivanov-Privatgymnasium, danach in einem Staatsgymnasium. Die kalte, unpersönliche Atmosphäre am Staatsgymnasium riefen bei ihm Traurigkeit und Abneigung hervor.

Nachdem 1893 seine Mutter und er auf die Krim, in den kleinen Ort Koktebel', in der Nähe von Feodosija gezogen waren, mußte Voloschin seine ungeliebte Schulzeit an einem dortigen Staatsgymnasium fortsetzen. Für den dichterisch veranlagten, jungen Maximilian war Koktebel' mit seiner alten Vergangenheit und südlichen Landschaft eine richtige Offenbarung, die ihm Inspiration für seine Gedanken und seinen Geist gaben. Obwohl Ehrenburg dieses sonnige Fleckchen Erde »den einzigen Ort Rußlands, der mit Rußland überhaupt keine Ähnlichkeit hat«[6], nannte, wurde es für Voloschin zur wahren Heimat, deren Natur und Geschichte er oftmals in seinen Gedichten und Aquarellen besang. 1897 fuhr Voloschin erneut nach Moskau und trat dort auf Wunsch seiner Mutter in die Juristische Fakultät der Moskauer Universität ein.

Im Jahre 1898 wurde der Dichter wegen der Teilnahme an studentischen Protestaktionen von der Universität ausgeschlossen und von Moskau auf die Krim verbannt. Völlig enttäuscht vom bürokratisch durchdrungenen Universitätsstudium, entschied sich Voloschin, durch das Leben zu lernen, und mit wenigen Pfennigen in der Tasche bereiste er 1899/1900 Deutschland, Frankreich, Italien und Griechenland. Im Jahre 1900 fuhr Voloschin nach Mittelasien, nach Taschkent, wo die geistige Geburt des Dichters stattfand: »Das Jahr 1900 – die Füge zweier Jahrhunderte – war das Jahr meiner Geburt. Ich zog mit einer Karawane durch die Wüste. Hier trafen mich Nietzsche und die »Drei Gespräche« von Wladimir Solovjow. Sie gaben mir die Möglichkeit, die gesamte europäische Kultur in der Retrospektive zu sehen, von der Höhe der asiatischen Hochebenen, und eine Umwertung der kulturellen Werte vorzunehmen. Von hier aus führten mich die Wege in den Westen, nach Paris, um viele Jahre hindurch zu lernen: die künstlerische Form – an Frankreich, das Gefühl der Farbe – an Paris, die Logik – an gotischen Kathedralen, das mittelalterliche Latein – bei Gaston Paris, die Ordnung des Denkens – bei Bergson, den Skeptizismus – bei Anatole France, den Vers – bei Gautier und Heridia...«.[7] Nach Paris kam Voloschin mit 24 Jahren und ging völlig auf im Kulturleben der französischen Metropole. Er studierte die französischen Symbolisten, besuchte zahlreiche Ausstellungen und Museen und knüpfte viele Kontakte zur Avantgarde der französischen Malerei. Voloschin lebte in Paris, aber oft fuhr er nach Rußland, wo er an Aktivitäten der russischen Symbolisten teilnahm; ständig schrieb er Artikel über die zeitgenössische europäische Kultur. Immer auf der Suche nach neuem Wissen, unzufrieden mit dem, was er bereits erreicht hatte, beschrieb Voloschin die Jahre seiner Wanderschaft folgendermaßen: »In diesen Jahren war ich nur ein aufsaugender Schwamm, ich war ganz Auge, ganz Ohr. Ich wanderte durch Länder, Museen und Bibliotheken: ganz Rom, Spanien, die Balearen, Korsika, Sardinien, Andorra... der Louvre, der Prado, der Vatikan, die Ufficien... die Nationalbibliothek... außer der Technik des Wortes eigne ich mir die Technik des Pinsels und des Bleistifts an.«[8] Und sein Lebensziel formulierte Voloschin mit den Worten eines Weltmenschen: »Dorthin nun, in den Raum, wo des Menschen Welt ist, um zu lernen, zu erkennen, zu suchen. Nach Paris gehe ich nicht, um irgendeine Fakultät zu besuchen, irgend etwas zu hören – das sind alles nur Nebensächlichkeiten, das ist alles nur nebenher – ich gehe, um die gesamte europäische Kultur in ihrem Ursprung verstehen zu lernen, und dann, nachdem ich alles Europäische hinter mir gelassen habe und nur das ›Menschliche‹ noch behalten habe, will ich bei anderen Zivilisationen lernen, ›die Wahrheit suchen‹ – Indien und China. Und zwar nicht als Reisender, sondern als Pilger, zu Fuß, mit dem Sack auf dem Rücken, in dem Bemühen, in den Geist einer unbekannten Wesenheit einzudringen – und danach nach Rußland – endgültig und auf immer!«[9]

In Paris reifte Voloschin zum Poeten, Maler und Kunstkritiker. Er veröffentlichte seine Essays über Kunst und seine Übersetzungen französischer Dichter in bekannten russischen Zeitschriften, wie z. B. »Vesy« (Waage) und »Zolotoe runo« (Goldenes Vlies); im Jahre 1910 erschien seine erste Gedichtsammlung, inspiriert vor allem durch die französischen Symbolisten und die Werke Rudolf Steiners.

Die Zeit vor dem ersten Weltkrieg verbrachte Voloschin bei sich zu Hause auf der Krim, in dem Haus, das er zusammen mit seiner Mutter schon 1903 hatte erbauen lassen. Dieses Haus am Schwarzen Meer wurde im Laufe der Zeit umgebaut und erweitert, es entwickelte sich dank Voloschins Gastfreundschaft zu einer richtigen »Künstlerkolonie«. Dort versammelte Voloschin herausragende Künstler um sich, die sein Haus, nach den Worten Andrej Belyjs, nicht nur in ein kulturelles Zentrum für Rußland, sondern für ganz Europa verwandelten.[10]

Das sinnlose Abschlachten von Menschen im ersten Weltkrieg war mit der Weltanschauung des Dichters unvereinbar. Im Unterschied zu vielen französischen, russischen und deutschen Künstlern war seine Einstellung zum Krieg absolut neutral; nur wenige waren so frei von nationalem Patriotismus wie Voloschin. Seine neutrale Einstellung zum Krieg – nicht nur aus politischen Gründen, sondern vor allem auf dem Hintergrund seines ethisch-religiösen Weltempfindens – spiegelte sich in seinen Gedichten über den Krieg wider. Das Schicksal führte ihn 1914 nach Dornach, wo er mit dem letzten Zug aus Deutschland ankam. Am 31. Juli 1914 wurden die Schweizer Grenzen geschlossen. Diese Reisestrapazen beschrieb Voloschin im Gedicht »Im Zeichen des Löwen«. In Dornach nahm er am Bau des ersten Goetheanum teil: »Diese Arbeit war bedeutsam und wurde vollbracht im Geist der Freundschaft, Schulter an Schulter mit Vertretern aller befeindeten Nationen, einige Kilometer entfernt von den Schlachtfeldern des Krieges; sie war eine ausgezeichnete und schwere Schule für die rein menschliche, unpolitische Beziehung zum Krieg.«[11]

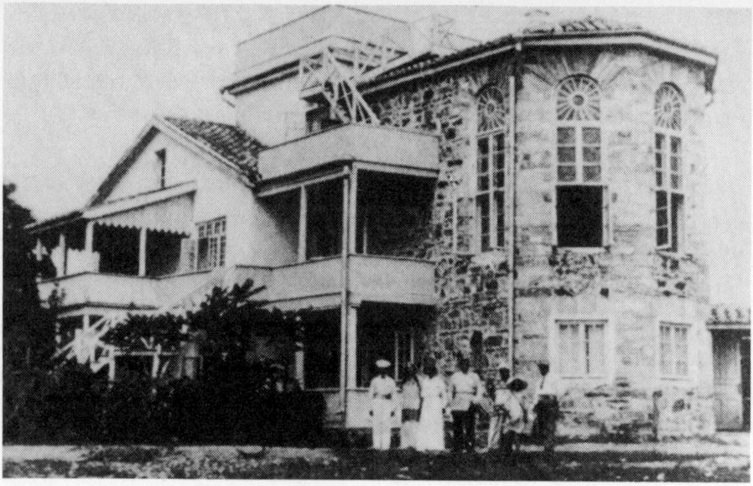

Voloschins Haus in Koktebel' (heute Planerskoe).

Photo 1930

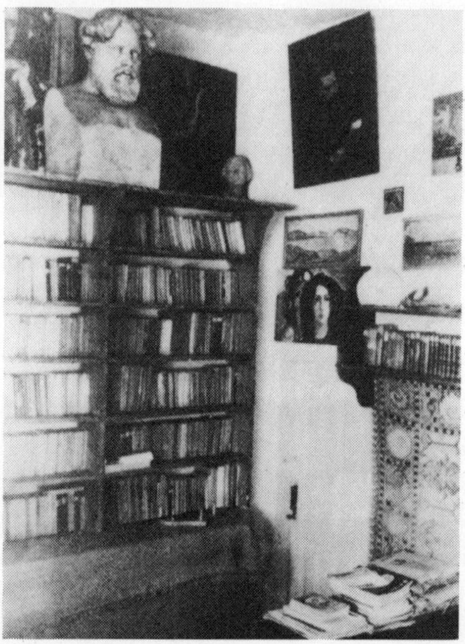

Ein Zimmer in Voloschins Haus. An der Wand rechts: das Selbstbildnis von Margarita Sabaschnikova-Voloschina.

Photo 1972

Nach einigen Monaten in Dornach fuhr Voloschin in sein geliebtes Paris. In der bedrückenden Atmosphäre der zum Teil zerstörten Hauptstadt schrieb Voloschin seine Gedichte über den Krieg »Anno mundi ardentis«.

Im Jahre 1916 kehrte Voloschin über England und Norwegen nach Rußland zurück. Die Februarrevolution von 1917 nahm er mit dem ihm eigenen Enthusiasmus auf, der sehr bald, insbesondere nach der Machtübernahme durch die Bolschewiken, umschlug in kritische Zweifel und tiefe Besorgnis über die Zukunft Rußlands. Er sah in der Revolution den Beginn einer langen, blutigen Epoche, einer neuen »Zeit der Wirren«. Bald nach der Oktoberrevolution schrieb der Dichter sein berühmtes Gedicht »Der Friede«. In diesem Gedicht kommt eindrucksvoll Voloschins Verhältnis zum Krieg und zur Revolution zum Ausdruck: in den Kataklismen, die über Rußland hereinbrachen, fühlte der Künstler ein gesetzmäßiges Karma, die Vergeltung des Schicksals für die Fehler der Vergangenheit.

1917 kehrte Voloschin nach Koktebel' zurück und verließ (sein Haus) die Krim bis auf wenige Male nicht mehr.

Der Ausbruch des Bürgerkriegs auf der Krim im Jahre 1919 gab Voloschin den Anstoß zur Teilnahme an diesem furchtbaren gesellschaftlichen Ereignis in jener Form, die seinem inneren Weltempfinden, frei von jeglicher Ideologie, entsprach. Mit seinen bescheidenen Mitteln als Künstler kämpfte Voloschin gegen den Terror, ungeachtet dessen, ob er von »Roten« oder »Weißen« ausging; er stand immer auf der Seite des Opfers:

»Und ich stehe allein zwischen ihnen
in der brüllenden Flamme und dem Rauch,
Und mit allen meinen Kräften
Bete ich für die einen wie für die anderen.« [12]

Jegliche Parteinahme war Voloschin fremd; die Weißen interessierten ihn nicht, »an ihnen war nichts Rätselhaftes. Die ›Roten‹ verkörperten für ihn eine geheimnisvolle irrationale Macht«.[13] Ein Großteil seiner Gedichte aus der nachrevolutionären Zeit widmete Voloschin dem tragischen Schicksal Rußlands: er beschrieb die Vergangenheit seiner Heimat, die fürchterliche Gegenwart und die unbekannte Zukunft.

Obwohl Voloschin durch seine Gedichte, die die revolutionären Ereignisse und den darauffolgenden allgemeinen Terror behandelten, als Dichter Ruhm erlangte (seine Gedichte wurden in Tausenden von handgeschriebenen Exemplaren in Rußland verbreitet), erschienen sie in der neuen sowjetischen Presse sehr selten. Das Totschweigen des Dichters in sowjetischen Veröffentlichungen zwang den Künstler, sich in vertraute Freundeskreise zurückzuziehen. Seinen Lebensunterhalt verdiente er durch den Verkauf von Aquarellen, und manchmal nahm er auch an Kunstausstellungen teil.

Das Haus Voloschins in Koktebel' (Planerskoe) war weiterhin all seinen Freunden geöffnet. Dank eines Schutzbriefes der bedeutenden Bolschewiken Trotzkij und Kamenev blieb Voloschins Haus als kulturelles Zentrum von Plünderungen verschont und zog weiterhin viele bekannte Künstler an. Unter anderen besuchten Voloschin auf der Krim Bunin, Gumilev, Schaljapin, Mandelstamm, Anna Pavlova, Ehrenburg, Aleksej Tolstoj, Sel'vinskij, Lehmann und Dmitrieva-Vasil'eva.

Das Ende seiner achten Siebenjahresperiode erlebte Voloschin nicht mehr. Er starb am 11. August 1932 im Alter von 55 Jahren. Er wurde auf seinen Wunsch hin in den Felsen am Meer begraben, die, wie er schon früher erkannte, seinem Gesichtsprofil ähnelten. Voloschin nahm die ganze Last der von Leid geprägten Geschichte Rußlands auf sich; er emigrierte nicht und blieb seinem Grundsatz treu: »Dein Golgotha verlasse ich nicht.« Wir aber können uns vorstellen, was ein erlesener, gelehrter und kultivierter Mensch, ein talentierter Dichter und Maler wie Voloschin erlebt haben muß, als man ihm gerade jenen lebensnotwendigen Boden entzog, den die empfindsame Pflanze seines Talents für ihr Wachstum benötigte.

»Schon längst hat man die Lippen mir verschlossen. Nun gut!
Wen man verstohlen im Geheimen abschreibt
und wen man mündlich rezitiert,
wer mehr dem Hefte gleicht als einem Buche,
gilt dem die Ehre nicht in höh'rem Maße?«[14]

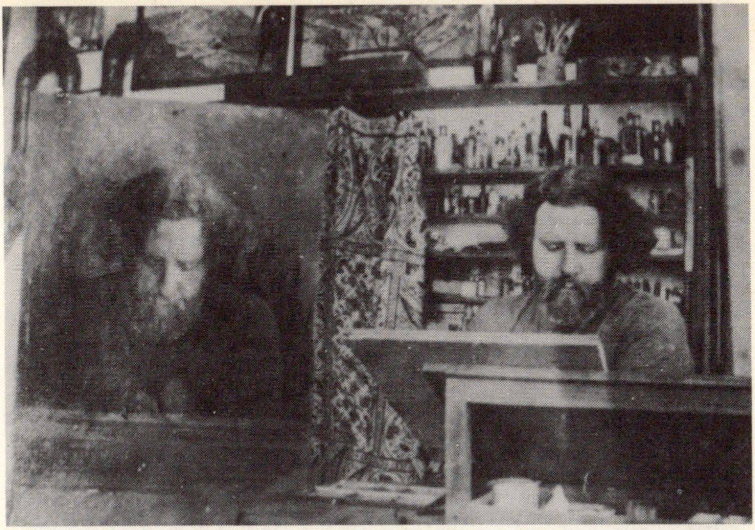

Voloschin in seinem Atelier in Koktebel'.

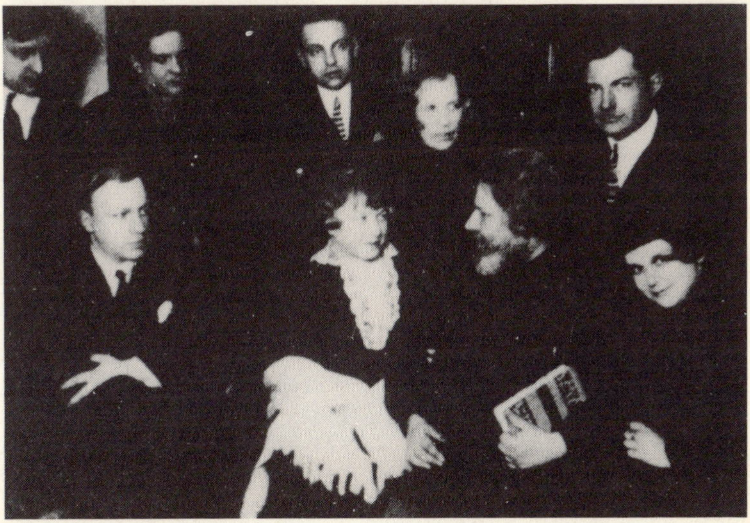

Von links nach rechts sitzen: E. F. Gollerbach, A. P. Ostroumova-Lebedeva, M. A. Voloschin, E. I. Dmitrieva-Vasil'eva (Leiterin der anthroposophischen Gruppe in Petersburg); stehend: A. Schwarz, V. A. Roschdestvenskij, unbekannt, E. S. Kruglikova, E. Zamjatin.

Photo 1927

»Die Frage, welche Einstellung Max Voloschin zu Rudolf Steiner und zur Anthroposophie hatte, wird man endgültig erst dann beantworten können, wenn sämtliche seiner Briefe ediert und seine Gedichte einer genauen Analyse auf ihren geistwissenschaftlichen Hintergrund unterzogen worden sind.«[15] Diese richtige Bemerkung des Voloschin-Forschers Henning Sietz gibt uns einen Anstoß, im Rahmen des vorhandenen Materials zu verfolgen, welchen Widerhall die Anthroposophie Rudolf Steiners im Leben und im Kunstwerk Maximilian Voloschins fand.

In einem der Theosophie nahestehenden Kreise lernte Voloschin im Jahre 1903 im Haus des berühmten Kunstsammlers Schtschukin die talentierte Malerin Margarita Vasil'evna Sabaschnikova kennen. Margarita Sabaschnikova, Schülerin von Repin und Vrubel', befand sich damals auf der Suche nach einem geistigen Weg. Man kann annehmen, daß sie als erste die Aufmerksamkeit ihres späteren Mannes auf die Person Rudolf Steiners lenkte. Durch ihre Vermittlung wurde der Künstler mit Anna Rudol'fovna Minzlova bekannt, die ihn im Jahre 1905 durch die gotischen Kathedralen von Rouen und Chartres führte. Über dieses Erlebnis schrieb Voloschin an Margarita Sabaschnikova: »Meine Seele durchwandert die Mysterien der gotischen Kathedrale.«[16] Später verfaßte er unter dem Einfluß der Erzählungen Minzlovas über das esoterische Christentum einen ganzen Gedichtzyklus unter dem Namen »Die Kathedrale von Rouen«, in welchem die sieben Stufen der christlichen Einweihung symbolisch dargestellt sind.

Im Jahre 1906 heirateten Margarita Sabaschnikova und Maximilian Voloschin. Auf Anregung seiner Frau hin, die schon im Jahre 1905 in Zürich Rudolf Steiner persönlich begegnet war, besuchte Voloschin die Vorträge Steiners und vertiefte sich in das Studium seiner Schriften. Im Jahre 1906, während der Pariser Vorträge Rudolf Steiners für russische Zuhörer, lernte er den Begründer der Anthroposophie persönlich kennen. Diese Zeit ordnete der Dichter später der Lebensphase »Wanderungen des Geistes: Buddhismus, Katholizismus, Magie, Freimaurerei, Okkultismus, Theosophie, R. Steiner«[17] zu. Dabei »nahm er von der Anthroposophie zunächst das, was ihn unmittelbar ansprach. Zum Beispiel Übungen, welche die Bedingungen für die anthroposophische Schulung sind, hat er im Leben wirklich durchge

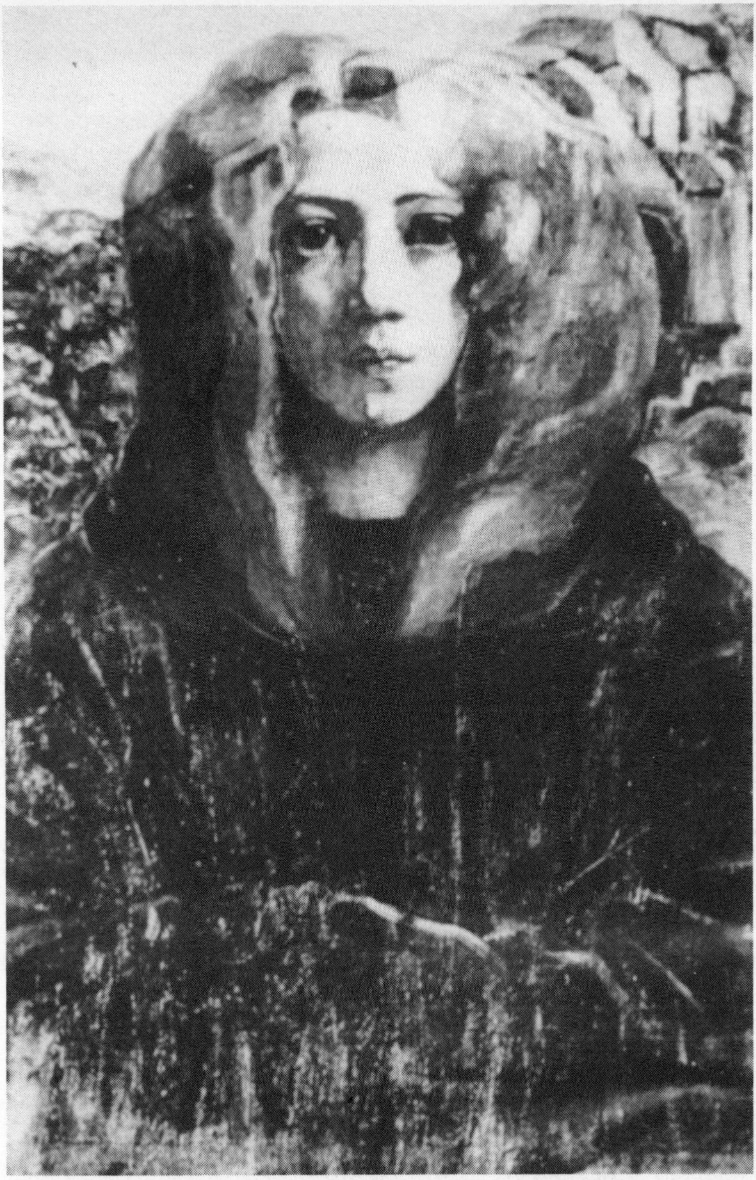

Margarita Sabaschnikova (Voloschina), Selbstbildnis 1905.

führt«.[18] Diese Bemerkung Margarita Voloschinas über Voloschins Beziehung zur Anthroposophie fällt mit den Worten der Dichterin Marina Zvetaeva zusammen, die den Künstler tief verstanden hat; die Dichterin spricht in dem ihr eigenen Stil über sein individuelles, niemandem vergleichbares Erleben und Aufnehmen der Anthroposophie: »Max war ein Geheimnis. Wie Rudolf Steiner selbst sein eigenes in sich trug (das Geheimnis seiner eigenen Kraft), welches er weder in seinen Schriften, noch bei seinen Schülern hinterließ, so trug auch Maximilian Voloschin sein Geheimnis in sich, das er weder in seinen Gedichten noch seinen Freunden offenbarte – ein Eigengeheimnis, das beide mit sich in die Erde nahmen.«[19] Für Voloschin war das Steinerianertum ein Lebensweg, der geheimste und stärkste Teil seines Wesens. Den Steiner'schen Schulungsweg erkennen wir in einer individuellen Darlegung Voloschins über den Weg des Lebens wieder: »Der Mensch ist ein Wanderer: über die Erde, über die Sterne, durch das All. Der menschliche Geist ist älter als die Erde und die Sterne... Zuerst gibt sich der Wanderer den rein impressionistischen Eindrücken der Außenwelt hin..., dann geht er zu einem tieferen und leidvollen gefühlsmäßigen Erleben der Mutter-Erde über, dann geht er durch die Prüfung des Elementes Wasser, erkennt die Flamme der inneren Welt und die Feuer der äußeren Welt, und dieser Weg endet... im interplanetarischen Äther. So sieht die psychologische Skizze... des Weges aus, der durch die Prüfungen der Elemente führt: durch Erde, Wasser, Feuer und Luft.«[20] Unter dem Einfluß des Gedankengutes von Rudolf Steiner schrieb Voloschin die Sonett-Kränze »Corona astralis« und »Lunaria«. Um deren esoterischen Inhalt zu verstehen, ist, wie der Dichter und Kenner Voloschins Klenovskij betont, eine solide Wissensgrundlage über esoterische Lehren erforderlich.[21] Der gleiche Geist weht auch in anderen Gedichten Maximilian Voloschins, wie z. B. »Saturn« und »Solnze« (Sonne), die den Steinerschülern M. A. Ertel' und B. A. Lehmann gewidmet sind.

Im Jahre 1914 reiste Voloschin auf Einladung Margarita Sabaschnikova Voloschinas nach Dornach, wo er sechs Monate lang am Bau des ersten Goetheanum mitarbeitete. Er fand schnell Anschluß an die Dornacher internationale Gesellschaft, wirkte als Schnitzer und fertigte Entwürfe für einen großen Vorhang zum Thema der

Goetheschen »Geheimnisse« an. Diese Skizzen stellten die Ankunft von Bruder Markus am Kloster dar. Leider kann man heute nicht mehr herausfinden, ob diese Entwürfe noch erhalten sind.

Die Anthroposophie wurde für Voloschin zur inneren Lebensgrundlage. In den Zeiten der Not – im ersten Weltkrieg, in der Revolution und im Bürgerkrieg – bildete die Geisteswissenschaft und die Ethik Rudolf Steiners für Maximilian Voloschin den Halt, der ihm half, den Gedanken der menschlichen Würde sich und anderen gegenüber aufrecht zu erhalten.

Rudolf Steiner sagt die zukünftige kulturelle Mission der slavischen Völker in der Menschheitsgeschichte voraus. Entsprechend deutet Voloschin die Zukunft Rußlands. Er sieht voraus, daß nach den schweren Prüfungen, die seiner Heimat zuteil geworden sind, das wahre Reich des Geistes errichtet werden wird:

»Rußland verschwand: es hat sich selbst verbrannt,
doch leuchtet neu das Slaventum aus seiner Asche!«

»So muß der Same, um zu keimen,
völlig verwesen...
Verwese Rußland, ganz und gar,
so wirst Du uns als Geistreich neu erblühen!«[22]

Maximilian Voloschin ist auch als Maler eine außergewöhnliche Erscheinung, möglicherweise eine noch bedeutendere als als Dichter. Seine Malerei ist vollkommen eigenständig und ähnelt in Nichts der seiner Zeitgenossen (eventuell mit Ausnahme von Tschurljenis). Mit seinen Bildern nahm Voloschin die avantgardistischen Strömungen und Bestrebungen der heutigen Malerei vorweg. Seine Kunstwerke sind nicht abstrakt, aber sie sind wie von innen her mit der Weltschöpfung verbunden. Die Aquarelle und Gouachebilder Maximilian Voloschins können zu Recht zu den ersten Vertretern jenes Stiles in der Malerei gerechnet werden, der später den Namen »Dornacher Schule« erhielt. Die phantastischen Landschaften und Visionen, die Voloschin darstellt, öffnen dem Betrachter lyrische Weiten, sie lassen ihn neue Welten betreten, die sich hinter der Leinwand offenbaren. Voloschin selbst umschrieb seine musikalisch-farbige Malerei mit den Worten Goethes, als die Tragödie eines

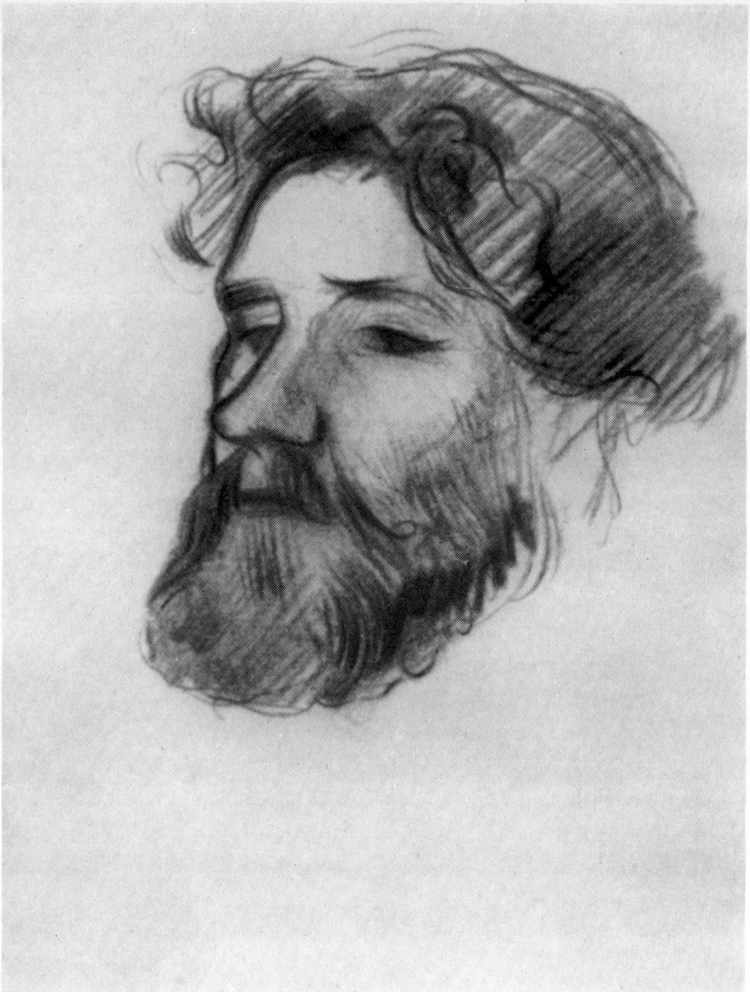

Voloschins Selbstbildnis (zwanziger Jahre)

Sonnenstrahles, der durch eine Reihe trüber Sphären dringt und sich dabei in der Tiefe der Materie bricht und widerspiegelt.[23] Die Malerei Maximilian Voloschins ist eine der größten geistigen Schöpfungen unserer Zeit, die einer unermeßlichen Zukunft entgegen sieht.

Dichtung und bildnerisches Schaffen durchdrangen sich im Werk Maximilian Voloschins bis zu einer ungewöhnlichen Einheit, die Ausdruck seiner echten Originalität war.

Gedichte von Maximilian Voloschin

Paris

Eine graufarbne Rose,
Blüht Paris auch im Regen...
Zärtlich feuchte Narkose
Rauscht, berauscht allerwegen.

Und es tanzen vorm Fenster
Immer schneller im Drehen,
Immer heitrer, beglänzter
Lauter graufarbne Feen...

Tausend Fingerchen führen
Fäden graufarbner Seiden,
Den Stickrahmen berühren
Flinke Nadeln bescheiden.

Und Geblitz und Gefunkel
Auf des Lackfirnis Blauen...
Aus enteilendem Dunkel
Ihre Antlitze schauen...

Wieviel Augen entbrannten!
Wie verwirrt ist ihr Tanzen!
Und sie küssen Passanten
Und liebkosen die Pflanzen...

Wieviel Schätze bescheren
All die Steine ringsher,
Und die Fratzen-Chimären
Schaun von Notre Dame her...

Paris, März 1904

Geburt des Gedichts

Es füllt mich ein drohend und duftendes Finster...
Blaufunkelnd wie Vögel wehn Funken durchs Dunkel...
Beleuchtete Fenster erglimmen...
Lang schlingen durchs Dämmern
Musikisch Gespinste
Verschlungene Stimmen...
O Blumengeruch bis zum Schrei mannigfaltig!
Ein Blitz, weißverästelt, dämonisch...
Und plötzlich wird alles rings hell und gewaltig...
Ein nächtliches Sprühen!
Es tanzen die Worte, die paarweis erglühen,
Verliebt und harmonisch.
Der Schlucht der Erkenntnisse, dem Labyrinthe,

Entdrängen Visionen noch zaghaft und luftig...
Da blüht das Gedicht auf gleich der Hyazinthe
So kühl und so weiß und so duftig.

Paris 1904

Übersetzung von v. Guenther

Der Dom von Rouen

Bestattung

Erdenschoß ... Aus Stein gehaune Krypten.
Singen hört man den Begräbnischor.
Palmenzweige. Trockne Eukalypten,
Wachsduft. Modern herrscht und Friede vor ...

Dies hier sind die Steinwurzeln der Dome.
Würde man doch Staub in Staubes Reich,
Modernd wie im Rasen Sam-Atome,
Und erblühn des Domes Blume gleich!

Zeit, im lieben Fleische fest geschmiedet,
Stirngewölb, des Rückgrats Wirbelfluß,
Legt ich ab, ein Joch jetzt froh befriedet,
Festlicher Girlanden Überfluß.

Und da ich zu keinem Endraum treibe
Und nicht stille irdischer Liebe Lohn,
Gehe ich vor deinem Schmerzen-Leibe,
Dunkle Erde, hier zur Kommunion.

Meiner Augen Licht dir Blinden schenk ich,
Mit des Sohnes Liebe dir geweiht,
Und mit meinem Sonnenblute tränk ich
Jetzt das böse Herz der Dunkelheit.

1907

Hinabgebeugt, wo blaue Nächte blitzen,
Sucht zutraulich die Lippe immerzu
Nach deinen, Erde, wermutbittern Zitzen,
    O Mutter du'

Ich bat ja um kein andres Los den Himmel
Als das des Sängers: wandern durch die Welt,
Kornähren mahlend in den Händen immer
    Von fremdem Feld.

Und nichts ward je versagt mir an Verirrung
Und Schwäche – und wieviel und oft hinaus
Verglomm in Wollust, Leid ich und Verwirrung
Und losch nicht aus,

Das Los lieh mir im Leben zuviel Gaben;
Doch ich verschwendete, was man mir gab:
Ich bin ja nur, drin Gottes Leib begraben,
Ein Grab, sein Grab.

Ich grenzte Gut und Bös nicht ab genauer,
Und flügellos ward lahm mein Traum zumeist...
Brot der Versuchungen und Wein der Trauer
Speist Seel und Geist.

Ich weiß, daß ich dem Weh selbst danken werde,
Dem leitenden: ich brenn darin schon lang.
Für ätzend Salz, für bittres Gras der Erde,
– Für alles Dank.

1910
Übersetzung von v. Guenther

Im Zeichen des Löwen

M. V. Sabaschnikova gewidmet

Gequält von Träumen schlummerte ich
Und spürte nicht den nahen Sturm;
Doch Donner krachte, Winde stürzten,
Das Licht erlosch, Gewässer stiegen an.

Für meine Schritte legte einer
Nicht wahrnehmbare Pfade an
Durch Straßen aufgewühlter Städte,
Umfangen von Europas Brand.

Schon quietschten Türen in den Angeln,
Die Brandung klatschte an die Wand,
Und ich, als spät gekomm'nes Tier,
Betrat zuletzt das Innere der Arche.

August 1914, Dornach

Über den Feldern des Elsaß

Der Engel des Sturms goß Brand und Donner aus
Und tränkte die Völker mit Zorneswein.
Wo Ödnis herrschte, dröhnt die Stille:
Geschütze donnern, Hufe stampfen auf.
In die Seele tief das Ohr gesenkt zu lauschen,
Daß dumpf der Erde Blut und Galle schäumen.

September 1914, Dornach
Übersetzung von Henning Sietz

Heiliges Rußland

Haben Moskau, Susdal, deinetwegen
Nicht auf steter Sucht nach Land gelegen,
Goldgespickt die Katze nach und nach?
Deine Mitgift häufend in den Kästen,
Wuchsest du als Bräutlein auf vor Gästen
In dem hübschen engen Fraungemach.

Setze dir nicht auf der Flüsse Auslauf
Jener Zar und Zimmermann sein Haus drauf,
Mit den Fenstern nach fünf Meeren hin?
Aus der Brautschar schön und kriegsgerüstet
Hats nach dir am meisten stets gelüstet
Überseeischer Fürstensöhne Sinn.

Du doch liebtest seit der Kindheit Zeiten
Zellen rauh in Urwaldeinsamkeiten,
Weglos über Steppen Wanderschaft,
Büßerketten, freier Weiten Atem,
Prätendenten, Diebe, Apostaten,
Nachtigallenschlag und Kerkerhaft.

Zarin sein, das war nicht dein Verlangen –
Welch ein tolles Ding war angegangen:
Raunt der Böse doch: gib alles weg,
Gib dein Gold den Reichen und den Prachern,
Macht den Sklaven, Kraft den Widersachern,
Deine Schlüssel den Verrätern keck.

Untergabst dich Worten dreist und Trieben
Und ergabst den Räubern dich und Dieben,
Branntest Korn und Siedelungen hin,
Hingst Verderben an die alten Zinnen,
Gingst geschmäht und bettelhaft von hinnen,
Als des letzten Sklaven Dienerin.

Ists an mir, den Stein auf dich zu werfen?
Glut aus Leidenswegen zu verwerfen?
Tief gebeugt vor dir in Schmutz und Sand,
Preis ich bloßen Fußes Spur betroffen,
Heimatloses du, verbummelt und versoffen,
Du in Christo närrisches Russenland.

Koktebel' 1917

Übersetzung von v. Guenther

Der Friede

Rußland ist am Ende... zuletzt
Haben wir es zerredet, zerschwätzt,
Bloßgelegt, versoffen, ausgespien,
Verdreckt auf schmutzigen Plätzen,

Auf den Straßen verkauft: Braucht nicht
Jemand ein Stück Land, Republiken oder Freiheit,
Bürgerrechte? Und das Volk, es zerrt die Heimat
Auf den Mist wie ein Stück Aas.
O Herr, reiß die Erde auf, vertreibe uns,
Schick uns Brand, Pest und Plage,
Schick von Westen uns die Deutschen, von Osten die
Mongolen,
Gib uns wieder fort als Sklaven,
Daß in Demut und vollkommen
Wir des Judas Sünde büßen bis zum Jüngsten Tag.

23. November 1917, Koktebel'

Übersetzung von Henning Sietz

Terror

Sie machten sich an die Arbeit bei Nacht. Sie lasen
Meldungen, Auskünfte, Akten durch.
Hastig unterzeichneten sie die Urteile.
Sie gähnten. Sie tranken Wein.
Frühmorgens verteilten sie an die Soldaten Wodka.
Abends bei Kerzenschein
Riefen sie Männer und Frauen nach Listen
Hinaus auf den dunklen Hof,
Nahmen ihnen die Schuhe ab, Wäsche und Kleider,
Machten Bündel daraus.
Luden sie auf ein Fuhrwerk. Karrten sie weg.
Teilten sich Ringe und Uhren.
Nachts trieb man die Barfüßigen, Hungrigen
Über den eisüberzogenen Schlamm
Bei nordöstlichem Winde
Vor die Stadt, aufs freie Feld.
Jagte sie mit Kolbenhieben an den Rand der Schlucht,
Leuchtete mit der Taschenlampe.
Eine halbe Minute arbeiteten die MGs,
Den Rest besorgten die Bajonette.

Die noch nicht Erledigten wälzte man in die Grube.
Schüttete hastig Erde darauf.
Und beim Morgengrauen schlichen zu denselben Schluchten
Frauen, Mütter, Hunde.
Scharrten die Erde auf, nagten an Knochen,
Küßten das geliebte Fleisch.

1919

In der untersten Hölle

Dem Andenken von
A. Blok und N. Gumiljow

Tag für Tag wird schauriger und dichter
Rings die taube, starre Todesnacht.
Pesthauch löscht die Leben aus wie Lichter,
Hilfe, Schrei und Ruf bleibt ohne Macht.
Dunkles Los des, der in Rußland dichtet:
Unergründlich das Verhängnis bleibt,
Das auf Puschkin die Pistole richtet,
Dostojewski auf den Richtplatz treibt.
Sollte ich ein gleiches Los auch ziehn,
Rußland – bittre Kindesmörderin,
Und in deinen Kellern untergehn,
Schlüg' ich auch in blut'ger Pfütze hin –
Will ich doch dein Golgatha nicht fliehn
Und nicht leugnen deiner Gräber Sinn.
Ob mich Haß, ob Hunger niedermähen –
Wählt' ich doch kein andres Schicksal mir:
Sterb' ich, will ich sterben nur mit dir,
Und mit dir, wie Lazarus, erstehen.

1921

Übersetzung von Keil

Den Künftigen

Wer wird den Künftigen unsre Sage bringen?
Kein Schreiben, kein Gedanke, keine Rede
Erreicht sie: Alle Zeichen leckt die Flamme,
Und Blut ätzt auch die blinden Lettern fort.
Vielleicht nur, daß beseligt ein Erinnern
Bewahrt und weitergibt gewußten Vers.
Keiner von euch hat je erfahren, was wir
Zu Ende lebten, vollen Maßes litten:
Als Zeugen des gewaltigen Zerfalls
Sahn wir den Wahnsinn ganzer Völkerstämme,
Der Reiche Sturz, geschwänzte Himmelsleuchten,
Vorzeichen schon des letzten Endgerichts,
Wir, die der Kriege Iliaden sahen
Und Revolutions-Apokalypsen.

Wir zogen aus im Spätruhm des Jahrhunderts,
Am letzten Tag der Stille in der Welt,
Als Worte von Vertiertheit und von Kriegen
Wie endgültig vergangne Märchen klangen.
Doch Finsternis, Wut, Seuche, Hunger, Sturm
Erfaßten uns inmitten unsres Weges,
Aufbrach der Seele Haut, des Lebens Innres,
Und fort riß uns nachtschwarzer Wasserschwall.
Da ward der Mensch des andern Menschen Teufel,
Blut – Seelenkitt, Gesetz – der Kampf ums Dasein,
und Rache – Pflicht. Doch beugten wir uns nicht!
Unfolgsam den Gesetzen der Natur –
In Kerkern trugen wir der Liebe Macht,
Die unbezwingliche. In Folterkammern
Erlernten wir den Glauben und Gebete
Für unsre Henker. Sahen ein, daß jeder
In Teufelsmaske ein gefallner Engel ist.
Wir schmolzen aus Gefängnisfeuern Freude
An der Gestaltverwandlungskraft des Menschen,
Und niemals schien in Zukunftsträumen schöner
Und flammender – sein allerletztes Los.

Ihr Künftigen entfernter Zeiten, wisset,
Daß, wenn ihr einst in einem Weltall lebet,
Wo mit dem andern jedes Teil des Stoffs
Verschmolzen ist durch opferfrohe Liebe,
Wo von der Menschheit überwunden wurde
Der Unentrinnbarkeit, des Todes Satzung –
In jener Welt auch unser Anteil lebt.

1922

Übersetzung von Keil

Das Pulver

1

Die Bürgerrechte schrieb ein Bauer,
Das Schwert war Reiches Recht, Das Pulver
Wischte sie hinweg und schuf die Ordnung des Soldaten.

2

Ein Ruf, der ihm nicht galt:
Vom Grunde der Retorte des verbrecherischen Mönchs
  Hob Das Pulver
Sein qualmendes Gesicht und fegte
  Die Rüstungen der Ritter fort
  Wie rostbedecktes Eisen.

28. Januar 1922, Koktebel'

Übersetzung von Henning Sietz

Rußland

... Einhundert Jahre gehn vorbei und eine finstere Gestalt
Erhebt sich über Rußland: In Uniform,
Mit Borsten auf den Lippen ohne Blut,
Die Nase fleischig, niedere Stirn des Soldaten,
Der Blick der leeren Augen unter dicken Lidern
Ist unaussprechlich ohne Scham.

In Beineshöhe bis zum braungetönten Horizont
Der kahlen Ebenen – Fassaden von Kasernen,
Ein Wachtturm: Kein Tier und keine Pflanzen ...
Die Erde stand da vor Gericht und ward verurteilt.
Die Sünder wurden alle eingezogen.
Ein jeder Hügel senkte sich und wurde Platz zum
Exerzieren.
Und über allem hing wie ein Soldatenmantel
Das aufgequollene Firmament bis zu den Dächern durch.
So malte ihn George Dawe,
Den ersten Kommunisten Rußlands,
Graf Aleksej Andreitsch Araktscheev
Er lebte im Gestank der Gatčino-Kaserne,
Ihn wählte Pavel aus und zog ihn groß, beschützte ihn.
»Dem lieben Freund« gab das Klistier
Der Mystiker der Macht mit eben jener Hand, die auch
Den Stecken Kuzmitschs stumpf gemacht
Und Bonapartes Imperium zerschmettert.
Die Saat von ihm, die hegte, pflegte Nikolaj,
Der Dutzende von Jahren mit erdrosselndem Blick
Das totgepeitschte Rußland steinern machte ...
Und Pavel, schwachen Sinnes und zerrupft,
Entdeckte selbst die Ordnung der Parade
Mit ausgestanzten Gruppen von Soldaten,
Nach preußischem Muster angemalt.
(Das Zeichen »made in Germany« –
Das Prägezeichen der Romanovs),
Der Zar grüßt militärisch, nimmt die Wachablösung vor,
Es spreizen sich die stieren Augen vor der Front,
Und auf die Felder schreibt er: »Demgemäß zu sein«.
Der Positivist befühlte nicht den Stoff
Mit seiner Hand – den Schatten seiner Träume fühlte er.
Maschinen schlugen wir entzwei,
Doch faselten von Elektrifizierung,
Vom allgemeinen Paradies bei Schießerei und Hungersnot,
Und aßen Wurst und Menschenfleisch dabei.
Die Politik war für uns nur ein Schauspiel,
Die Wissenschaft Sektierertum,

Marxismus war Dogmatik,
Parteilichkeit Asketentum.
Ein Klumpen religiöser Hysterie
War uns're ganze Revolution.
Im Lauf von fünfzig Jahren nahmen wir
Die Not des Proletariats im Westen
Mit solcher Schärfe wahr,
Daß wir die Stigmen seiner Kreuzigungen auf uns nahmen.
Was wir errungen haben, besteht darin, daß wir
Den Impfstoff gegen Revolution
Im Fieber und im Krampf erschufen.
Der Westen wird aufs neue sie erleiden – mehr als eine,
Doch wird er überleben, bewahrt er die Kultur.

6. Februar 1924, Koktebel'

Übersetzung von Henning Sietz

Andrej Belyj-Porträt eines Symbolisten und Anthroposophen

»Ich bin kein Ästhet, kein Anhänger einer Klassenmoral, aber auch kein moralischer Idealist, der sein Verhalten nach den ›*Prinzipien*‹ dieses oder jenes philosophischen Systems richtet; am allerwenigsten kann ich die *gängige Moral* und die Verbrämung der Abstraktion mit ihrer Hilfe akzeptieren. Ich möchte mich an die Worte des Doktors halten:

›Was der freie Geist nötig hat, um seine Ideen zu verwirklichen, um sich durchzusetzen, ist also die moralische Phantasie. Sie ist die Quelle für das Handeln des freien Geistes.‹

›Eine Ethik als Normwissenschaft kann es daneben nicht geben.‹

›Der Irrtum entsteht dadurch, daß die moralischen Gesetze nicht in jedem Momente inhaltlich neu geschaffen werden . . .‹«*

---

* Andrej Belyj aus dem Brief an Marie Steiner-von Sivers, Dornach, 13. Januar 1916.

»Die Begegnung mit dem Haupt der Anthroposophie, Dr. Rudolf Steiner, erwies sich für Andrej Belyj als sehr entscheidend. Aber für ihn wurde die Anthroposophie nicht zum stillen Hafen, wie für viele müde Seelen – für ihn war sie nur ein Ausgangspunkt in die unendliche Weite kosmischer Philosophie und neuer künstlerischer Experimente.«[1]

Bedeutet die Begegnung mit der Anthroposophie für Andrej Belyj einen Bruch mit seinem früheren Werk oder aber eine innere Fortsetzung des Weges, den er für sich mit seiner symbolistischen Kunsttheorie gefunden hatte?

Vor der Begegnung mit Rudolf Steiner war der Symbolismus für Andrej Belyj eine religiöse Weltanschauung, die das Leben verwandeln und dafür neue Formen schaffen sollte. Aber diese Symbolismustheorie, wie sie Belyj in seinem Aufsatz »Die Emblematik des Sinns« ausführlich dargestellt hatte, bot keine Übertragungsmöglichkeit in eine Lebenspraxis. Belyj war daher genötigt, seine geistige Suche fortzusetzen.

In Werk und Leben Rudolf Steiners sah der russische Symbolist seine eigenen, noch in der Theorie befangenen Gedanken verwirklicht: im Werk Rudolf Steiners entdeckte Belyj den Übergang von der Theorie zur Praxis, von der Weltanschauung zur Verwandlung der Welt. Der Schriftsteller selbst begreift die Gesetzmäßigkeit seines Übergangs zu Rudolf Steiner in aller Deutlichkeit:

»Der Weg vom ›SYMBOLISMUS‹ zur Anthroposophie ergab sich für mich als Folge desjenigen Weges, den ich schon in der ›Emblematik‹ entworfen hatte. Und die wunderbaren Anweisungen Steiners, die an mich gerichtet waren über die Richtung der Methoden für die innere Arbeit und die ständige Möglichkeit des gegenseitigen Verkehrs auf dem Boden dieser Arbeit, führten mich auf ganz natürliche Weise ins Kollektiv der persönlichen Schüler Steiners ein. Der Eintritt in die ›Anthroposophische Gesellschaft‹ war nur die äußere Formgebung des schon lange innerlich gereiften Faktums; der Mensch, der schon im Jahre 1907 seinen Artikel ›Nietzsche‹ mit einem Zitat von Besant über ›höhere Versprechen‹ beendet hatte und in den laufenden fünf Jahren ernsthaft nachdachte und die Literatur zu diesen Themen las, mußte sich 1912 in den Reihen der Menschen befinden, die sich um Rudolf Steiner gruppiert hatten; es gab kein Zickzack auf diesem Weg.«[2]

Was wissen wir von diesem russischen Symbolisten, der am 6. Mai 1912, getrieben von der inneren Notwendigkeit, mit Rudolf Steiner zu sprechen, nach Köln gefahren war, und fortan sein ganzes künstlerisches Leben lang aus einer Quelle schöpfte, die sich ihm erstmals in Köln auftat?

Die deutschsprachige, anthroposophisch orientierte Leserschaft kennt den berühmten symbolistischen Dichter, Prosaiker, Dramatiker, Kunsttheoretiker, Literaturwissenschaftler und Philosophen Andrej Belyj hauptsächlich als Verfasser der Erinnerungen an Rudolf Steiner »Verwandeln des Lebens«. Diese Erinnerungen, fertiggestellt im Jahre 1929, bezeugen einmal mehr den tiefen, beseelenden Eindruck, den nicht nur die Anthroposophie, sondern auch die Person Rudolf Steiners selbst im Bewußtsein des russischen Schriftstellers hinterlassen haben.

Boris Nikolaevitsch Bugaev (Andrej Belyj ist sein künstlerisches Pseudonym) hat uns ein umfängliches und vielfältiges literarisches Erbe hinterlassen. Aus seiner Hand stammen einige Dutzend Bücher und viele kleinere Werke, verstreut in Zeitschriften und Zeitungen; ein großer Teil seines Nachlasses ist bis heute jedoch nicht veröffentlicht.

Andrej Belyjs stürmische literarische Tätigkeit, sein nicht minder stürmischer, eigenwilliger Lebensstil wie auch seine persönliche Art faszinierten die Zeitgenossen, erregten die Gemüter und blieben dabei für viele rätselhaft: »Was ist Andrej Belyj als Lyriker, als Philosoph, als Mystiker? ... Es gibt eine Antwort, und diese Antwort ist die lebendige Persönlichkeit Andrej Belyjs selbst; sie ist das letzte Symbol all seiner Symbole, sie ist der erste und gleichzeitig der letzte Satz all seiner Theorien; sie ist das letzte Motiv und die letzte Melodie, das letzte geheimnisvolle Antlitz all seiner Erscheinungen.«[3]

Andrej Belyj führte ein ruheloses Leben, nie fand er Zufriedenheit, seinen Zeitgenossen bot er ein Bild der Entzweitheit. Die bekannte russische Dichterin Marina Zvetaeva schrieb zum Beispiel über ihn: »Er fühlt sich weder als Boris – wie er wirklich hieß – noch als Andrej, mit keinem von beiden konnte er sich identifizieren, in keinem von beiden erkannte er sich, und so schwankte er sein Leben lang zwischen dem echten Boris und dem künstlichen Andrej und reagierte nur noch auf ›Ich‹.«[4] In der wechselhaften Seele, in der

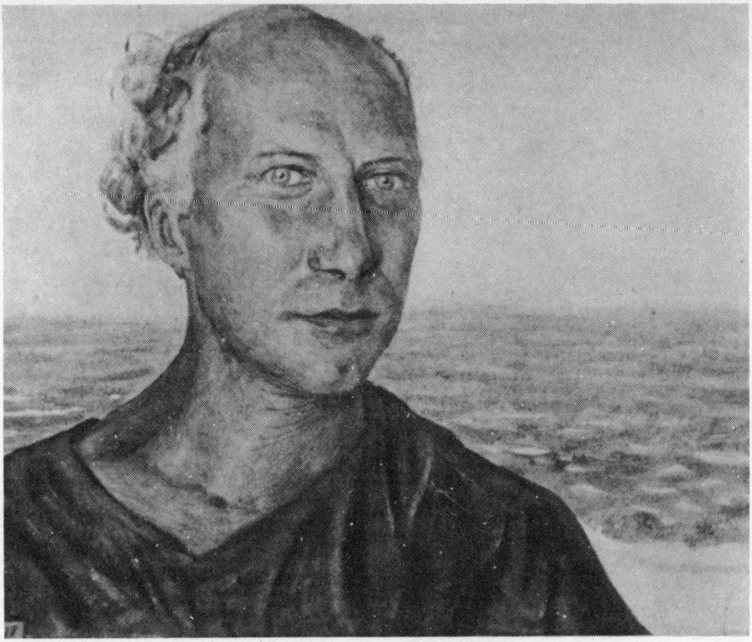

Andrej Belyj, dreißiger Jahre.
Bildnis von A. Ostroumova-Lebedeva

tänzerischen Denkweise Andrej Belyjs gab es indessen einen inneren Kern, der ihn stets nach vorne trieb; dieser Kern war sein Weltempfinden – der *Symbolismus*, dem er sein ganzes Leben treu blieb. Die Entwicklung seines Lebens und seiner Kunst läßt sich mit einer Spirale vergleichen, die in bogenförmigen Windungen auf das Ziel zuführt.

Andrej Belyj wurde am 27. Oktober 1880 als Sohn des bekannten Mathematikprofessors N. B. Bugaev in Moskau geboren. Er besuchte dort ein privates Gymnasium, dessen Direktor der damals berühmte Pädagoge Polivanov war. Danach schrieb er sich auf Geheiß seines Vaters an der Naturwissenschaftlichen Fakultät der Moskauer Universität ein und beendete dieses Studium im Jahre 1903. Schon während des Studiums fühlte Belyj, daß seine Interessen mehr zur Literatur hinneigten als zu den Naturwissenschaften. Daher nahm er 1904 ein philologisches Studium auf, das er jedoch nicht zum Abschluß brachte. Das stürmische literarische und künstlerische Leben der Zeit schlug ihn in seinen Bann, und er gab sich vollständig der Literatur hin. Nach eigenem Bekunden begann Belyj als Fünfzehnjähriger mit dem Schreiben. Während der Kindheit hatte die deutsche Dichtung, inbesondere das Werk Uhlands, einen großen Einfluß auf ihn ausgeübt. Mit 16 Jahren schrieb Belyj Gedichte, die unter der Einwirkung Heines und der französischen Symbolisten Verlaine und Maeterlinck standen. Unter den Philosophen schätzte der jugendliche Belyj besonders Schopenhauer. Vladimir Solovjev, mit dem Belyj kurze Zeit persönlich bekannt war, sowie Nietzsche und Kant gehörten zu seinen ständigen Begleitern in der Jugend. Zu seinen wichtigsten literarischen Vorbildern zählten Goethe, Puschkin, Baratynskij, Tjutschev und Gogol. Unter den älteren Zeitgenossen standen ihm Ibsen, Hamsun, Stefan George, Mereschkovskij und Brjusov am nächsten. Seine Mutter führte ihn in die Welt der Musik ein, worin er das »die Menschheitsentwicklung am meisten fördernde Prinzip« erblickte. Am meisten liebte er die Komponisten Beethoven und Schumann.

Vor seiner ersten Begegnung mit Rudolf Steiner im Jahre 1912 war Belyj schon einer der Aktivsten in der symbolistischen Bewegung Rußlands. Er verfaßte vier formal ungewöhnliche Prosawerke, die er »Symphonien« nannte, und mehrere Gedichtbände.

In seinen Büchern, Aufsätzen, Rezensionen und öffentlichen Vorträgen legte Belyj die ästhetischen und philosophischen Grundzüge des Symbolismus dar und suchte diese durch seine künstlerische Praxis zu bekräftigen. 1909 erschien sein erster Roman »Die silberne Taube«, und 1911 begann er mit seinem Hauptwerk, dem Roman »Petersburg«.

Andrej Belyj, der Theoretiker des Symbolismus

> »Menschen, die ihr Wahrheitsstreben an existierende Gesellschaftsformen anlegen, ähneln Wesen, die Flügel haben zu fliegen, sie aber dazu verwenden, sich das Gehen leichter zu machen.«*

Andrej Belyj verfocht in der russischen Literatur eine besondere Art von Symbolismus. Sein Symbolismus ist weder ästhetisierende Dekadenz noch anarchischer Mystizismus, noch eine Auferstehung des Heidentums. Ihm liegt eine moralisch-religiöse Weltanschauung zugrunde. Belyjs Symbolismus besteht in der Negation der höchsten Werte der Wirklichkeit als solcher und ihrer Erkenntnismittel; das symbolistische Schaffen kann nur bedeuten, das Leben zu schaffen, und dies wiederum bedeutet, in den Sinn des göttlichen Geheimnisses einzudringen.

Auf die Frage, wie und wann Andrej Belyj Symbolist geworden sei, läßt der Dichter selbst »sein Gewissen« antworten: »Symbolist bin ich nie geworden, ich bin es von Anfang an gewesen.« Im reifen Mannesalter, als der Schriftsteller schon über reiche anthroposophische Erfahrung verfügte, beleuchtete er in seinem Buch »Warum ich Symbolist geworden bin« die Entwicklung des »symbolistischen« Bewußtseins seiner Kindheit: »... Das Thema des Symbolismus erklang in meiner Seele von frühester Kindheit an... in den Spielen

---

* Lev Tolstoj, aus dem »Tagebuch«, 18. Mai 1906. Diese Worte Tolstojs nahm Belyj als Epigramm für das Buch »Warum ich Symbolist geworden bin und niemals in meiner geistigen und künstlerischen Entwicklung aufhörte, ein solcher zu sein« (1929).

des Vierjährigen gehörte der Symbolismus der Wahrnehmungen, wie ich ihn zuletzt erkannt habe, zu den innersten Gegebenheiten des kindlichen Bewußtseins; ...als Vierjähriger spielte ich ›Symbole‹; in dieses Spiel konnte ich aber weder Erwachsene noch andere Kinder einweihen; ...und ich versteckte mich (so wurde ich mit vier Jahren zum ›Esoteriker‹).«[5]

Diese »esoterische« Kindheit und Jugend des Dichters dauerte bis zu seinem 17. Lebensjahr. Weder der Mutter noch dem Vater mochte Andrej Belyj seinen Symbolismus, das heißt, sein Weltempfinden, entdecken: die beiden standen dem fern und hätten ihn nicht verstanden. Allein die Familie Michail Sergeevitsch Solovjevs (des Bruders des bekannten Philosophen Vladimir Solovjev) hatte Verständnis für ihn und gab ihm den Impuls, seine Innenwelt schreibend zum Ausdruck zu bringen. Im Kreise dieser Familie, die für Belyj eine Art »zweiter Heimat« geworden war, konnte er als Schriftsteller entdeckt werden: »Um das ›Künstlertum‹ in sich selbst zu entdecken, benötigt man eine besondere Kultur, die die Seele öffnet, wie eine Flasche den Korkenzieher; solch fördernder Korkenzieher war für mich das Haus Solovjevs, jene besondere Kultur der Künste, in welcher ich seit 1895 zu atmen begann; hier war es einerseits die Erziehung des Geschmacks durch die guten Beispiele: Schiller, Shakespeare, Puschkin, Tjutschew, Fet, Schukowskij etc. Andererseits war hier Kühnheit und Vorurteilslosigkeit im Geschmack: Verlaine, Maeterlinck, Impressionisten, Präraffaeliten, Ruskin etc. Schließlich bekam ich hier das Bewußtsein, daß sich in Gedichten und in Prosa auszudrücken, ›nicht beschämend‹, sondern ganz natürlich ist.«[6] Es war Michail Solovjev, der die Geburt des Schriftstellers in die Gesellschaft förderte: er gab das Geld zur Herausgabe der »Dramatischen Symphonie«, und Michail Solovjevs Sohn Sergej Solovjev, der enge Freund des Dichters, schuf für ihn das farbige Pseudonym ›Belyj‹ (»Weiß«).

Nach seinem Erstlingswerk eroberte sich Belyj in kurzer Zeit mit seinen vielen Gedichten, drei weiteren Symphonien sowie literaturtheoretischen Aufsätzen über den Symbolismus einen führenden Platz im literarischen Leben des damaligen Rußland. Im Symbolismus sah Belyj keine selbstgenügsame Kunstrichtung. Für ihn war der Symbolismus der Weg zu einer universalen lebenschaffenden

Lehre, ein Streben nach dem, was die Kunst überragt – nach einer neuen geistigen Wahrnehmung und der Verwandlung der Wirklichkeit: »Der Symbolismus ist der Same des Mythos; und der Mythos ist der Same eines neuen Lebensmysteriums, in dem sich die Grenze zwischen dem Leben und dem Schöpferischen verwischen. Der Symbolismus der Kunst enthält den Lebensbaum des Kommenden.«[7] Mit seiner theoretischen Fundierung des Symbolismus als philosophischer Welterkenntnis versucht Belyj, eine neue künstlerische Geisteswissenschaft zu begründen: »Wir rufen dazu auf, den Weg des Wahnsinns zu verlassen, den Weg zu gehen, der da führt zur kalten Klarheit der Kunst, zur Histologie der Wissenschaft, zu einer Erkenntnistheorie, die streng ist, wie die Musik Bachs.«[8]

Der Symbolismus war für Andrej Belyj die schöpferische Wirklichkeit, der Akt der Welterkenntnis selbst, in dem er das Symbol als reales Abbild des Geistes in der menschlichen Seele erlebte. »Das Symbol ist ein Bild, das aus der Natur genommen und durch das Schöpferische verwandelt worden ist. Das Symbol ist ein Bild, das in sich Erleben des Künstlers und Züge, die der Natur entnommen sind, vereint.« Daher war es für ihn auch unvorstellbar, ein Leben außerhalb des Geistes, ohne die Erfahrung des Geistigen, überhaupt zu leben. Dieses Streben zum Geistigen brachte Belyj Rudolf Steiner nahe. Die »Termini und Erkenntnistheorien Belyjs, wie seltsam sie ihrem Wortverständnis nach auch klingen mochten, zeigten dennoch der Erkenntnis und dem Schöpferischen denselben Ausweg, den Steiner schon angedeutet hatte«.[9]

Den Höhepunkt der Symbolismuslehre Belyjs bildet sein Aufsatz »Die Emblematik des Sinns«, der im Jahre 1910 erschien. Dieser Aufsatz wurde vor der Begegnung mit Rudolf Steiner geschrieben, deckt sich aber nach Meinung Belyjs mit der ihm bis dahin unbekannten Weltanschauungslehre Rudolf Steiners. Er ist ein »Meilenstein auf dem Weg zum Geistigen Wissen«.[10]

Über denselben Artikel schrieb Belyj im Jahre 1928: »Bis heute ist es mir peinlich, wenn ich unterstreichen muß, daß der Kurs, den Steiner 1914 ›Über Makro- und Mikrokosmisches Denken‹ abhielt, eine zwar anthroposophische, um nichts weniger aber vollständige Umschrift meiner ›Emblematik des Sinns‹ ist.«[11]

Belyj brachte in die Anthroposophie Rudolf Steiners seine Symbolismuslehre ein, die seiner späteren Überzeugung nach zutiefst anthroposophisch war. In der Person Rudolf Steiners fand Andrej Belyj die Fortsetzung seines inneren geistigen Weges und zugleich den langgesuchten lebensnotwendigen geistigen Lehrer.

Die Suche nach dem Geistigen

Die Weltanschauung des jugendlichen Belyj begann sich zu formieren unter dem Einfluß der altindischen Philosophie, der Philosophie Schopenhauers und der Werke der Blavatskaja »In den Höhlen und Dschungeln Hindustans« und »Die Blauen Berge«; diese Bücher riefen in ihm ein »explosionsartiges Interesse« an der Theosophie hervor. Später ließ der philosophisch schon hochgebildete Belyj auf seinem Weg zum Symbolismus die Philosophien Kants, Rickerts und Cohens zurück und wendete sich erneut der Theosophie zu. Er las Besant, Mead und Leadbeater, studierte ausführlich »Die Geheimlehre« der Blavatskaja und nahm an den theosophischen Zirkeln in Moskau teil.

1908 lernte der Dichter Anna Rudolfovna Minzlova*, eine der ersten Schülerinnen Rudolf Steiners, näher kennen, die ihn schon 1906 in München zu einem Vortrag Steiners eingeladen hatte, den Belyj damals jedoch nicht besuchte. In der zweiten Jahreshälfte zog sich Belyj mit Minzlova auf das Landgut Bobrovka G. A. Ratschinskijs im Tverer Gouvernement zurück. Dort meditierte er unter Minzlovas Anleitung und arbeitete an seinem Roman »Die silberne Taube«, in dem sich seine meditativen Erfahrungen deutlich widerspiegelten. »Die silberne Taube« erschien im Jahre 1910 und thematisierte die Belyj quälenden Fragen des Geistigen und des Schöpferischen: Wo findet die suchende Seele ihre Rettung: im Wahnsinn des Ostens oder in der Rationalität des Westens? Der Roman deutet den Weg schon an: Vernunft und Wissen müssen an den Okkultismus des Ostens angelegt werden.

---

* Siehe Kapitel »Rudolf Steiner und die Russen«.

Wie Belyj später selbst bemerkte, bewegte sich zwischen 1901–1911 sein Denken nicht in den Termini der Steinerschen Erkenntnistheorie, Inhalt und Terminologie seiner theoretischen und literarischen Arbeiten wiesen jedoch, ungeachtet aller ihrer sprachlichen Merkwürdigkeit, der Erkenntnis und dem Schöpferischen denselben Weg, den Steiner schon aufgezeigt hatte.

Im Jahre 1911 beteiligte sich Belyj aktiv an einem Gesprächskreis über die Werke Rudolf Steiners, den sein Freund und Gleichgesinnter Ellis ins Leben gerufen hatte. Durch die Teilnahme an diesem Kreis wurde dem Schriftsteller klar, daß seine frühere Arbeit mit Minzlova im Grunde nichts anderes als ein Studium der Kurse Rudolf Steiners war.

Durch die Suche nach einem erfahrenen geistigen Lehrer und Führer näherte sich Belyj innerlich Rudolf Steiner an. Nach Minzlovas geheimnisvollem Verschwinden im Jahre 1910 verstärkte sich sein Bedürfnis nach unmittelbarem persönlichen Kontakt mit seinem geistigen Lehrmeister. Die Reise durch Italien und Nordafrika im Jahre 1910/11 war für ihn das »Signal« für die bevorstehende Begegnung mit Steiner: »Das Märchen des Weges stand mir bevor: er führte... nach Dornach; es sollte von irgendwo her ferne ›Die Stimme der Stille erklingen; Tunesien, Afrika waren Signale: die Erholung vor dem Aufstieg in die Berge: ganz unmittelbar vor mir stand die Sphinx, es erwartete mich: – das Grab des Herrn; und weiter – aus der Ferne erhob sich die Kuppel des Johannesbaues.«[12]

Die Begegnung

> »Was ist die Linie der menschlichen Entwicklung? Der ewige Wechsel der Augenblicke und das Leben im Augenblick.«*
> »Der Augenblick meiner ersten Begegnung mit Rudolf Steiner läßt im Moment

---

* Andrej Belyj, »Linie, Kreis und Spirale des Symbolismus«, Trudy i dni« (Werke und Tage), N° 4–5, 1912, S. 13.

des Erinnerns sogleich das Thema sämtlicher Erinnerungen aufklingen; als er in die Ewigkeit fortgegangen war, verstand ich rückblickend, daß der erste Augenblick unserer Begegnung alles vorgeprägt hatte, was im Laufe der Jahre geschah.«*

Äußere Ereignisse, Differenzen mit vielen seiner Freunde, das Gefühl, in Moskau nicht verstanden zu werden, veranlaßten Belyj, aus Rußland zu »fliehen« und mit Assja Turgeneva nach Brüssel zu reisen, wo jene Malerei studierte. Im Ausland faßte Belyj den Plan zur Vollendung seines zweiten Romans »Petersburg«, der die innere Fortsetzung der »Silbernen Taube« werden sollte.

Die Begegnung mit Rudolf Steiner war für Belyj eine innere Notwendigkeit auf dem Weg zur Selbstfindung. Belyjs Freund, der Übersetzer und Symbolist Alexej Petrovskij, informierte ihn Anfang April 1912 brieflich über einen Vortrag, den Steiner Anfang Mai in Köln halten sollte. Der langgehegte Wunsch, Steiner persönlich zu treffen, war für Turgeneva und Belyj zur Lebensnotwendigkeit geworden. Am 5. Mai 1912 reisten sie in Köln an. »Mit einer Flasche Rheinwein tranken wir uns Mut an und machten uns auf den Weg zur Kölner ›Loge‹; wir klingeln: es öffnet eine Frau mit strengem Gesichtsausdruck, ganz klaren, blauen, durchdringenden Augen und wogendem goldenen Haar.

›Womit kann ich dienen?‹

›Ist Dr. Steiner schon eingetroffen?‹

›Er ist da.‹

›Wir möchten ihn sprechen.‹

›Er ist beschäftigt.‹

›Wir sind extra aus Brüssel hierher gekommen.‹

›Der Doktor bekommt sogar Besuch aus der Neuen Welt; alle müssen warten: manchmal bis zu zehn Tagen; so sehr ist er beschäftigt.‹

Wir nannten die Namen einiger bekannter Theosophen (Grigorov, Sabaschnikov, Ellis, Christoforova).

Die Dame dachte nach:

---

* Andrej Belyj, »Verwandeln des Lebens«, Basel 1971, S. 11.

›Warten Sie, ich bin gleich zurück.‹

Wir blieben an der Tür stehen: sie kam zurück.

›Kommen Sie in einer Stunde noch einmal: der Doktor wird in der Loge lesen; sie können teilnehmen.‹

So gerieten wir völlig unerwartet und ohne jegliche Befugnis in einen nicht öffentlichen Vortrag in der Loge; die Erlaubnis hatte Steiner selbst gegeben. Sofort war klar: die Atmosphäre begünstigte eine Begegnung (welcher Art konnten wir nicht wissen). In dem mit dunkelblauem Stoff verhangenen Raum waren in Tuniken aufs feinste abgestufter verschiedener Farben (rosa, weiß, lila, fliederfarben, schwarz) gekleidete Frauen mit sehr blassen Gesichtern, sehr kurzen Haaren; einige trugen an der Brust ein Kreuz; vor dem Pult blühte ein Strauß roter Rosen; die Atmosphäre gefiel uns...«[13]

»Drei Minuten später kam Steiner... klein, hager, scharf umrissen, ...ging zum Vortragspult hinauf und begann zu sprechen; ...Steiner spricht zornig, trocken, im Baß, manchmal fängt er an zu schreien, machmal samtig zu singen, doch spricht er so, daß sich jedes Wort wie ein unauslöschliches Zeichen in deiner Seele eingräbt. Alle, die ich je gehört habe, sind Säuglinge im Vergleich zu Steiner, was die rein äußerliche Fähigkeit zur wirkungsvollen Rede betrifft; manchmal führt er die Handflächen heftig gegen die Zuhörer, und die Geste der Handflächen ist ein beinahe physischer Schlag ins Gesicht. In seinem Gesicht zerreißt das Gesicht; von dort blickt ein anderes, um seinerseits zu zerreißen und ein drittes Gesicht freizusetzen.

Im Verlauf des Vortrags passierten vor mir zehn Steiner, einer aus dem anderen hervorgehend, keiner dem anderen gleichend, aber von etwas Einheitlichem durchdrungen: im Verlauf des Vortrags war er ein Spanier, ein feuriger Brand, ein katholischer Kardinal, ein Schullehrer, ein nordischer Recke. Die Kraft und Gewalt seines Blicks waren so, wie ich sie jedenfalls noch *nie bei jemandem gesehen habe*. Um ihn Lichtbündel; auf der Brust schwimmt eine Lichtwolke, die die Farbe wechselt: Assja und ich, wir sahen die Veränderungen der Farbe in ein und demselben Augenblick. Seine *Aura* ist unwahrscheinlich und fast immer zu sehen, aber wenn er angespannt spricht, blendet sie... Im Antlitz die Maßlosigkeit rein menschlichen Leidens, eine Mischung aus Zartheit und verrückter Kühnheit.

Das war der erste Eindruck.«[14]

Noch am gleichen Tag besuchte Belyj abends den öffentlichen Vortrag »Christus und das XX. Jahrhundert«. Am folgenden Tag fand das erste persönliche Gespräch statt, wobei Marie von Sivers dolmetschte. Rudolf Steiner lud Assja Turgeneva und Andrej Belyj zum Ende des Sommers nach München ein, um sich dort ausführlich zu unterhalten und mit der »Sache« Steiners vertraut zu machen.

Nach der Begegnung mit Rudolf Steiner spürte der Schriftsteller eine deutliche Veränderung in seinem Leben, er hatte eine gewisse Linie überschritten, die »sein Leben in zwei Teile trennte: vor dem Mai 1912 und danach«.

Der Weg im Zeichen Rudolf Steiners

»Steiner spricht dann in den Herzen,
wenn alle Worte zu Ende sind.«*

Es war ein inneres Streben, das Andrej Belyj zu Steiner führte. Die Person und die Lehre des Begründers der Anthroposophie gaben dem Dichter den notwendigen Anstoß zur weiteren Entwicklung seines Symbolismus innerhalb der anthroposophischen Kultur. Für viele seiner Moskauer Freunde bedeutete die Hinwendung zu Steiner jedoch eine Abkehr vom Symbolismus. Zu der strahlenden Freude Belyjs über die Begegnung mit Rudolf Steiner gesellte sich die bittere Erfahrung, von seinen nicht anthroposophischen Freunden in Moskau nicht verstanden zu werden. Daß Belyj seine symbolistische Weltanschauung mit der Anthroposophie Steiners gleichsetzte, wollte kaum jemand verstehen.

Anfang Juli 1912 kamen Andrej Belyj und Assja Turgeneva in München an. Seither unterhielt der Schriftsteller engen Kontakt mit Steiner; die anthroposophische Literatur studierte er aufmerksam, er besuchte Steiners Vorträge, widmete sich der Meditation und wandte sich verstärkt dem Studium der deutschen Sprache zu. Wie

---

* Andrej Belyj, »Verwandeln des Lebens«, Basel 1975, S. 14

Belyj in seinen Erinnerungen bezeugt, traf er sich im August 1912 während der Vorbereitung und Durchführung der Mysteriendramen Rudolf Steiners sowie des theosophischen Kongresses wöchentlich mit Steiner und erstattete ihm schriftlich und mündlich Bericht über die Arbeit, die er an sich selbst ausführte.

Er wurde Mitglied der Anthroposophischen Gesellschaft (im Jahre 1912 war die Deutsche Sektion unter der Leitung Rudolf Steiners noch Teil der Theosophischen Weltgesellschaft). Als Autor von 13 Büchern und ideologischer Führer des Symbolismus war er es gewohnt, auf andere Menschen einen prägenden Einfluß auszuüben. Seine ungenügenden Deutschkenntnisse und zudem der dogmatische Geist, den die »anthroposophischen Tanten« verbreiteten, bewirkten indessen, daß der russische Schriftsteller, der gekommen war, in einem für ihn neuen und ungewohnten Milieu zu leben und zu arbeiten, in eben diesem Milieu als ein NICHTS unter der Bezeichnung »Herr Bugaev« fungierte. Es ergab sich, daß der dreißigjährige Dichter »Herr Bugaev« in der Gesellschaft im Bewußtsein vieler einem »Mütterchen« als »Söhnchen« zugeordnet wurde, und zu einem solchen Mütterchen machte man Madame Steiner. Andrej Belyj ließ sich aber von dem Milieu der »anthroposophischen Tanten« nicht entmutigen und widerstand der Versuchung wegzulaufen. Später nannte er die allgegenwärtige »anthroposophische Tante« eine armselige Schaubudenfigur vor den Toren des »Tempels der Erkenntnis«; wer diese Tore durchschritt, betrat die wunderbare Landschaft der anthroposophischen Bewegung und begegnete wirklich bemerkenswerten Menschen.[15]

Über die ersten Monate seiner gemeinsamen Arbeit mit Rudolf Steiner berichtete Belyj ausführlich seinem engen Freund, dem Dichter Alexander Blok:

»Mit einem Wort: in München gelandet, befanden sich Assja und ich auf einmal zwischen dem Doktor und zwei bis drei seiner wirklichen Schüler sowie unter *Hunderten von Theosophen*... Oberflächlich gesehen wird in der Bewegung geklatscht, über andere schlecht geredet, Unsinn erzählt, geflirtet; es werden Gerüchte verbreitet – kurz gesagt: *wie überall*. Aber die wirklichen Schüler arbeiten für sich alleine. Der Doktor (*eine einzigartige, unvergleichliche, in der Welt noch nie dagewesene Erscheinung*) bringt als einziger die einen mit den anderen zusammen, indem er sich für

Hunderte von Gewöhnlichen ganz bewußt opfert für sehr wichtige Ereignisse in der nahen Zukunft. *Aber nur der Doktor bringt die einen mit den anderen zusammen*... Und wir hörten einfach zu, schwiegen, lernten, wurden müde und legten Prüfungen ab. (Jedes Treffen mit dem Doktor war eine Prüfung) ... In dieser Zeit beendeten wir einen Kurs, sahen die Mysteriendramen an; danach fuhren wir nach Basel zu dem neuen Vortragszyklus des Doktors über *Das Markus-Evangelium*... Um es äußerlich auszudrücken: Ich habe niemals etwas Genialeres gehört. – In Basel gaben wir dem Doktor einen Bericht (mit Zeichnungen und Schemen), und wir fuhren nach Vitznau (in der Schweiz), um dort für die Stunde beim Doktor zu arbeiten (jetzt haben Assja und ich jeder einen Vortrag für ihn). Einen ganzen Monat lebten wir in vollständiger Zurückgezogenheit in einem Dörflein in den Bergen. Die Zeit verging so: Arbeit vom Morgen bis in die Nacht (Meditation, der Vortrag für den Doktor, der Roman ›Petersburg‹, Deutsch, Studium der Vortragszyklen, Artikel für die Zeitschrift ›Werke und Tage‹). Wir sind buchstäblich einen ganzen Monat nicht aus dem Zimmer herausgekommen. – Danach lud uns eine der besten Schülerinnen des Doktors in die Nähe von Stuttgart ein, um mit ihr dort zu arbeiten (in einem kleinen Dörflein am Wald); und hier verlebten wir wieder mehr als vier Wochen; und wieder: Arbeit, Meditation, der Roman, Schemen. – Und so werden wir morgen nach München fahren, wo wir den Doktor treffen und ihm berichten werden (sowohl mündlich als auch schriftlich); in München wird sich unser weiterer Aufenthalt entscheiden. Entweder wird der Doktor uns befehlen, bei ihm in Berlin zu sein, oder er wird uns wieder in die Einsamkeit arbeiten schicken. Er sieht das besser. Das eine und das andere ist gleich gut. Hier ist mein Resümee der Früchte viermonatiger Arbeit – es öffneten sich unermeßliche Horizonte; die Genauigkeit und Strenge sich selbst gegenüber nahm stark zu; einerseits sind wir völlig erschöpft von den Meditationen, andererseits – frischer und kräftiger. Du fragtest: fanden wir das, was wir suchten? Ich antworte: ja, ja und nochmals ja! ... Aber das, was uns erst im rosigen Licht erschienen war, erwies sich als voller Dornen. Du fragst: und die Resultate? – Ich antworte: sie sind unbestreitbar, mathematisch genau. Deine verrücktesten Empfindungen werden genau meßbar, abwägbar, zählbar und vorhersehbar. Mein Vertrauen zum Doktor auf diesem Weg ist unbedingt. Du wirst fragen: Und die Vergangenheit? Die Kunst, das Leben, die Verbindungen?... Ich werde antworten: Nichts wird zur Seite gelegt: alles wird wesentlicher, alles leuchtet in einem neuen Licht. Ich sage nur: die Erinnerungen, Verbindungen und die Vergangenheit haben ihre allerstärkste Resonanz im Ätherleib, und die Arbeit beginnt mit der Reinigung des *Ätherleibes*, welche sich an einer ungewöhnlichen Lebendigkeit aller Erlebnisse zeigt, im Mittelpunkt von allem steht: ›*Erkenne dich selbst*‹... Wieder von Neuem und noch einmal alles, ohne Verschönerung: noch einmal!«[16]

Neben der anthroposophischen Arbeit bei Rudolf Steiner beschäftigte sich Belyj mit der Vollendung des bekanntesten seiner Romane, »Petersburg«, der 1913/14 in St. Petersburg im Almanach »Sirin« erschien. Dieser Roman spiegelt Belyjs Erlebnisse mit der Anthroposophie wieder. Das Thema des Werkes: Revolution und Provokation. Ort der Handlung ist Petersburg im Jahre 1905. Nikolaj Apollonovitsch, Student, der Sohn eines bedeutenden und hochstehenden Senators Apollon Apollonovitsch Ableuchov verbindet sich, ohne nachzudenken, durch ein Versprechen mit einer revolutionären Partei. Der bekannte Terrorist Dudkin gibt ihm eine »Sardinenbüchse« mit schrecklichem Inhalt zur Aufbewahrung – eine Zeitbombe. Der Provokateur Lippantschenko, eine anerkannte Person sowohl bei der Polizei als auch in der Partei, die Triebfeder aller Ereignisse ist, fordert anonym im Namen der Partei Nikolaj Apollonovitsch auf, die Zeitbombe gegen seinen Vater einzusetzen. Als der kranke und schon fast verrückte Dudkin dies erfährt und damit die Provokation errät, tötet er Lippantschenko. Aber die Bombe ist schon von Nikolaj Apollonovitsch aufgezogen worden... und zufällig wird sie von dem unwissenden, aber vage ahnenden Vater in ein anderes Zimmer gebracht. Der Sohn, wie im Wahnsinn, sucht überall nach der Bombe und will sie in den Fluß Neva werfen... Aber die Bombe explodiert nachts im leeren Kabinett. Damit werden Vater und Sohn geistig getötet: der Vater denkt, daß der Sohn ihn umbringen will, und der Sohn kann dem Vater das Gegenteil nicht beweisen. Das ist nur das äußerliche Schema des Romans, »in Wirklichkeit aber sehen wir unbewußte Träger kosmischer Ideen... Ohne Kenntnis der Theosophie kann man weder einzelne Stellen noch den Roman in seiner Ganzheit verstehen«.[17]

Die Hauptfabel des Romans ist die bevorstehende ätherische Erscheinung Christi, um die herum sich die gesamte Romanhandlung bewegt: die Ankunft des kosmischen Christus soll die dunklen Kräfte der Revolution überwinden und das mongolische Chaos beseitigen. In einem Brief an Marie Jakovlevna Steiner charakterisiert Belyj seinen Roman wie folgt: »Im architektonischen Konzept des Ganzen ist mein Roman der zweite Teil der Trilogie ›Osten-Westen‹. Der erste Teil: ›Die silberne Taube‹ sagt ›nein‹ zum dunklen Osten in Rußland; der zweite Teil sagt ›nein‹ zum entstellten Wesen. Und nur im dritten Teil ›Die unsichtbare Stadt‹ sollte ›ja...‹ erscheinen.«[18]

Der dritte Teil der Trilogie wurde indessen nie geschrieben. Der einzige »Roman«, wo man das »Ja« erkennen kann, ist das Buch »Verwandeln des Lebens. Erinnerungen an Rudolf Steiner«, worin Belyj in der Persönlichkeit Rudolf Steiners und in der Anthroposophie die Problemlösung Ost-West sieht.

Dornach (1914–1916)

> »Dornach bedeutet eine Belastung, eine unsägliche Belastung, und die Wurzel aller erklärbaren Zwischenfälle, überraschenden Erkrankungen, des unfaßlichen Versagens, ist die Wurzel aller Wurzeln; diese Wurzel aller Wurzeln läßt sich folgendermaßen aussprechen: vor Dornach hatte unsere Bewegung keinen geographischen Mittelpunkt; sie war überall und nirgends: in Berlin, München, Kristiania, Den Haag und so weiter. Dornach ist eine Markierung auf dem physischen Plan: ein Stabsquartier, und das Goetheanum eine ragende Spitze, wie ein Blitzableiter, ein Punkt, wo die Blitze Luzifers und Ahrimans und der in ihrer Einflußsphäre stehenden Gesellschaften und Kollektive einschlagen;«*

* Andrej Belyj, »Verwandeln des Lebens«, Basel 1975, S. 331

In den Jahren 1912–1914 folgten Andrej Belyj und Assja Turgeneva Steiner durch die Städte Europas und hörten seine Vorträge. In dieser Zeit stand das Leben des Dichters ganz unter dem Zeichen der Vorlesungen Rudolf Steiners.

Anfang 1914 fuhr Belyj nach Dornach, um sich dort am Aufbau des neuen anthroposophischen Zentrums zu beteiligen. Der Johannesbau, wie das erste Goetheanum hieß, war zugleich Aufführungsort der Mysteriendramen und Hochschule für Geisteswissenschaften; zu seiner Errichtung sammelten sich zahlreiche Anthroposophen aus den verschiedensten Ländern. Begeistert von der Idee des kollektiven Schaffens, stürzte sich Belyj mit unglaublicher Selbstaufopferung auf die Arbeit an diesem Gebäude, das in der Tat eine unerhörte architektonische Neuheit darstellen sollte. Der Dichter, der in seinem Leben noch nie hatte körperlich arbeiten müssen, war sofort fasziniert davon, sich mit dem Stemmeisen in der Hand an den prächtigen Schnitzereien der Kapitelle und Architrave zu betätigen. Dieses für ihn neue, körperliche Tun ließ die Idee eines neuen Romans aufkeimen, in dem das positive Prinzip seines Weltempfindens deutlich zum Vorschein hätte kommen sollen: »Du gehst morgens auf die Arbeit und kehrst in der Nacht zurück: der Körper schmerzt, die Hände erstarren, aber das Blut pulsiert in irgendwelchen noch nicht dagewesenen Rhythmen, und dieses neue Pulsieren des Blutes läßt in dir irgendein neues Lied erklingen; ein Lied der Lebensbejahung, der Hoffnung, der Freude; beim Rhythmus der Arbeit ist mir schon deutlich der dritte Teil der Trilogie klargeworden, der das reinste ›JA‹ sein soll; und so stelle ich es mir vor: noch ungefähr drei Monate werde ich Holz schlagen und mir dabei die letzten Reste der abscheulichen ›Taube‹ und des splinigen ›Petersburg‹ von der Seele werfen, um dann sofort in den dritten Teil der Trilogie einzutauchen ... Jetzt möchte ich öffentlich sagen, ›in welchem Namen‹ ich so eine Ablehnung gegen die heutige Zeit in den Romanen ›Petersburg‹ und ›Die Taube‹ geäußert habe. Zuerst will ich aber den Architrav in unserem ›Bau‹ fertig behauen.«[19]

Doch die vielen Wechselfälle in Belyjs Leben brachten es schließlich mit sich, daß dieser dritte Teil der Trilogie nie geschrieben werden konnte.

Andrej Belyjs schöpferisches Leben besaß in Dornach einen, wie er selbst erklärte, »meditativen Charakter«, es war die Grundlage für alles, was er im folgenden schrieb. Es war in Dornach, wo sich die Konturen der literarischen Arbeiten abzeichneten, deren Ausführung in den darauffolgenden Abschnitt seines Lebens fiel.

Dennoch schrieb Belyj nebenbei anthroposophisch inspirierte Gedichte, die dann im Sammelband »Zvezda« (Der Stern) erschienen, führte ein Gedankentagebuch (das sich in seinen späteren »Krisenschriften« widerspiegelt), schrieb 1915 unter dem Einfluß Rudolf Steiners das Buch »Rudolf Steiner und Goethe in der Weltanschauung der Gegenwart – Seminare und Studien zu Fragen des anthroposophischen Goetheanismus und der anthroposophischen Methodik«.[20] Die Intensität und Angespanntheit der Arbeit in Dornach wurden für die feine, sensible Natur Belyjs zu einer zu schweren Prüfung, die sich der Schriftsteller zu erleichtern suchte, indem er sich auf Rat Steiners in entlegene Orte zurückzog, um sich dort ganz der Literatur und der inneren Verarbeitung der Dornacher Erfahrungen zu widmen. In solcher Abgeschiedenheit verfaßte Belyj seinen autobiographischen Roman »Kotik Letaev«.* Dieser Roman ist so etwas wie ein Sproß aus Belyjs Dornacher Lebensabschnitt: »Nicht Luzifer, sondern Ahriman marschierte auf Dornach. So wie der Minuspol die positive Ladung des anderen Pols mobilisiert, so rief die nahende ahrimanische Gewitterwolke in Dornach eine Entladung luziferischer Kräfte über unsere Seelen hervor; dies war es, was sich als die vielgestaltige Dornacher ›Romantik‹ äußerte... er (Rudolf Steiner) lud mich zum Abendessen ein, klopfte mir auf die Schulter und sagte: ›Das ist ein Buch, das in Ihrem Blut geistert, Sie müssen es schreiben.‹ Schließlich schickte er mich väterlich mild, mit einem halb traurigen, halb verschmitzten Lächeln, in die Berge, weit fort von Dornach: ›Fahren Sie! Gehen Sie; mindestens für sechs Wochen. Aber kommen Sie ja nicht ohne ein so-o-o dickes Manuskript zurück!‹ – Und er zeigte, wie dick das Manuskript sein sollte; ich glaube, es hätte mindestens fünf Pud gewogen. Natürlich machte er Spaß; aber ich blieb in den Bergen, reagierte meine ›romantischen Stimmungen‹ nicht vor den Menschen, sondern vor den schneebedeckten Gipfeln ab und kehrte mit

* Kotik ist gleichzeitig die Verkleinerungsform von Nikolaj, wie es auch Katerchen bedeutet. Letaev ist der Familienname, der vom Verb »Letat'«–, »fliegen« abgeleitet ist.

einem Manuskript nach Dornach zurück: das war ›Kotik Letaev‹, die reinste Frucht der Dornacher Monate; es ist an den Architraven mit herausgeschnitzt worden; die elektrische Spannung floß friedlich durch die Federspitze ab.«[21]

In »Kotik Letaev« erweist sich eindrucksvoll Belyjs ungeheure Begabung, die angeeigneten, geisteswissenschaftlichen Gedanken Rudolf Steiners künstlerisch zu verarbeiten und an das Verstehen seiner eigenen frühen Kindheit anzulegen. Der Roman fand zu Recht auch bei der nicht anthroposophischen Kritik eine positive Aufnahme. Der russische Publizist Ivanov-Razumnik schrieb über »Kotik Letaev«: »das, was in den Büchern Steiners (ich unterstreiche in den Büchern, denn die persönliche Darlegung... ändert die Lage der Dinge) ... für den ›Leser‹ (nicht für den ›Erlebenden‹) unlebendig, schematisch und tot erscheint – eben das zwingen Sie als Künstler den Leser zu erleben, wie einen eben nur ein Künstler dazu zwingen kann.«[22] Sogar Trotzkij, der Belyj als Schriftsteller vernichtend beurteilte, mußte zugeben, im Roman »fänden sich interessante, und nicht selten innerlich überzeugende psychologische Einsichten«.[23]

Das erste Goetheanum wurde während des ersten Weltkriegs errichtet. Unter den Mitarbeitern am Bau, die verschiedenen kriegführenden Nationen angehörten, entstanden Konflikte, unter denen Belyj sehr litt. Dem heimatliebenden russischen Schriftsteller lag jeglicher primitive nationalistische Chauvinismus fern. Im Dornacher Milieu hatte man kein Verständnis für seine Beziehung zu Rußland, für das er Wege einer neuen geistigen Entwicklung suchte. Und dieses Unverständnis seitens einiger seiner anthroposophischen Gesinnungsgenossen verursachte in ihm ein Gefühl des Schmerzes und der inneren Unausgeglichenheit. Die sich anbahnende innere Krise verstärkte sich auch dadurch, daß Belyj innerhalb der zahlreichen anthroposophischen Gemeinde nicht die ihm gebührende Anerkennung als Schriftsteller und Denker fand und daß viele statt dessen in ihm nur den Nachtwächter am Goetheanum sahen (er leistete tatsächlich eine Zeitlang an der Baustelle solche Dienste). Gegen Ende seines Aufenthaltes am Goetheanum befand sich der Dichter in einem düsteren Gemütszustand: »Du kommst physisch und moralisch erschöpft aus der ›Kantine‹ (das heißt einer Holzbaracke, wo wir um fünf Uhr nach der Arbeit Kaffee trinken) nach Hause, wo sich hinter der Zwischenwand ›böse‹ Hexenblicke kreuzen, die Dich verleumden, wo Du aus dem Geknister der fremdländischen Worte aus der Menge, die Dich wie einen Dummkopf verachtet, ja sogar manchmal haßt, als Russen, zu dem der Doktor ein sympathisches Verhältnis hat: mit dem Bewußtsein, daß Du nach einer Reihe von unausweichlichen Monaten verdammt sein wirst, Dich unter verrückten ›okkulten‹ alten Jungfern zu bewegen und zu sehen, wie Deine Frau, fast in eine Arbeitsmagd verwandelt, mit dem Hammer auf das schwere Holz klopft und dabei ihre Kräfte ausklopft (sie will es selbst so!), verdammt ist, in der Wolke widerlicher Klatschereien und in einer unbeschreiblich feindlich-ekelhaften Atmosphäre eben dieser unserer ›Kantine‹ zu leben – und mit solch einem Bewußtsein kehre ich nach Hause zurück, beginne den Ofen mit stinkenden ›Briketts‹ zu heizen (wissend, daß jetzt der ›Brikettgestank‹ kommt) und bin manchmal von einer wahrhaften Ausweglosigkeit ergriffen. Es erhoben sich in der Seele alle theoretischen geistigen Tragödien, die wir unter den Bedingungen unseres Lebens konkret durchlebt haben (z. B. ›Ost und West‹), es erhoben sich alle meine persönlichen Tragödien, die Ihnen verständlich waren, wenn ich sie erzählen würde, und ebenso halbverständlich als Nicht-Mitgliedern unserer Gesellschaft; das alles verstärkte sich durch die Begleitung von Kanonendonner und dem Wehen der Winde...«[24]

Später noch, als Belyj 1927 in Rußland seine Dornacher Periode darstellte, ließ er nicht von der Verurteilung jenes Milieus ab, in dem er den ihm zustehenden Platz nie hatte einnehmen können:

»So bin ich mit meinem komplizierten 30jährigen Leben tatsächlich in der Unerkanntheit durch das mittlere Niveau der Anthroposophischen Gesellschaft verloren gewesen; und in den Jahren 1913, 1914 dachte ich ernsthaft, es gibt mich schon ›*nicht*‹; alle persönlichen Variationen meines ›ICH‹ wurden durch die ›*die allgemeinen Klammern*, die mir angezogen worden waren, erledigt; aber dagegen erhob sich über dem Gefangenen das häßliche, sprachlose, individuelle ›ICH‹, dessen Ausdruck gebunden war, auf den Adlerflügeln: solch ein Aufstieg, solch einen Höhenflug des Wissens habe ich nie in meinem Leben erlebt; und dieser ›*Höhenflug*‹ brachte mich an den Leuten vorbei zu meinem Lehrer Rudolf Steiner, von dem ich während vier Jahren unermeßlich viel bekam. Es ist selbstverständlich, daß sich Steiner zu mir nicht auf der Linie des mittleren Niveaus seiner Zuhörer verhielt; man fragt: warum hat er *für mich* in der Anthroposophischen Gesellschaft NICHT eine geeignetere Stelle *gefunden*; für die Erklärung dieser Tatsache müßte ich mit einem Traktat ausbrechen über seine komplizierte, schwer verständliche, paradoxe Beziehung zur Anthroposophischen Gesellschaft. In Wirklichkeit war er sogar kein Mitglied der Anthroposophischen Gesellschaft.«[25]

Seine völlige Ablehnung des mittleren anthroposophischen »Tantenmilieus« erschütterte nicht im geringsten Belyjs Glauben an Rudolf Steiner und die Anthroposophie, in der er große Möglichkeiten für die schöpferische Freiheit erblickte. Kurz vor seiner Abreise nach Rußland schrieb Belyj aus diesem Anlaß an Marie Steiner: »... ich glaube an jedes Wort meines Lehrers Dr. Steiner und möchte seinen Worten auf meinem Wege folgen; alles aber, was nicht von ihm persönlich kommt, was bloß Worte über mich sind, weitergereichte Charakteristiken, Hypothesen, Meinungen, all das muß ich der wahren Welt meines Bewußtseins gegenüberstellen... allen Strömungen zum Trotz kam ich aus *freiem Willen* zum Doktor, beugte mich aus *freiem Willen* vor der Wahrheit seiner Worte, will mich aus freiem Willen nach dem strengsten Maßstab im Lichte der Lehre des Doktors prüfen. Von manchen Teilen der Welt meines früheren Denkens habe ich bis heute nicht Abstand genommen; ich bemühe mich nach Kräften, sie anthroposophisch durchzuarbeiten, um in die Lage zu kommen, über die anthroposophischen Wahrheiten so sprechen und denken zu können, wie sie sich in meiner Welt des Denkens spiegeln, nicht nachbetend, sondern aus tiefster Überzeugung.«[26]

Belyj hat in Dornach nicht viel geschrieben, aber sein Leben dort war von einer nicht weniger wichtigen Arbeit erfüllt: Meditationen, Tagebücher, Berichte an Steiner, grundlegendes Studium der dreißig Vortragszyklen, Besuch von mehr als 400 Vorträgen Steiners, aufmerksames Studium des Goetheanismus, körperliche Arbeit am Bau des Goeheanum.

In der Mitte des Jahres 1916 wurde Andrej Belyj zum Kriegsdienst einberufen und mußte Dornach in Richtung Heimat verlassen. Über Frankreich, England und Skandinavien erreichte Belyj im September 1916 Moskau. Belyj beschreibt diese für ihn grauenhafte Reise in seinem seltsamen autobiographischen Werk »Aufzeichnungen eines Sonderlings« detailliert und in einem originellen Stil, der den Stempel seiner seelisch-geistigen Anspannung trägt.

Die Heimat begegnet ihm grau und traurig: in der Luft lagen allgemeine Unzufriedenheit und wachsender Aufruhr. Dieser Aufruhr gipfelte in der Revolution von 1917, die Belyj zuerst begeistert aufnahm; er verfocht den Gedanken der drei Revolutionen: der politischen, sozialen und geistigen. Belyj war deshalb der Ansicht, die soziale und politische Situation könne man nicht nur auf dem Wege der Änderung der äußeren Lage verbessern, sondern durch eine innere, geistige Revolution; der Grund der sozialen und politischen Ungerechtigkeit liege im Bewußtsein; die äußere, konkrete Situation sei aber nur das Symptom einer seelischen Krankheit, die sich in der Zersplitterung des Bewußtseins zeige. Der Schriftsteller setzte sich für das Prinzip der Räteverwaltung ein, er hoffte im Jahre 1917, daß in diesem Prinzip sich auch der geistige Umbruch entwikkeln könne. Als mit der Zeit die Macht der Räte in Rußland zur Sowjetmacht verkam, war Belyj von der Revolution zutiefst enttäuscht.

Zu Beginn der revolutionären Ära stellten sich den russischen Anthroposophen gewaltige kulturelle Aufgaben: in ihrer neuen Formation sollte sich die russische Kultur mit der Kultur der Anthroposophie verbinden. Das war für Belyj der historische Augenblick für die Grundlegung einer anthroposophischen Lebenspraxis. Der Dichter setzte seine ganze Autorität in der russischen Öffentlichkeit ein, um die Menschen mit der wahren Persönlichkeit Rudolf Steiners und den Grundlagen seiner Anthroposophie bekannt zu machen. Er bemühte sich, im Umfeld der Anthroposophie einen Blumengarten der Kultur anzulegen, das heißt, die anthroposophische Kultur unter den Massen zu verbreiten. Diese gesellschaftliche »Propaganda« gab ihm zugleich die Möglichkeit, auch Nicht-Anthroposophen in die kulturelle Auseinandersetzung um die Anthroposophie einzubeziehen, so daß auch so hervorragende Kulturschaffende wie Berdjaev, Florenskij, Fürst Trubezkoj, S. M. Solovjev, Blok und Mereschkovskij an der Diskussion beteiligt wurden.

Enttäuscht von den Formen der westlichen anthroposophischen Gesellschaft und unter dem Einfluß des revolutionären Aufbruchs versuchte Belyj, einen neuen Stil für die gemeinschaftliche Kulturarbeit zu schaffen. Für eine kurze Zeit ist ihm das auch gelungen; unter seiner Mitwirkung entstand die »Freie philosophische Assoziation« (»Volfila«). Vom nachrevolutionären Petrograd aus entfaltete diese kulturelle Einrichtung ihre Tätigkeit über ganz Rußland. Im Verlauf von zwei Jahren (1920–1922) veranstaltete diese Assoziation über 300 öffentliche Vorträge und Versammlungen zu aktuellen Kulturfragen. Diese Vorträge wurden von zahlreichen Menschen aus verschiedensten gesellschaftlichen Schichten besucht.

Die Anthroposophie, die für Belyj in Dornach noch ein »esoterischer Lebensweg« gewesen war, kehrte nach der Revolution unter dem Thema »Anthroposophie als Kultur« in seinen literarischen und öffentlichen Auftritten wieder. 1918 erschien sein Poem »Christ ist erstanden«, worin er die Revolution als den Gedanken der weltweiten Brüderlichkeit unter den Menschen darstellt: Revolution als universales Verwandlungsmysterium, in dem die Menschen ihre materiellen Hülle abstreifen, um nur noch ihren Geistleib zu behalten, der sie mit dem Christusimpuls eint. 1917 schrieb Belyj seine »Glossolalija – ein Poem über den Laut«, das unter dem Eindruck von Rudolf Steiners Vorträgen über die Natur der Sprache entstanden ist.

Das Recht öffentlich aufzutreten, erhielten die russischen Anthroposophen nach der Februarrevolution 1917; die Intelligenz nahm nun gegenüber der Anthroposophie eine deutlich positivere Haltung an, Rudolf Steiners Name wurden von vielen hochgehalten, und die Anthroposophie stieß auf weitverbreitetes Interesse. Andrej Belyj arbeitete aktiv im Moskauer Zweig der russischen Anthroposophischen Gesellschaft mit. Während für den Dichter die Anthroposophie in Dornach noch »Welt«, »Deutschland«, »Meditation« und »Weltkrieg« gelautet hatte, bedeutete sie ihm dann in der nachrevolutionären Heimat »Rußland«, »Revolution«, »Volk«, »Skythentum« und »Volfila«. In den Jahren 1917/18 hielt Belyj in Moskau vor der anthroposophischen Gesellschaft den Vortragszyklus »Die Welt des Geistes«, in dem sich sein Studium der Kirchenväter zeigte, bei denen Belyj die von ihm gewünschte Form der Anthroposophie erblickte: nämlich in ihrer lebendigen Menschlichkeit und in ihrem Herzensimpuls. Ohne lebendige, tätige Persönlichkeiten wäre für Belyj die Anthroposophie eine zu »schöne Dame« gewesen. Im Moskauer anthroposophischen Zweig, der den Namen Michael Lomonosovs trug, fand Belyj jene Gemeinschaft von Menschen, die für ihn das »lebendige« Dornach bedeutete: »Bald fühlte ich mich von ganzer Seele zu ihr (der Lomonosov-Gruppe) hingezogen; sie wurde zu meiner eigenen. Ich sah in dieser Gruppe sowohl das Leben als auch ein Sprudeln der moralischen Phantasie, als auch Ernsthaftigkeit der Gedanken und Ehrlichkeit der Bestrebungen; es gab natürlich auch Defekte im ›gesellschaftigen‹ Leben, die sich aus der Gesellschaft ergaben, daß Menschen für sich alleine genommen interessanter und tiefer sind, als im Zusammenhang der ›Gesellschaft‹ gesehen; ... und doch: es war eine Freude, sich in einer Gruppe ehrlicher und gesunder Menschen zu fühlen, die alle bis zum höchsten Grade vorurteillos waren, sich nicht in eine ›gehorsame Herde‹ verwandelt hatten und nicht zersetzt waren von der Gangrän des ›gesellschaftlichen Esoterismus‹.«[27]

Belyj leistete seine ganze schriftstellerische, organisatorische und oratorische Arbeit unter unvorstellbaren äußeren Bedingungen. Nach der bolschewistischen Machtübernahme herrschten in Rußland unerträgliche materielle Zustände; die Dichterin Marina Zvetaeva beschreibt sehr eindrücklich die schlimme Lage, in der sich der Dichter befand, in ihren Erinnerungen an Andrej Belyj »Der gefangene Geist«. Unter anderem berichtet sie, wie Belyj, mitten in seinem Vortrag über den im Jahre 1921 verstorbenen Dichter Alexander Blok für alle unerwartet auf einmal schrie: »Vor Hunger! Vor Hunger! ... Seelisches Asthma! ... Ich habe kein Zimmer! Ich bin ein Schriftsteller der russischen Erde und habe keinen Stein, auf den ich mein Haupt legen könnte ... Ich habe ›Petersburg‹ geschrieben! Ich habe die Vernichtung des zaristischen Rußland vorhergesehen, ich habe das Ende des Zaren 1905 im Traume gesehen! ... Ich kann nicht schreiben! Das ist eine Schande! Ich muß für eine Plötze Schlange stehen. Ich will schreiben! Ich will aber auch essen! Ich bin kein Geist! Für Sie bin ich kein Geist! Ich möchte auf einem sauberen Teller essen, den Hering auf einem kleinen Teller und ich möchte ihn auch nicht selber abwaschen müssen... Und ich bin ein Proletarier – Lumpenproletariat. Deshalb trage ich Lumpen. Deshalb haben sie Blok zum Narren gehalten und wollen es mit mir genauso halten. Das lasse ich nicht zu! Ich werde schreiben, bis man mich hört. A-a-a-aa-a!«[28]

Ungeachtet aller Schwierigkeiten gab sich Belyj ganz seiner Arbeit hin, begeisterte sich für neue kulturelle Projekte, schriftstellerische Ideen und für die Geistesbildung. 1920 stellte Belyj in einem Brief an Rudolf Steiner sein Leben in Rußland so dar: »Rußland ist jetzt wunderlich: Die Rhythmen der geistigen Möglichkeiten wachsen durch die Schwierigkeiten und die Not des materiellen Lebens. Sehr vieles, was von außen dunkel zu sein scheint, kann die Peripherie sein tiefer liegender Schichten schöpferischer Kräfte: Schwer ist die Geburt eines neuen Lebens. Aber ich glaube an den Impuls des Lebens. Die geistige Arbeit wird schwer gemacht durch die Blockade, den Krieg, Krankheiten, Hunger und Kälte. Aber der Weg geht nur in die Zukunft, denn überall spürt man zarte Knospen einer neuen Kultur; sie können welken oder können sich entwikkeln zu Blüten.

Ich schreibe aus Petrograd, wo ich wohne und wo ich die Versuche zu einem neuen Gebäude des Lebens in Plänen einer kolossalen Kulturarbeit sehe: In Schulen, Pädagogik, Volkserziehung und Wissenschaft. Wenn Leute wie Gorky solche Arbeit anfassen, so gibt das Hoffnung.

Selbstbewußtsein wird stärker; der Boden für die Anthroposophie wird geeigneter; die geistigen Fragen sind tiefer; wir fühlen uns wie Atome in einem Meer von ›Seelenrätseln‹, welche unser individuelles Bewußtsein übersteigen.

Ich bin zum großen Teil Optimist.

In der Moskauer Anthroposophischen Gesellschaft geht die Arbeit normal, wenn auch langsam. Unsere Freunde machen Kulturarbeit; alle sind mit Zeit und Kräften an den Dienst gebunden. Die Versammlungen finden ununterbrochen statt (auch die Einführungskurse); viele Mitglieder sind in die Provinzen gefahren; es sind in Wologda, Pensa, Karatscheff, Riasan und anderen Orten sich für Geisteswissenschaft interessierende Kreise. Ihre Bücher werden mehr und mehr verlangt, aber die Bücher sind ausverkauft und es gibt keine Möglichkeit zu drucken.

Ich muß viele Vorträge lesen über philosophische und philosophisch-anthroposophische Fragen in einer Gesellschaft (»Freie Philosophische-Assoziation«), welche wert ist zu leben; es hat Sinn, hier zu arbeiten...«[29]

In seiner Arbeit versuchte der Dichter, die schrecklichen Wolken des Zweifels, die über ihm und über seinem persönlichen Leben hingen, zu vergessen. Das persönliche Leben des Dichters war unbestimmt und ohne inneren Zusammenhang. Assja Turgeneva, mit der er seit 1914 verheiratet war, war in Dornach zurückgeblieben. Sie gab Belyj in Briefen zu verstehen, daß ihr Verhältnis zu ihm ein distanziertes war. Und diese immer stärker werdende innere Entfernung von dem ihm so nahe stehenden Wesen (Assja), die seelische und geistige Spaltung, die er durchmachte, sowie die unerträglichen Arbeitsbedingungen begannen mit der Zeit eine neue innere Krise hervorzurufen, die Zweifel und Enttäuschungen an vielem gebar: auch an Rudolf Steiner und der Anthroposophie. Es war etwas, das Belyj in sich selber nicht verstehen konnte. Auf seine früheren geistigen Erfahrungen schaute er durch das Prisma einer einfachen Menschlichkeit, nach der man in jener rauhen Zeit ein so starkes Bedürfnis empfand.

Noch in Norwegen, in Bergen, zur Zeit der Vorträge Rudolf Steiners, »Die Umwandlung menschlich-irdischer Kräfte zu Kräften der hellseherischen Forschung«, »Die lebendige Wechselwirkung zwischen Lebenden und Toten«, im Oktober 1913, erlebte Andrej Belyj einen Zustand mystischer Erleuchtung, den er auf folgende Weise beschrieb: »Seit jenem Moment bis zum Frühjahr erlebte ich einen unglaublichen Aufschwung; die Ereignisse des Alltags bekommen für mich irgendeinen neuen umgewandelten Sinn.«[30]

Und jetzt im nachrevolutionären Rußland in den Jahren 1919–1920 begannen den Dichter Zweifel daran zu ergreifen, ob nicht dieser Geist, den er ganz konkret in Bergen im Jahre 1913 erlebte, der Geist der Lüge gewesen sei. Im Zustand der beginnenden Krise kam Andrej Belyj zu dem traurigen Schluß, daß dieser Geist von ihm das Versprechen erzwang, noch in diesem Leben die Grundlagen seiner Menschlichkeit in »geistige Grundlagen« umzuschmelzen. Der Dichter fragte sich: »Wer ist an meiner Zersplitterung schuld? Ich?« Und er gab sich selbst die Antwort: »Ja, insoweit, als ich dem Weg des *›geistigen Wissens‹* vertraut habe; es mag ja sogar sein, daß dieser Weg wirklich zum *Geist der Wahrheit* führt (darüber will ich nicht streiten); aber da er so starke, vom Lehrer nicht ausgesprochene, Möglichkeiten der Bewußtseinsverzerrung in sich trägt, wie ich sie durchlebt habe – so muß ich prinzipiell mich dagegen aussprechen, daß *›die Geheimwissenschaft‹* solche Wege zuläßt. Und zum zweiten: es sollten dem Geistesschüler beim Eintritt des Weges alle Versuchungen dieses Weges so konkret wie möglich ausgemalt werden, damit er sich rechtzeitig vor einem unvorsichtigen Schritt bewahren kann; konkrete Angaben zur *Zurückhaltung* gibt es nicht; über die Versuchungen des Weges spricht das *›Geistige Wissen‹* neblig und dumpf, zuweilen sogar beiläufig, aber es sind ja gerade diese Versuchungen, die einem bei den ersten Schritten auf dem Weg zum Geistigen auflauern.* Also ist meine siebenjährige mühevolle Erntezeit in den Zwingen des *›Geistes‹* heute die von mir erkannte Form der Besessenheit durch Luzifer, der durch die Methode Rudolf Steiners in meiner Seele eingeführt wurde.«[31]

Solche inneren Zustände bedurften notwendigerweise einer Aufhellung, eines Rates, den, nach Belyjs Gefühl, Rudolf Steiner ihm hätte geben können.

Der Dichter bemühte sich mit allen Kräften, in den Westen zu kommen, nach Dornach zurückzukehren, um seine Beziehung zu Assja zu klären und sein Verhältnis zur Anthroposophie zu verdeutlichen. In einem Brief an Rudolf Steiner erläuterte Belyj die Gründe für seinen Wunsch, Rußland wieder zu verlassen: »... und ich wäre mit meinem Schicksal zufrieden, wenn nicht die Sehnsucht nach meiner Frau wäre und der heiße Wunsch, wieder nach Dornach zu kommen. Hier geht meine Tätigkeit nach außen, aber ich brauche eine Verinnerlichung für meine Arbeit (Roman-Chronik ›Ich‹ in vielen Bänden, in welchen die Gegenwart, Orient und Okizdent, Sie, Herr Doktor, Dornach, der Bau, Weltkrieg, Revolution und so weiter). Für diese Arbeit brauche ich Einsamkeit und Vertiefung, und das kann ich in Rußland nicht haben.

Ich bitte Sie um Segen für diese Arbeit und mir mit Gedanken

---

* Andrej Belyj bekannte im Brief an Blok vom 1./14. Mai 1912, daß er das Buch Steiners »Der Weg zur Einweihung« (»Wie erlangt man Erkenntnisse der höheren Welten?«) uninteressant fand.

zum Wiederkommen zu helfen, denn ich fühle mich als eine Hälfte meiner selbst, die andere Hälfte ist in Dornach geblieben.«[32]

Seine Versuche, aus Rußland auszureisen, schildert Belyj in seinem Brief an Assja Turgeneva: »Wieder stürzte ich mich aus Moskau fort, wieder einmal befand ich mich in Petrograd; wieder spannte ich mich vom März bis September in die Arbeit in der ›Volfila‹ ein – mit was für Kräften eigentlich? Wieder bemühte ich mich um die Ausreise; und wieder ließ mich die Tscheka* nicht fahren (im Juni); damals wurde ich nervenkrank; der Neuropathologe, Professor Troickij, heilte mich; da entschloß ich mich zu fliehen, doch davon erfuhr die Tscheka, und die Flucht flog auf. Da starb Blok und Gumiljev wurde erschossen; und – sie schämten sich. Die Jugend begann zu schreien: ›Laßt Belyj ins Ausland, sonst stirbt er noch wie Blok!‹ Die Freunde übten Druck aus und – sie ließen mich fahren.«[33]

Im gleichen Brief nennt er noch weitere Gründe für seine Bestrebungen, ins Ausland zu reisen: »Ich bemühe mich, das Ausland erst einmal als Sanatorium anzusehen, in welchem ich mich nervlich erholen, meine begonnenen Bücher fertig schreiben und sie herausgeben kann«.

Quälendes Berlin (1921–1923)

Nachdem Belyj die Erlaubnis zur Ausreise erhalten hatte, erreichte er, nach einem Zwischenaufenthalt in Lettland, wo er einige Zeit in Kovno auf sein Einreisevisum nach Deutschland warten mußte, am 16. November 1921 Berlin. Im Herbst 1921 schrieb er aus Berlin nach Dornach, daß er kommen wolle, um sich nach dem Stand der Dinge zu erkundigen. Auf diese Ankündigung hin sagte Rudolf Steiner zu Belyjs Frau, Assja Turgeneva, »Bugaev ist krank. Ich würde ihn gerne hierher einladen, aber es würde ihm nicht zum Nutzen gereichen. Wir leben hier auf einem Pulverfaß«. Da der Schriftsteller im Besitz eines sowjetischen Passes war, ließen ihn die Behörden nicht in die Schweiz einreisen.

---

* Tscheka – Geheimpolizei im bolschewistischen Rußland.

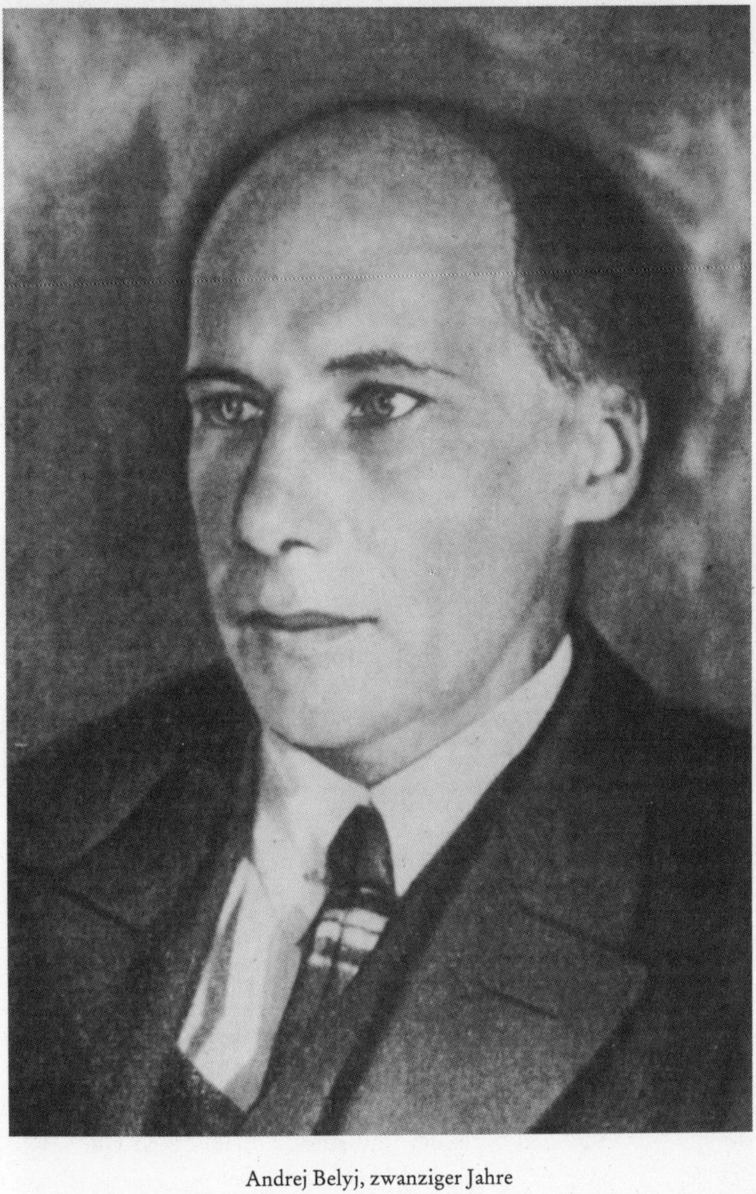

Andrej Belyj, zwanziger Jahre

In Berlin ergab sich im Jahr 1921, schon gleich nach Belyjs Ankunft, eine kurze Begegnung mit Rudolf Steiner, der damals dort einen Vortrag hielt.* Andrej Belyj beschrieb diese Begegnung so: »Und als Dr. Steiner (nach dem Vortrag) mir die Frage gestellt hatte: Nun, wie geht's? – habe ich geantwortet: Schwierigkeiten mit dem Wohnungsamt (es war doch ganz richtig!)... Anderes antworten? Wo? In der Gesellschaft, wo fünf Paare Augen uns fixierten.«[34]

Belyj wußte genau, was sein persönliches Leben betraf, daß ihm eine »chirurgische Operation« bevorstand, für die er sich seit 1919 bereit hielt. Diese Operation war die Klärung seiner Beziehung zu Assja Turgeneva. Sie kam im März 1922 nach Berlin in Begleitung ihres neuen Freundes, des Imaginisten-Dichters Alexander Kusikov, mit der festen Absicht, ihre persönliche Verbindung mit Andrej Belyj zu beenden. Sie verließ Berlin im April desselben Jahres, nachdem sie Belyj zu verstehen gegeben hatte, daß ihre Beziehung und ihre frühere Liebe zu ihm beendet waren. Für den Dichter wurde das Leben in Berlin zu einem reinen Alptraum. Das äußerte sich in seinem Alkoholgenuß und seinen eigenartigen Tänzen in den Berliner Nachtlokalen. Seinen inneren Zustand und sein Leben in der damaligen Hauptstadt Deutschlands beschreibt er selbst in der folgenden Weise: »In Berlin liebte mich niemand, weder die Anthroposophen noch die Emigranten... meine ›Frau‹ hatte mich verlassen, mein ›Lehrer‹ hatte sich von dem ehemaligen ›Haus‹ abgewandt, das Haus (das Goetheanum VBF) war ›verbrannt‹, der Westen ›war pleite gegangen‹.«[35]

So kam der Schriftsteller »von Meditationen des Jahres 1916 zu Wein und Bier im Jahre 1922«.

Man könnte annehmen, daß Andrej Belyj in dieser Zeit schwerster Lebensprüfungen, in dieser Zeit einer tiefen geistig-seelischen Krise, mit Rudolf Steiner und der Anthroposophie gebrochen hat. Tatsächlich aber bewegten sich sein Unmut über die Anthroposophie und seine Angriffe gegen Rudolf Steiner nur an der Oberfläche. Tief in seinem Inneren war er eng mit Dornach, mit der Anthroposophie und besonders mit Rudolf Steiner verbunden. Die

* Rudolf Steiner hielt am 19. November 1921 in der Berliner Philharmonie einen Vortrag mit dem Thema »Anthroposophie und Wissenschaft«. A. Belyj kam am 19. November 1921 in Berlin an.

inneren Zweifel des Dichters wurden noch verstärkt durch Gerüchte innerhalb des anthroposophischen Milieus, denen sich möglicherweise auch Marie Steiner anschloß, Belyj habe sich ganz von Steiner getrennt. Doch Belyjs gesellschaftliche und schriftstellerische Aktivität bewies das Gegenteil. Er leistete einen Beitrag zur anthroposophischen Zeitschrift »Die Drei«, worin er 1922 den Aufsatz »Die Anthroposophie und Rußland« veröffentlichte, im selben Jahr erschien in der russischen Tageszeitung »Dni« (Die Tage) anläßlich des Brandes des ersten Goetheanum ein weiterer Artikel; für die Zeitschrift »Beseda« (Das Gespräch) schrieb Belyj 1923 seine liebevolle Erinnerungen an die erste Zeit mit Rudolf Steiner; in der gleichen Zeitschrift nimmt Belyj die Anthroposophie vor den Attacken des Dr. Leisegang in Schutz. All dies macht deutlich, daß von einem endgültigen Bruch Belyjs mit Steiner keine Rede sein konnte. In einem Brief an Marie Steiner beklagte sich Belyj über die falschen Meinungen, die unter gewissen Anthroposophen über ihn zirkulierten: »... Irrtum, Irrtum! Gerüchte, Klatsch, Persönliches sind eines, etwas anderes sind objektive Fakten. Wenn ich ein Feind der Anthroposophie gewesen wäre, hätte ich nicht das geschrieben, was ich schreibe; beurteilen Sie mich nach den Fakten meiner gesellschaftlichen Tätigkeit, aber nicht nach ›Klatsch‹ über mich. Ja, mir ist bitter und schwer; und viel Bitterkeit habe ich während dieser fünfzehn Monate ertragen; ich habe den Eindruck gehabt, daß ich mich am Schluß meiner fünfjährigen Arbeit in Rußland außerhalb der Gesellschaft befunden habe (nicht ich bin gegangen, sondern ich bin ›gegangen worden‹). Wie dieser subjektive Eindruck sich gebildet hat – danach, wenn Sie wollen, fragen Sie. Aber nicht ›Persönliches‹ zwingt mich, um eine Begegnung mit Ihnen zu bitten, sondern Objektives (meine Arbeit in Rußland, wo ich mich wahrscheinlich bald befinden werde).«[36]

Zur Anthroposophie führte ihn seine spätere zweite Frau, Klavdija Nikolaevna Vasil'eva zurück: »Wäre nicht die freundschaftliche, zärtliche anthroposophische Unterstützung aus Moskau gewesen in der Gestalt K. N. Vasil'evas, die 1923 nach Berlin gereist kam und meine wahren Gedanken teilte, hätte ich nicht zurückkommen können, nicht einmal... zur Anthroposophie: Anthroposophie ohne Anthroposophen... wäre für mich eine zu... schöne Dame; als ich die Anthroposophie in einer menschlichen, herzlichen Regung erblickte, da sagte ich mir: die Anthroposophie existiert... dennoch. Ich bin nicht bis... Dornach gekommen, wohin ich ursprünglich wollte zur Anthroposophie; die Anthroposophie erreichte mich doch noch in Berlin, aber... aus... Moskau.«[37]

Klavdija Nikolaevna Vasil'eva kam nach Berlin in Angelegenheiten der Russischen Anthroposophischen Gesellschaft (Moskauer Zweig). Die Genehmigung aus Rußland auszureisen, um Belyj zu holen, bekam sie von Meschinskij, dem Leiter des damaligen sowjetischen Nachrichtendienstes, der Belyj als Schriftsteller sehr schätzte und der Meinung war, es sei notwendig, Belyj nach Sowjetrußland zurückzuholen. Andrej Belyj kannte K. N. Vasil'eva schon seit langem. Das erste Mal traf er sie im Jahre 1912 im Vorzimmer von Rudolf Steiner in Dornach. Später begegnete er ihr oft in den verschiedenen Moskauer anthroposophischen Kreisen, wo er sich mit ihr anfreundete. Schließlich in Berlin versöhnte sie den Dichter mit Rudolf Steiner in dessen Abwesenheit, und sie fuhren im März 1923 zusammen nach Stuttgart, um dort Rudolf Steiner persönlich zu sprechen. Diese letzte Begegnung des russischen Schriftstellers mit Rudolf Steiner gab ihm einen starken Lebensimpuls für die zukünftige Arbeit in Rußland. Rudolf Steiner erklärte Andrej Belyj »alles, was früher unerklärlich schien«, und der Dichter nahm von ihm die lebensnotwendigen Ratschläge für die weitere Entwicklung. Hierbei äußerte sich Belyj mit den Worten: »Die zweite Stütze (die erste war K. N. Vasil'eva VBF), die mir damals Hoffnung gab, meine Lähmung abwerfen zu können, war der Donnerschlag auf die Leiche der (anthroposophischen VBF) Gesellschaft oder die Äußerung Steiners im Jahre 1923: der Apparat dieser Gesellschaft sei eine Leiche. Damals raffte ich mich auf, verstopfte die Nase, um den ›Gestank‹ nicht hören zu müssen, und um die mechanische Trennung von Steiner zu überbrücken, raste ich nach Stuttgart und hatte dort ein Abschiedstreffen mit ihm, das mir viel für die kommenden Jahre in Jutschino (ein Dorf in der Nähe von Moskau VBF) mitgab. Es stellt den Aufgang eines neuen Aufblühens der Anthroposophie in meiner Seele dar, aber diesmal ohne die Fratze der ›Gesellschaft‹, die erledigt war. Aber nicht ich hatte sie erledigt. Erledigt hatte sie der heldenhafte Tod Rudolf Steiners (am Tag, als wir uns von ihm verabschiedeten am

30. März). Am 30. März 1923 verbeugte ich mich vor einem Menschen, der mir so viel gegeben hatte, da er wußte, daß ich nach Rußland fahren würde.«[38]

Im sozialistischen Rußland (1923–1934)

Im selben Jahr kehrte Andrej Belyj nach Rußland zurück. Bei seiner Ankunft in der Heimat hatte der Dichter keinerlei Illusionen bezüglich der herrschenden gesellschaftlichen und kulturellen Situation im Lande der Bolschewiken. Alles, was revolutionär, frei und neu war, war verschwunden. Übrig blieb nur das Katakombenleben für jene Leute, die den Rhythmus der Zukunft spürten.

Im Jahr 1924 kam das Buch Leo Trotzkijs »Literatur und Revolution« heraus, das einen vernichtenden Artikel über Belyj enthielt. »Belyj ist dahingeschieden und wird in keinem Geist wieder aufstehen«[39] – diese zynische Äußerung Trotzkijs wurde tatsächlich zum Todesurteil für Belyjs Werk.

In einem seiner Briefe von 1924 an Invanov-Ramzumnik beschrieb der Künstler seine Lage, die charakteristisch für das folgende Jahrzehnt seines Lebens in Sowjetrußland war:

»Äußerlich ist meine Position außerordentlich wenig versprechend; natürlich kann ich mein Werk nirgendwo veröffentlichen, es ist mir absolut verboten, irgendwelche Ansichten zu äußern (darüber besitze ich ganz genaue Informationen von Leuten, die mit Lebedev-Poljnskij, dem All-Russischen Zensor, gesprochen haben)... aber trotzdem bin ich ruhig, mein Leben ist eine verwirklichte Katakombe; ich sehe niemanden, gehe nirgendwo hin, ich bin von jeglichem sozialen Milieu abgeschnitten, ich habe keine Möglichkeit, etwas zu veröffentlichen, ich darf nicht sprechen; und dennoch ich bin nicht hoffnungslos, denn als Ersatz für dies alles ist die Luft in Rußland vollständig anders... Diejenigen, die ich als unsere Leute empfinde, sind: K. N. Vasil'eva, Nielender, S. M. Solovjev, Stoljarov...*[40]

---

* M. S. Solovjev (1885–1942) – Dichter-Symbolist, Jugendfreund Andrej Belyjs,

Das ganze weitere Schaffen Belyjs bestätigt, daß er bis zum Ende seines Lebens eine starke Verbundenheit mit Rudolf Steiner und dessen Gedankenwelt in sich trug. Es gelang dem Dichter, die beiden Romane »Moskva« (Moskau) und »Maski« (Masken) herauszugeben, deren oberflächlicher Inhalt die regierenden Ideologen und Zensoren befriedigen sollte, der innere Kern dieser Werke war jedoch vom Autor anthroposophisch gedacht. Am deutlichsten tritt die geistige Nähe zwischen der Anthroposophie und dem Dichter in Erscheinung in seinen in der Sowjetunion nicht veröffentlichten, im Jahre 1928 verfaßten Erinnerungen an Rudolf Steiner, sowie in seinem fundamentalen Werk »Die Geschichte der Entwicklung der Bewußtseinsseele« (1924–26).[41]

An einem stillen Januartag des Jahres 1934 starb Andrej Belyj. Er hinterließ der Nachwelt mehr als die »Uferlosigkeit seiner schöpferischen Phantasie« und die »Maßlosigkeit seiner planenden Einbildungskraft«. (Stephun) Belyj hat ein Stück Geisgesgeschichte des zwanzigsten Jahrhunderts gelegt und zugleich geschaffen.

Die Anthroposophische Gesellschaft bewahrt Andrej Belyj in guter Erinnerung. Dies bezeugt Marie Steiners Nachruf: »Wir erhalten eben aus Moskau die Nachricht, daß unser langjähriges Mitglied, das bis zum Ausbruch des Krieges auch hier in Dornach mitgearbeitet hat, Herr Boris Borgaeff, den physischen Plan verlassen hat. Ein geschätzter Schriftsteller, ein lyrischer Dichter von hohem Schwung, hat er es als seine Pflicht erachtet, in den Jahren der schwersten Prüfung in seinem Vaterland auszuharren. Die zermürbenden Entbehrungen und Leiden haben seinem Leben ein zu frühes Ende bereitet. Die ihn gekannt haben, werden das verzehrende Feuer seiner drängenden Seele nicht vergessen. Auch er war ein Märtyrer der in Rußland herrschenden Zustände.«[42]

---

später katholischer Priester, Verfasser einer Biographie von Vladimir Solovjev.
V. O. Nilender (1883–1965) – symbolistischer Dichter, Übersetzer, Jugendfreund Andrej Belyjs.
M. P. Stoljarov (1888–1937) – aktives Mitglied der Russischen Anthroposophischen Gesellschaft und der »Freien Philosophischen Assoziation«.

Theosophie, Anthroposophie[1] und Vasilij Kandinskij

»Kunst ist das Sprechen vom Geheimen durch Geheimes«

Vasilij Kandinskij[2]

Dieser Ausspruch Vasilij Kandinskijs führt uns in seine schöpferische Welt und seine Kunstauffassung ein. Die gegenstandslose Kunst kann nur im religiösen Sinne verstanden und erlebt werden, als eine Wiedererweckung der alten christlichen Kunst in zeitgemäßer Form. Der Gründer der abstrakten Malerei äußerte diesen Gedanken in einem Gespräch mit seinem Bauhauskollegen Lothar Schreyer: »Licht vom Lichte, das fließende Licht der Gottheit, der Heilige Geist... Die Gestalten der Heiligen auf unseren Ikonen, vor allem der Kyrios selbst und die Gottesgebärerin, werden mit ihrem Lebensleib, also als im Tod Lebende, dargestellt. Das ist der Ursprung der christlichen Malerei. Wir haben die christliche Malerei fast verloren. Oder richtiger gesagt: sie schläft im Verborgenen.«[3]

Die Suche nach dem Geist und der Ausdruck desselben durch die Mittel der Kunst waren die grundlegenden Bestrebungen Kandinskijs, darum ist es nicht verwunderlich, daß er zu Beginn des Jahrhunderts auf die Ideen der Theosophie und die Lehren Rudolf Steiners stieß. Hier öffnete sich für den Künstler eine neue Erkenntnis des Geistigen, die seinem Wesen entsprach. Trotzdem kann man Vasilij Kandinskij nicht als einen leidenschaftlichen Anhänger der Theosophie oder der Anthroposophie bezeichnen, obwohl der Einfluß dieser beiden geistigen Lehren auf die Geburt der gegenstandslosen Malerei wesentlich ist. Der Anstoß zur Annäherung des Malers an die Lehren Rudolf Steiners, Elene Petrovna Blavatskajas und ihrer Nachfolger, ist in der Enttäuschung Kandinskijs über die Ende des 19. Jahrhunderts herrschende positivistische Wissenschaft zu suchen. Die Entdeckung der radioaktiven Strahlen durch Henri Becquerel (1896) stellte für Kandinskij das entscheidende Moment in seinem Bewußtsein dar: »Das Zerfallen des Atoms kam in meiner Seele dem Zerfall der ganzen Welt gleich. Plötzlich fielen die dicksten Mauern. Altes wurde unsicher, wackelig, weich. Ich hätte mich nicht gewundert, wenn ein Stein vor mir in der Luft geschmolzen und unsichtbar geworden wäre. Die Wissenschaft schien mir vernichtet; ihre wichtigste Basis war nur ein Wahn, ein Fehler der Gelehrten, die nicht im verklärten Licht mit ruhiger Hand ein göttliches Gebäude Stein für Stein bauten, sondern in Dunkelheit aufs Geratewohl nach Wahrheiten tasteten und blind einen Gegenstand für einen anderen hielten.«[4] Diese Enttäuschung stand für ihn wahrscheinlich zu Beginn der Suche nach neuen Wegen außerhalb Rußlands.

Im Jahre 1896 schlägt Vasilij Kandinskij das Angebot einer Professur an der Universität Dorpat aus, arbeitet kurze Zeit als künstlerischer Leiter in einer Moskauer Druckerei, um dann als Dreißigjähriger nach München umzusiedeln, wo er sich ganz der Malerei widmet.

In der Münchner Zeit (1896–1914) findet die Begegnung des Künstlers mit der Theosophie und mit den Ideen Rudolf Steiners statt, mit deren Hilfe Kandinskij versucht, seine innere Mission zu verwirklichen: er will das Geistige sichtbar machen. Im Jahre 1902 wird er mit Gabriele Münter bekannt, die seine Schülerin und Lebensbegleiterin wird. Diese Frau regt in Kandinskij, der schon von seiner empfindsamen Natur her zu einer feinen Wahrnehmung der Wirklichkeit neigt, ein tiefes Interesse für Mediumismus, Spiritismus und die Erforschung der menschlichen Seele an. In dieser Zeit nimmt eine intensive Beschäftigung des Malers mit den Fragen des Geistes ihren Anfang, die ihn in der Folge zu einer endgültigen Formulierung seiner Forschungsergebnisse in dem Buch »Über das Geistige in der Kunst« führt.

Die Frage, wie eng Kandinskij mit der Theosophie und der Lehre Rudolf Steiners vertraut war und wie stark der Einfluß der beiden Lehren auf das Übergehen des Künstlers zur gegenstandlosen Malerei sich auswirkte, ist natürlich schwierig zu beantworten. Der Historiker kann diese Frage nur auf Grund des schriftlichen Nachlasses des Malers, der Erinnerungen seiner Zeitgenossen und Freunde und durch die Deutung seiner Bilder klären.

Wie auch Elena Petrovna Blavatskaja kam Kandinskij mit der Theosophie durch seine Auseinandersetzung mit dem Spiritismus in Berührung. In der Bibliothek von Kandinskij und seiner Freun-

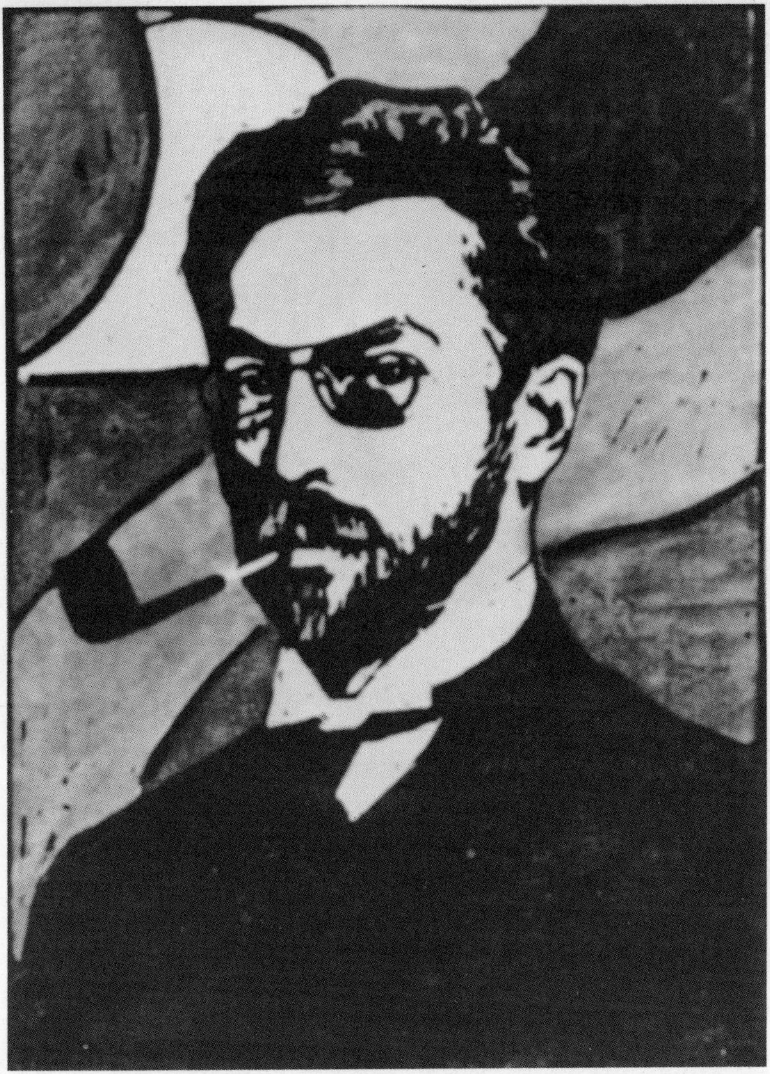

Gabriele Münter

Porträt Vasilij Kandinskij, 1906

din Gabriele Münter in Murnau bei München, wo sich das Haus von Gabriele Münter befand, gibt es eine beträchtliche Zahl von Büchern und Zeitschriften über Spiritismus. In einigen Artikeln finden wir Randnotizen des Malers, was darauf hinweist, daß Kandinskij sich ernsthaft und intensiv mit diesen spiritistischen Fragen auseinandersetzte. Besonders beschäftigte sich der Künstler mit dem Jahrgang 1908 der Zeitschrift »Die übersinnliche Welt«. Unter Spiritismus soll man nicht nur den Verkehr zwischen den Lebenden und den Toten verstehen, sondern vielmehr, wie Kandinskij selbst schreibt: »... die Tatsachen, die die gestrige Wissenschaft mit dem Wort ›Schwindel‹ begrüßte.«[5] Er betont, daß die übersinnlichen Erscheinungen tief und ernsthaft studiert werden müßten und daß viele materialistisch eingestellte Wissenschaftler beginnen, sich seriös mit diesen »rätselhaften Tatsachen« zu beschäftigen.

In den Theosophen sieht der Maler solche Menschen, »die keine Hoffnung setzen auf die Methoden der materialistischen Wissenschaft in Fragen, die mit ›Nichtmaterie‹ oder einer Materie zu tun haben, die unseren Sinnen nicht zugänglich ist.«[6] Wahrheit und Geist sind unvergängliche Begriffe. Deshalb fängt, wenn die Menschheit die Verbindung mit ihnen verliert, die Suche nach der Wiederherstellung dieser Verbindung erneut an. Menschen suchen Hilfe in der Vergangenheit, bei sogenannten ›Wilden‹. Ein großes Verdienst um die seelische Wiederbelebung und die geistige Wiedergeburt der Menschen kommt nach Kandinskij der theosophischen Bewegung und den Werken ihrer Begründerin Elena Petrovna Blavatskaja zu: »Frau H. P. Blawatzky war wohl die erste, die nach langjährigen Aufenthalten in Indien ein festes Band zwischen diesen ›Wilden‹ und unserer Kultur gewoben hat. Von hier aus beginnt in dieser Beziehung eine der größten geistigen Bewegungen, die heute eine große Anzahl von Menschen vereinigt und sogar eine materielle Form dieser geistigen Vereinigung in der ›Theosophischen Gesellschaft‹ gebildet hat. Diese Gesellschaft besteht aus Logen, die auf dem Wege der inneren Erkenntnis sich den Problemen des Geistes zu nähern versuchen. Ihre Methoden, die einen vollen Gegensatz zu den positiven bilden, sind im Ausgangspunkte dem schon Dagewesenen entliehen und werden wieder in eine verhältnismäßig präzise Form gebracht (H. P. Blawatzky ›Der Schlüssel der Theosophie‹).«[7] Man kann nicht behaupten, daß der

Maler die theosophische Lehre ohne jegliche Kritik aufnahm, aber im großen und ganzen begrüßte und teilte er ihre Ansichten: »Und wenn auch die Neigung der Theosophen zur Schaffung einer Theorie und die etwas voreilige Freude, bald eine Antwort an die Stelle des ewigen immensen Fragezeichens setzen zu können, den Beobachter leicht etwas skeptisch stimmen kann, so bleibt doch die große geistige Bewegung, welche in der geistigen Atmosphäre ein starkes Agens ist und die auch in dieser Form, als Erlösungsklang, zu manchem verzweifelten, in Finsternis und Nacht gehüllten Herzen gelangen wird, so erscheint doch damit eine Hand, die deutet und Hilfe bietet.«[8]

In der Theosophie fand der Künstler die Begründung und die Unterstützung seiner eigenen Gedanken, daß der Ursprung der Welt im Geistigen liege, die innere Erfahrung von entscheidender Bedeutung für das Leben des Menschen sei und die materialistische und positivistische Erkenntnis der Welt keinen tieferen Nutzen bringe.

Kandinskij interessierte sich in erster Linie dafür, in welcher Art und Form sich der Geist manifestiert. Es ist nicht erstaunlich, daß wir in seiner Bibliothek das Buch der beiden Klassiker der Theosophie, A. Besant und C. W. Leadbeater, »Gedankenformen« finden (deutsch 1908). Nach Ansicht Sixten Ringboms[9] war Kandinskij auch mit dem Buch C. W. Leadbeaters »Der sichtbare und der unsichtbare Mensch« (deutsch 1908) vertraut. Außerdem waren einige Freunde, Bekannte und Schüler des Malers mit der theosophischen Bewegung verbunden. Dies bedeutet nicht, daß sie unmittelbar einen Einfluß auf den Künstler ausübten, jedoch kann er durch sie theosophische Literatur erhalten haben. Uns sind zwei solche Fälle bekannt. G. Münter erwarb für Kandinskij von einer seiner Schülerinnen (Emmy Dresler) das Manuskript des Vortragszyklus »Der Orient im Lichte des Occidents«, von Rudolf Steiner. Im Jahre 1907 besuchte Kandiskij im Architektenhaus in Berlin einen öffentlichen Vortrag Rudolf Steiners mit dem Titel »Sonne, Mond und Sterne« (26. 3.), nachdem er durch Marie Strakosch-Giesler und ihren Mann Alexander Strakosch dazu angeregt worden war. Marie Giesler war Schülerin Kandinskijs und gleichzeitig Anhängerin Rudolf Steiners gewesen. Dieser Vortrag machte einen sehr starken Eindruck auf den Künstler, und seither begann er, Rudolf Steiner einge-

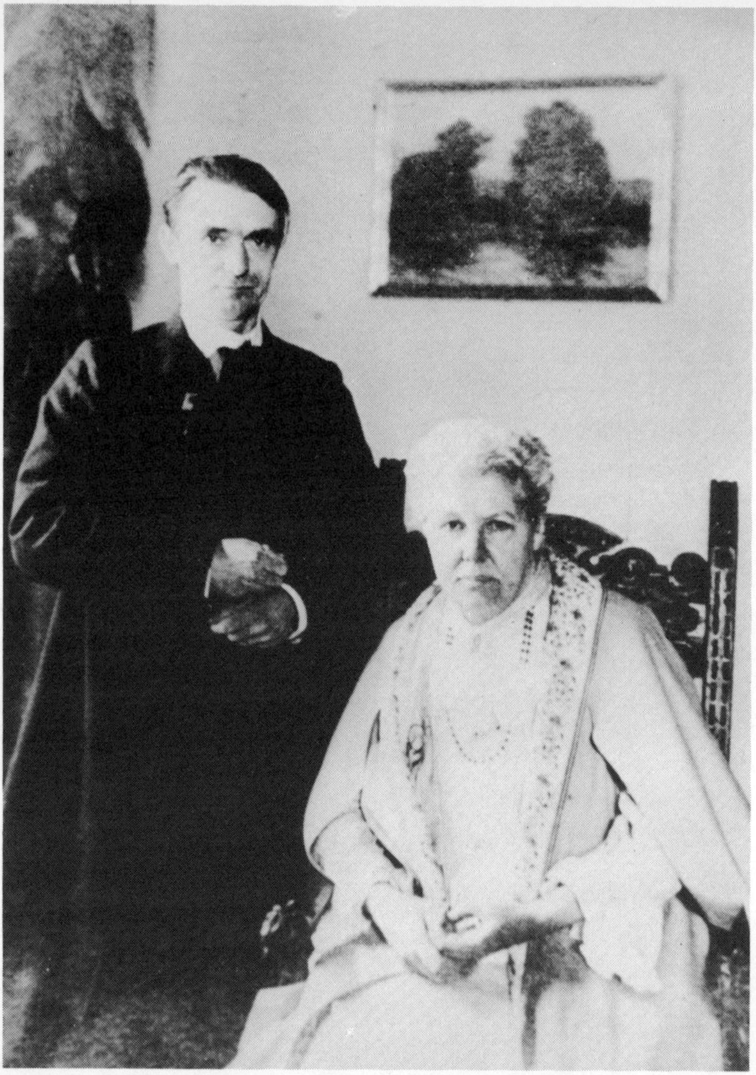

Annie Besant und Rudolf Steiner.

hender zu studieren. Er las die Zeitschrift, die dieser herausgab, »Luciver – Gnosis«, und beschäftigte sich ausführlich mit Rudolf Steiners Buch »Theosophie«. In Kandinskijs Münchner Zeit war das geistige und intellektuelle Leben der Stadt sehr eng mit dem Wirken Rudolf Steiners verbunden. Dort wurden alle seine Mysteriendramen, sowie diejenigen des gleichgesinnten Eduard Schuré aufgeführt. Rudolf Steiner hatte in München viele Anhänger, und es ist nicht auszuschließen, daß Kandinskij diese Mysteriendramen erlebt hat. Aus dem schriftlichen Nachlaß des Künstlers erfahren wir, daß Kandinskij hauptsächlich von der Möglichkeit fasziniert war, das Denken Rudolf Steiners in seiner Malerei zu verwirklichen. Damit man den Einfluß der Theosophie und Rudolf Steiners auf Kandinskijs Schaffen besser verstehen kann, ist es notwendig, kurz die theosophische Lehre über die Gedankenformen und die Aura des Menschen zu erläutern.

Gedankenformen

Diese Lehre ist für einen Künstler, der zur gegenstandslosen Kunst neigt, besonders anregend. Nach ihr besteht die Natur aus verschiedenen Naturreichen, Welten oder Ebenen (Pläne). Jedem Plan eignet ein bestimmtes Leuchten. C. W. Leadbeater teilt alle Seinszustände in 7 Pläne: physischer Plan, Astralplan, Mentalplan etc. (siehe Tabelle). Die verschiedenen Seinsebenen sind nicht räumlich voneinander getrennt, sondern berühren und durchdringen sich gegenseitig fortwährend. Analog dazu besteht der Mensch aus sieben Körpern oder Welten. Er hat nicht nur einen physischen Körper, sondern noch weitere, die den allgemeinen Ebenen des Seins entsprechen. Mittels des physischen Leibes nimmt der Mensch die Welt rein körperlich wahr, das heißt, er befindet sich auf dem rein physischen Plan; mittels des Astralleibes nehmen wir die astrale Welt wahr, usw. Den physischen Körper des Menschen umgeben die anderen Körper wie Schalen, die ineinanderfließen. Jeder höhere Körper hat bei jedem Menschen seine eigene Farbe, und diese höheren Körper werden vom Hellseher als menschliche Aura gesehen. In der Aura des Menschen spiegeln sich seine Gedanken und Gefühle in bestimmten Formen und Farben wider. Die Gedanken und Gefühle des Menschen stellen Wellen oder Schwingungen dar, unter deren Wirkung die Aura des Menschen ihr Aussehen ändert. Wenn die Schwingungen oder Wellen genügend stark sind, dann kann die Gedankenform ein eigenständiges Wesen werden. Es gibt drei Arten von Gedankenformen. Die ersten beiden stellen Gegenstände, Porträts oder Landschaften dar, über die der Mensch nachdenkt, während die dritte Art eine eigenständige Gedankenform darstellt. Diese abstrakten Gedanken manifestieren sich in den ihnen eigenen Formen und Farben. Rudolf Steiner hat diese Lehre von Annie Besant und C. W. Leadbeater weiterentwickelt, indem er sie zu einem Schulungsweg machte für solche Leute, die die Gabe des Hellsehens erlangen möchten.

Der Weg zur gegenstandslosen Malerei

Als Beweis dafür, daß Kandinskij diese Lehre ernst nahm, sind sein weiteres Schaffen sowie auch seine Notizen zu den Büchern von Rudolf Steiner anzusehen. »Das Schweben der Farben etc.... ›ohne Grund und Boden‹ (= ohne phys. Gegenstand) ist die Offenbarung der Wesenheiten, die den Menschen stets umgeben. Beim Aufsteigen in die höheren (ds. imag.) Welten nimmt der Mensch auch die Wesen wahr, welche Farben, Töne etc. ausströmen. Der Weg dazu ist Inspiration, Intuition.«[10] Diese Wörter, die sich in Kandinskijs Notizbuch befinden, spiegeln seinen inneren Zustand in München im Jahre 1911–12 wider. Er setzte sich eingehend mit der Farbenlehre Rudolf Steiners auseinander und hielt die Grundgedanken aus dessen Büchern in seinem Notizbuch fest.

Hier sehen wir in Tabellenform, welche Farben die Aura verschiedener Menschentypen hat.[11] Wenn wir diese Notizen mit den Originaltexten vergleichen, dann stellen wir fest, daß der Einfluß dieser Gedanken auf Kandinskijs Malerei von 1910–1912 unbestreitbar ist. Zum Beispiel die verschiedenen Gestalten, die sich im Werk des Künstlers von 1911–12 verraten in Wolkenform und schwarzen Flecken, manifestieren die Vorstellungen Leadbeaters und Annie Besants: »Jeder Gedanke bewirkt eine Anzahl zusam-

Anim. Natur raffiniertere Form Menschen m. Affekten	Ruhige Menschen	hingebungsvolle Naturen
vorzüglich helleres Rot braune u. braun- rote Töne al- u. Grün ler Nuancen auch unintell. Menschen u. sogar dunkel Blutrot Steiner V.d. Aura des Men- schen (Luc.- Gnosis, Nr.8)	bräunl. u. rötl. tritt zurück u. versch. grüne Bei Denkern wohltuender grüner Ton	blau u. je idealistischer desto blauer M. mit »gutem Gemüt«, aber passiv -schönes blau (auch religiöse) Wenn aber außer- dem intelligent, so wechseln grüne u. blaue Strömungen

menhängender Schwingungen in der Materie dieses Körpers, der von einem wunderbaren Farbenspiel begleitet ist.«[12] Im Gegensatz zu liebevollen Gedanken stehen die negativen, die sich schwarz äußern. Zur gleichen Zeit manifestieren sich die Steinerschen Ideen in denjenigen Bildern, wo man nach einem Ausdruck Kandinskijs das Überfließen der Farbe über die Grenzen der Form fühlt. Steiner sagte: »Die Wahrnehmungen lösen sich los von allen äußeren Dingen und schweben frei im Raume oder fliegen darin herum.«[13] Für Kandinskij bedeutete das, frei werden von den Formen des Gegenstandes. Dieser Schritt zur abstrakten Malerei war für den Künstler nicht leicht. Er war mit Zweifel und Unsicherheit verbunden: »...eine erschreckende Tiefe, eine verantwortungsvolle Fülle von allerhand Fragen stellen sich für mich. Und die wichtigste: Was soll den fehlenden Gegenstand ersetzen? Es hat sehr lange gedauert, bis diese Frage... in mir zu einer richtigen Antwort kam.«[14] Die Suche nach neuen Wegen in der Malerei brachte Kandinskij zur Verneinung der äußerlichen natürlichen Formen, welche seiner Meinung nach die Ausdrucksmittel nur einengten. Aber er hatte nie die Absicht, die alten, bestehenden Formen in der Kunst zu entthronen, er wollte nur den inneren Gehalt der Malerei steigern. Für die Vermittlung dieser ewigen geistigen Werte, die sich in der Tiefe des Menschenwesens befinden, war es für den Künstler notwendig, die entsprechenden Formen und Farben zu finden, welche im Betrachter diese geistige Welt erwecken. Durch die bewußte Verwendung bestimmter Farben und das Vordringen in die Tiefe der Formgesetze bringt Kandinskij die Bilder zum Klingen; das heißt, es findet eine Vereinigung im gemeinsamen geistigen Zustand zwischen Maler und Betrachter statt: im Zustand des Malers im Schaffen und des Betrachters im Schauen.

Kandinskij nahm die Lehre Rudolf Steiners nicht als Schüler auf, der den Weg der Selbsterkenntnis zu gehen sucht, die Bedeutung von Steiners Erkenntnissen lag für ihn darin, daß sie ihm jene Möglichkeiten boten, die er immer gesucht hatte, den ihn inspirierenden geistigen Impuls ins Sichtbare umzusetzen: »Kandinskij schienen die Fragen des Weges weniger berührt zu haben; er ist vor allem an der imaginationsähnlichen Wirkung interessiert... Ihn interessiert die Anwendungsmöglichkeit der Steinerschen Ausführungen mehr, als daß er aus ihnen Stütze und Hilfe holt für die Praxis der Geistesschülerschaft.«[15]

Vasilij Kandinskij wurde nicht Anthroposoph, obwohl er ein großes Interesse an den Werken Rudolf Steiners bezeigte. Nina Kandinskij, die Gattin des Künstlers, führt dazu aus: daß Rudolf Steiner ihren Mann sogar einlud, in die Anthroposophische Gesellschaft einzutreten, aber Kandinskij lehnte ab. »Er [Kandinskij] zeigte sich der Anthroposophie gegenüber aufgeschlossen, aber er hat sie sich nicht als Weltanschauung zu eigen gemacht. Er ärgerte sich, wenn jemand ihn als Anthroposophen bezeichnete. In seiner Münchner Malklasse befand sich eine Schülerin [Marie Giesler-Strakosch], die der Anthroposophischen Gesellschaft angehörte, und Rudolf Steiner bat Kandinskij einmal, seiner Gesellschaft beizutreten. Kandinskij aber lehnte ab.«[16]

Der Maler beschäftigte sich in den Jahren 1908–11 intensiv mit den Ideen der Theosophie und den Werken Rudolf Steiners. In diesen Jahren arbeitete er auch seine Theorie der abstrakten Malerei aus. Das ist kein Zufall. Später nahm sein Interesse an theosophischer und anthroposophischer Literatur aber wieder ab, ebenso wie an den in diesem Zusammenhang stehenden Persönlichkeiten. Vielleicht hängt dies mit den Zwistigkeiten innerhalb der Theosophischen Gesellschaft zusammen, die Rudolf Steiner 1912 veranlaßten, die Anthroposophische Gesellschaft zu gründen und seinen weiteren Weg unabhängig von der Theosophischen Gesellschaft zu gehen, die ihn 1913 ausschloß. Während er die Herausgabe des Alma-

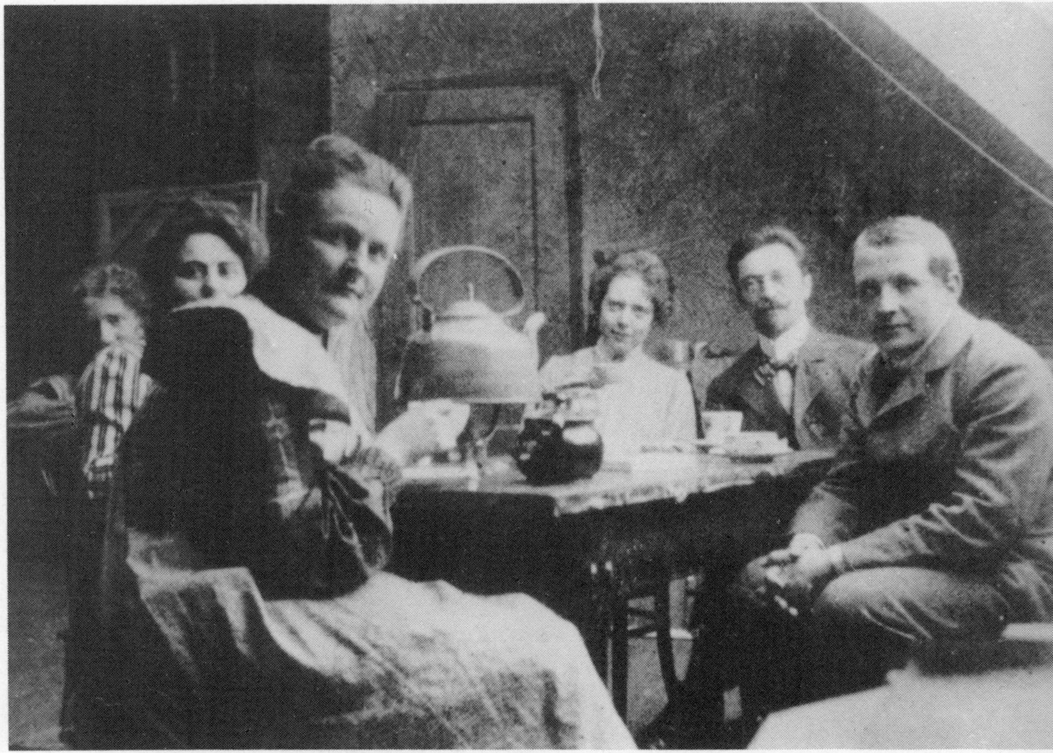

Maria Strakosch-
Giesler und
V. Kandinskij

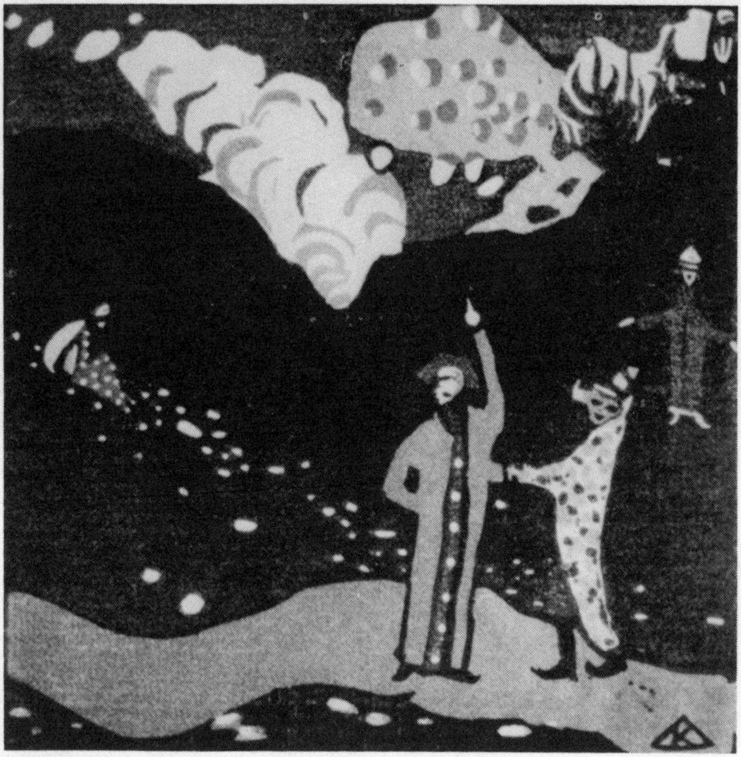

V. Kandinskij, »Zieger«, Holzschnitt, 1913. Als Maria Giesler diesen Holzschnitt Rudolf Steiner zeigte, äußerte er sich folgendermaßen über den Maler: »Der kann was, der weiß was, ist er hellsehend?«

naches »Der Blaue Reiter« vorbereitet, schreibt Kandinskij trokken: »Theosophen müssen kurz und stark (wenn möglich statistisch) erwähnt werden.«[17] Aber im Almanach selbst ist von ihnen keine Rede mehr. Wenn Kandinskij das Interesse an der Theosophie und an Rudolf Steiner verloren hatte, heißt das noch nicht, daß die Impulse, die er aus diesen Lehren empfing, nicht auch in seinem späteren Werk ihren Ausdruck finden.

Michail Aleksandrovitsch Tschechov – Schauspieler und Anthroposoph

In der Theaterkunst vergeistigen sich die Sinnesorgane des Menschen. So verkörpert der auf der Bühne stehende Schauspieler die sieben allgemeinen Künste in sich und ist auch umgeben von ihnen. Seine Rede – ist Poesie, die den Mund des Schauspielers vergeistigt. Gleichzeitig ist die Rede auch Musik, die das Ohr des Darstellers vergeistigt. Die Bühnendekoration kann man mit der Architektur vergleichen, die in sich einen harmonischen Hintergrund für den menschlichen Körper trägt. Kraft der Mimik des Schauspielers vergeistigt sich das Antlitz des Menschen, durch die Plastik – die Körperform und in den Tanzbewegungen der gesamte Leib. Der Schauspieler, der echte Schauspieler, ist in gewissem Sinne ein Vermittler eines Höheren Geistes. Er ist dem Priester zu vergleichen, durch den der Höhere Geist seine Handlungen im Gotteshaus heiligt.

Die Kunst des Schauspielers und das Priestertum – sie erweisen sich als vollständig entgegengesetzte Berufungen oder in Wirklichkeit als einander sehr nahestehende?

Michail A. Tschechov fand eine innere Verwandtschaft zwischen beiden. Nachdem er im Jahre 1928 aus dem nachrevolutionären Rußland als weltweit berühmter Schauspieler nach Deutschland emigriert war, dachte er ernsthaft daran, Priester der Christengemeinschaft zu werden. Dieser Gedanke erschien Tschechov nicht als Verrat am Theater oder an der Schauspielkunst überhaupt. Seine Überlegungen dazu sind seinen Briefen zu entnehmen:

»Jetzt über ›Treulosigkeit gegenüber Kunst-Genius...‹

Ich meine, das Priestertum ist durchaus Genien-Wirken durch den Menschen: Priester (so meine ich) brauchen viele Genien und auch den Kunst-Genius in seiner hohen Tätigkeit. Und in dieser Meinung dachte ich, daß der Genius, der mir Jasik-Rolle* vorbereiten hilft – vorbereitet mich zur gleichen Zeit zum Priestertum – Grund – Stimmung... Gewiß wird mir E. Bock vieles sagen und vieles erklären von der Möglichkeit Theater- und Priester-Kunst irgendwie zusammen zu fügen, oder richtiger: Theaterkräfte für Priestertum dienen zu lassen.«[1]

Nachdem er diesen starken Wunsch in sich fühlte, Priester zu werden, fragte Tschechov Rittelmeyer** in dieser Sache um Rat, der ihm antwortete, daß man da sehr geduldig ein viertel oder halbes Jahr warten und sich in der Stille vorbereiten und diese Frage »an die Geistigen Mächte«[2] stellen müsse. Das weitere Schicksal Tschechovs zeigte, daß der geistige Impuls des Schauspielers, Priester der Christengemeinschaft zu werden, nicht im Leben verwirklicht wurde, was in seinem Leben eine »große, blutige Wunde«[3] hinterließ. Aber das Interesse am und die Verbindung zum Christentum im Geiste der Anthroposophie begleiteten den russischen Schauspieler bis zu seinem Tod.[4]

Der Schauspieler drückt eine Epoche aus. Der Schauspieler, der im Michaeli-Zeitalter lebt, muß sehr fein den Zeitgeist spüren und ihn in seiner Kunst darstellen. Dieser Zeitgeist, dessen Vermittler der Schauspieler ist, fordert von ihm nicht nur eine perfekte technische Meisterschaft, sondern auch philosophische und künstlerische Gedanken und ebenso – die Hauptsache, geistiges und spirituelles Wissen. Durch Trübsinn und Verzweiflung, durch Menschenverachtung, Zynismus und Egoismus hindurch überwand Michail Tschechov seine materialistische Weltanschauung und fand solch ein geistiges Wissen in Gestalt der Anthroposophie.

---

* Auf Deutsch: Zunge, Rede.

** Rittelmeyer, Friedrich (1872–1938) – der Begründer der »Christengemeinschaft«.

Wer war denn Michail A. Tschechov, und wie kam er zur Anthroposophie, wie verlief sein Leben?

Michail A. Tschechov, der Neffe des großen russischen Schriftstellers Anton Pavlovitsch Tschechov, wurde am 16. (28.) August 1891 in Petersburg geboren. Er wuchs in der Familie des älteren Bruders von Anton P. Tschechov, Aleksander, auf und war das einzige Kind in der Familie. Seinem Vater, Aleksander, ein großes Original, Naturwissenschaftler und Mathematiker von seiner Ausbildung her, fiel er durch sein großes Wissen, sein Talent und seine gedankliche Originalität auf. Aber er war auch eine zwiespältige, unharmonische Persönlichkeit und litt unter Anfällen von Alkoholismus. Das hinderte ihn daran, sein Talent zu entwickeln und sein Wissen und seine riesige Lebensenergie in einer entsprechenden Weise systematisch zu nutzen. Durch seinen Vater machte Michail Tschechov Bekanntschaft mit dem geistigen Gedankengut der Welt. Von seinem Vater hörte er zuerst solche Namen wie Schopenhauer, Nietzsche, lernte vieles aus ihren Lehren kennen. Das Wichtigste aber war, daß der junge Michail aus den Erzählungen des Vaters sich nicht nur ein Bild von den Philosophen machen konnte – er sah auch ihre Gedanken wie Bilder vor sich. Damals spürte er zum ersten Male, daß man Gedanken nicht nur mit Worten weitergeben kann, sondern auch mit seinem ganzen Körper, mit dem ganzen Wesen des Menschen.

Die ersten Zuschauer für Mischas schauspielerisches Talent waren seine Mutter und seine Kinderfrau. In seiner Jugend nahm er an den Laienspielen auf der Datscha seiner Eltern aktiv teil. Er tat es mit so starker Begeisterung, daß man es in Wirklichkeit seine Berufung nennen mußte. Michails Laienspiele bestimmen sein Schicksal. Im Jahre 1910 trat er in die Schauspielschule A. S. Suvorovs in Petersburg ein und beendete sie 1911. Danach fand Michail Tschechov eine Stelle im Petersburger »Kleinen Theater« (Malyj Teatr), und seine erste Rolle auf einer professionellen Bühne war Zar Fedor (1912) im Stück A. K. Tolstojs »Zar Fedor Michajlovitsch«.

Damals begann der Weg der inneren Suche, begann die Suche nach Antworten auf die ewigen Fragen: Wer bin ich? Was bin ich? Warum bin ich auf dieser Erde?

Zusammen mit den Mitarbeitern des »Kleinen Theaters« führte Tschechov ein müßiges Theaterleben, aber sein inneres Leben

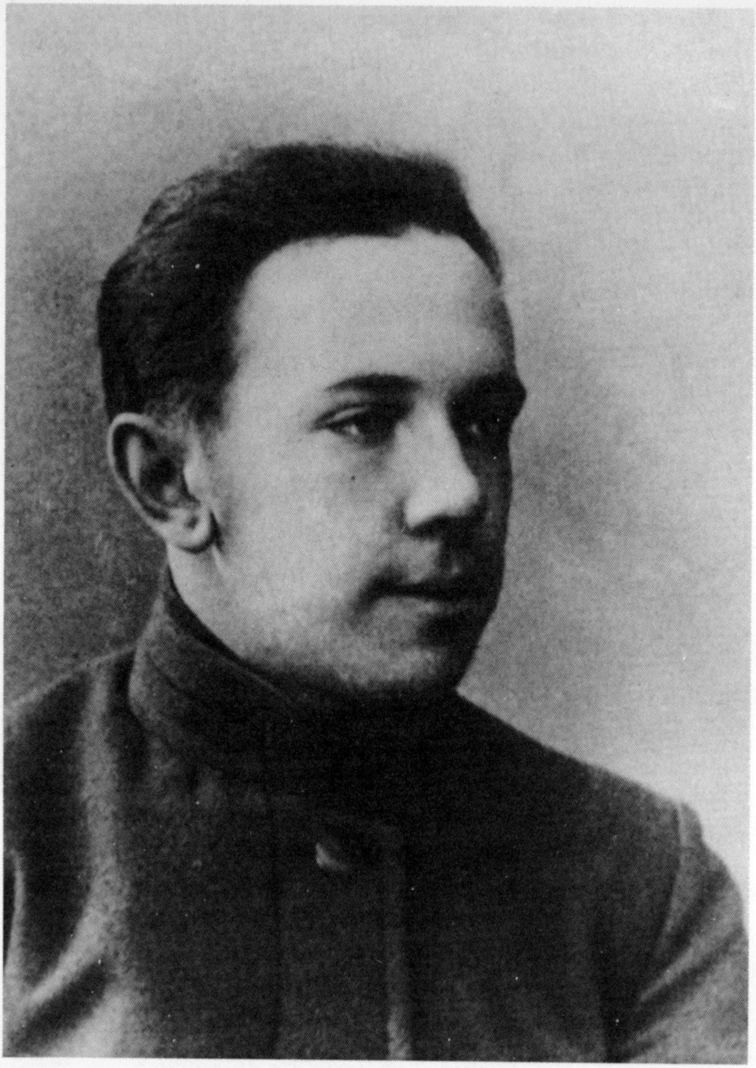

Michail Tschechov als Kadett.

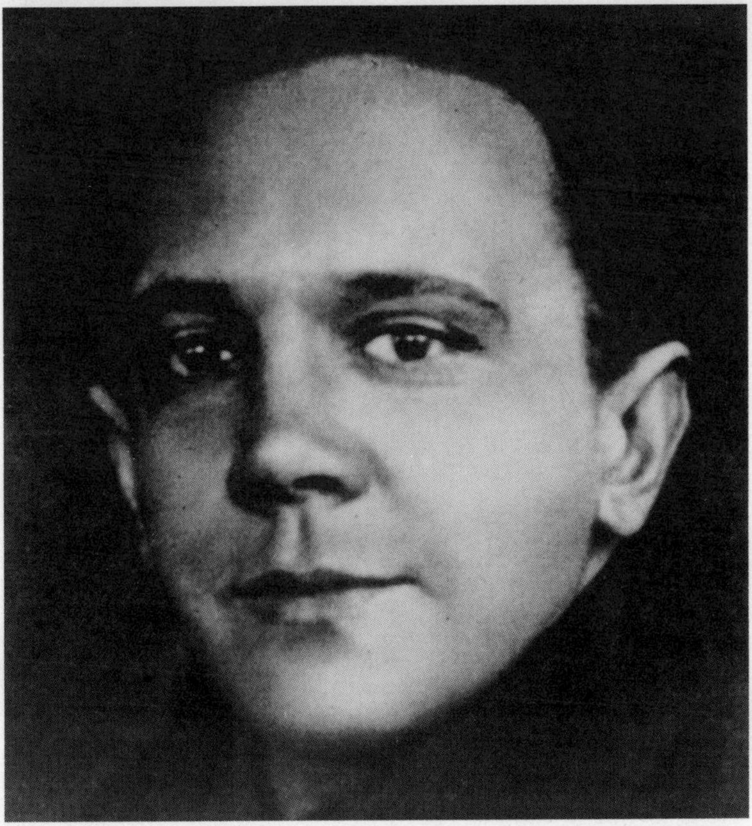

Michail Tschechov als Student an der Schauspielschule.

wurde von drei Vorbildern geprägt: Charles Darwin, Arthur Schopenhauer und Sigmund Freud. Besonders verehrte er A. Schopenhauer als seinen Meister; er »berauschte (Tschechov) mit der Bezauberung der Melancholie und des Pessimismus und lehrte ihn, die Ziellosigkeit der menschlichen Existenz zu bewundern«.[5] Die Lektüre Schopenhauers regte M. Tschechov zu einer quälerischen Selbstforschung an, die pessimistische Weltanschauung verstärkte die Kompliziertheit und Widersprüchlichkeit seiner krankhaften und überempfindlichen Seele.

Im Jahre 1913 wurde Michail Tschechov von K. S. Stanislavskij* ins »Moskauer Künstlertheater« aufgenommen, und er übersiedelte nach Moskau. Seinen inneren Zustand in jenen Jahren schildert Tschechov folgendermaßen:

»Da es keinen Gott gibt, ist alles, was wir Leben, persönliches, gesellschaftliches und historisches nennen, nur eine komplizierte Kombination von Zufällen. Ich konnte das logisch beweisen. Die Menschheit befindet sich in Gefahr. Die unerwartete und unvermeidliche Katastrophe (sie erschien meiner Einbildung) kann jeden Moment hereinbrechen. Als ich dachte, daß trotz allem vielleicht eine vernünftige Weltseele existiert, sagte mir irgendeine Stimme: »Und bist du überzeugt, daß die Weltseele nicht den Verstand verloren hat?«[6]

Hier spüren wir etwas von der Hauptquelle des schöpferischen Genies Tschechovs: das Gefühl des nahenden Unterganges, des Verdammtseins zu diesem Untergang, ein feines Gespür dafür, daß der Mensch sich in der Macht ihm fremder Kräfte befindet, schrecklicher und schicksalhafter außer ihm liegender Gewalten. Gerade aus dieser Quelle ist seine Genialität in der Ausführung solcher Rollen wie »Hamlet« (1924), »Erik XIV.« von A. Strindberg (1921), »Ivan der Schreckliche« (1933) im Stück A. K. Tolstojs »Der Tod Ivans des Schrecklichen« zu erklären.

Das persönliche Leben des Schauspielers bildete sich durch direkte Einwirkung seiner geistigen Lehrer, hauptsächlich durch Schopenhauer. Michail Tschechov dachte über den Sinn des Lebens

---

* Konstantin Sergeevitsch Stanislavskij – (1863–1938) – bekannter russischer Regisseur.

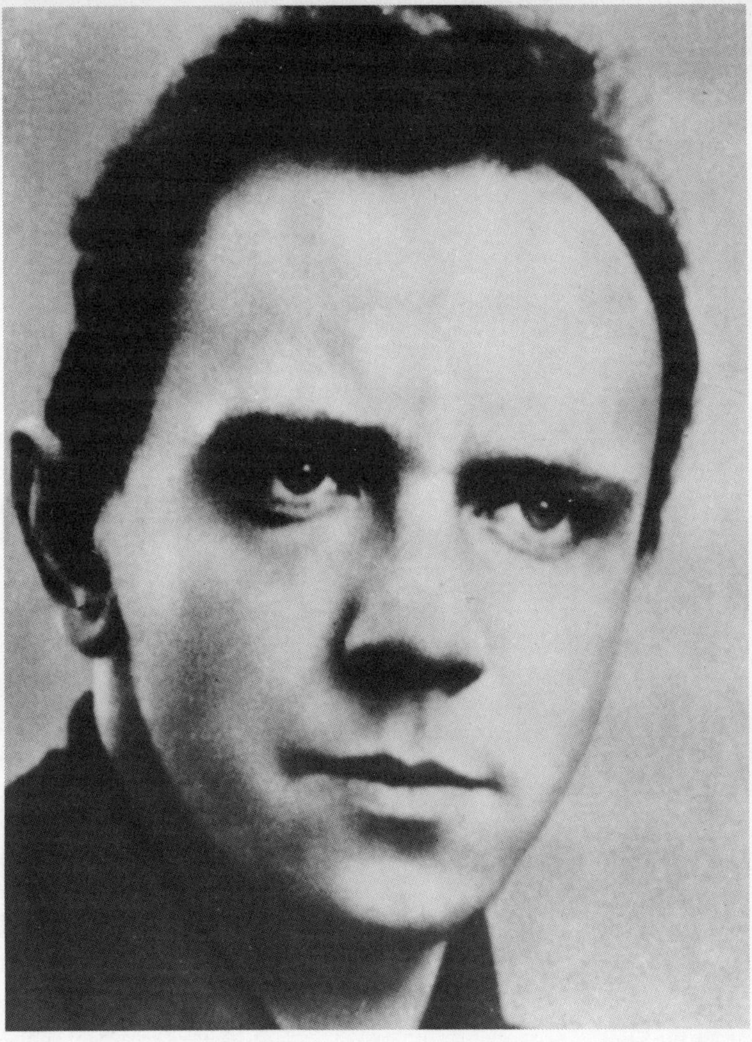

Michail Tschechov als junger Schauspieler.

nach und kam zu dem Schluß, daß das Leben aus sich selbst heraus nichts Wertvolles darstelle. »Wenn Du tatsächlich das Leben für nichts hältst, dann vollbringe bewußt eine unvernünftige Tat, die für dein ganzes Leben Folgen haben wird.«[7] Solch eine unvernünftige Tat war die erste Ehe Tschechovs im Jahre 1914 mit Olga Konstantinovna von Knipper-Tschechova (1897–1980). Diese Ehe dauerte nicht lange, schon 1918 schied er sich von seiner Frau, die später eine berühmte Schauspielerin wurde.

Michail Tschechov sucht intensiv neue Wege in der Theaterkunst. Für ihn kann das naturalistische Theater den Anforderungen der Zeit nicht genügen. Er versteht sehr gut, daß der Naturalismus den Schauspieler dazu führt, nicht mehr zu wünschen, an sich selbst zu arbeiten und so das Geheimnis seines Schöpfertums zu verlieren. Aber gleichzeitig kann er auch nicht die radikalen Ideen Meyerholds, Tairovs und Komisarschevskajas teilen, die sich von K. S. Stanislavskij getrennt hatten.

Während seiner Tätigkeit im eigenen Studio setzte Tschechov seine Zusammenarbeit mit dem Moskauer Künstlertheater fort, insbesondere mit dem jungen und talentierten Regisseur E. B. Vachtangov. Diesem aber war es nicht vergönnt, ein langes Leben zu verbringen. Er starb im Jahre 1922, und nach seinem Tode wurde Michail Tschechov Leiter des ersten Theaterstudios des Moskauer Künstlertheaters, welches im Jahre 1924 ins Moskauer Akademische Künstlertheater-2 umgewandelt wurde. In diesem zweiten MChAT schuf Michail Tschechov die unwiederholbaren Bilder von A. A. Ableuchov in der Theaterfassung von Andrej Belyjs Roman »Petersburg« und von Muromskij im Stück »Die Sache« von Suchovo-Kobylin.

Gerade in diese Zeit der ersten nachrevolutionären Jahre fällt Michail Tschechovs erste Bekanntschaft mit dem Namen Rudolf Steiners und der Anthroposophie. Von Rudolf Steiner erfuhr Tschechov ganz zufällig, und zwar in folgender Art:

»Seit eh und je hatte ich mich für die Yogis interessiert. Doch eines Tages, als ich am Schaufenster der ›Buchhandlung für Schriftsteller‹ vorüberging, fiel mein Blick zufällig auf den Titel des Buches ›Wie erlangt man Erkenntnisse der höheren Welten‹ von Rudolf Steiner. Ich lachte auf. ›Wenn man tatsächlich wissen könnte, *wie* diese Erkenntnisse zu erlangen seien, dann wäre man wahrschein-

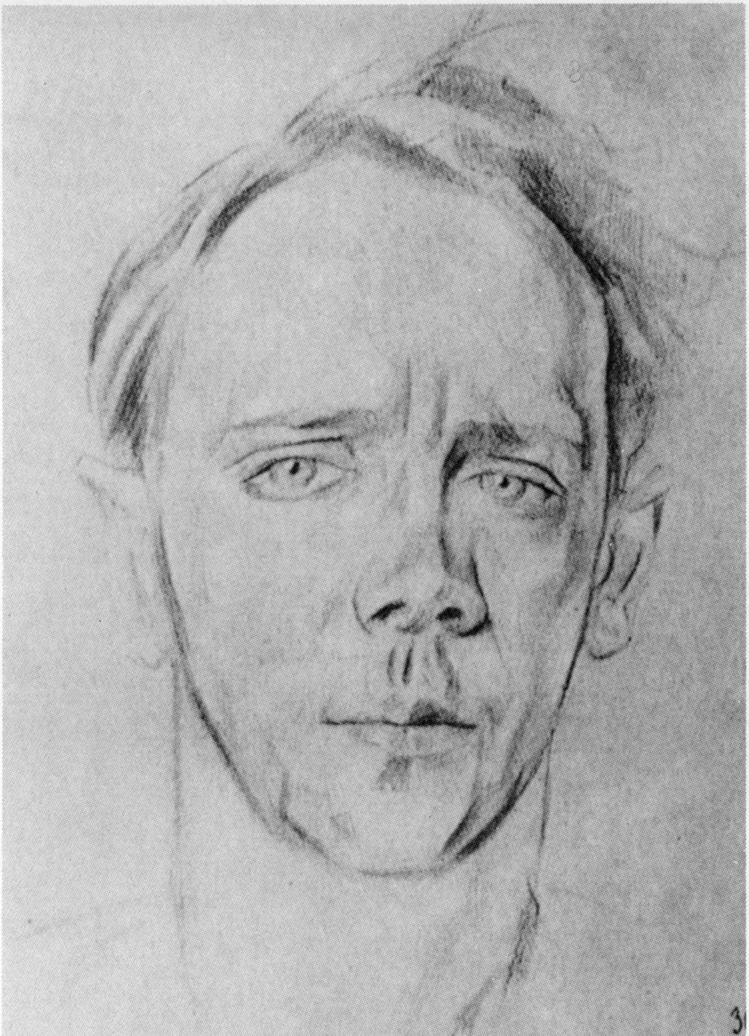

Michail Tschechov

Bildnis von Ju. A. Zavadskij 1920.

lich schon längst darauf gekommen, und es wäre für den Autor sinnlos, so ein Buch herauszugeben.‹ Ich kaufte jedoch dieses Buch mit seinem intriganten Titel trotzdem, las es durch und legte es auf die Seite, aber schon *ohne* Ironie. Der Name des Autors sagte mir nichts. Ein einziges Mal nur nannte Stanislavskij nebenbei den Namen Steiners (in einer ungetreuen Auslegung von dessen Lehre über Sprachgestaltung), und das war alles, was ich über ihn wußte.«[8]

Der berühmte und schon überall bekannte Schauspieler beschäftigte sich mit theosophischen Fragen und mit der Möglichkeit der Hellsichtigkeit. Er studierte die theosophische Literatur gründlich, verkehrte in allen möglichen okkulten Kreisen, von denen es im nachrevolutionären Moskau sehr viele gab. Die Theosophie mit ihrem Orientalismus verwirrte Tschechov – auch damit, daß viele Theosophen die Bedeutung Christi und des Mysteriums von Golgatha nicht genügend wertschätzten. Die ganze geistige Suche des Schauspielers richtet sich auf die Bestimmung der Rolle und des Wesens des Christentums in der heutigen Welt. Und genau auf diesem Weg seiner geistigen Suche fällt ihm das Buch Rudolf Steiners »Wie erlangt man Erkenntnisse höherer Welten?« von neuem in die Hand.

»Ich erinnerte mich an das Buch Rudolf Steiners und las es noch einmal durch. Der Ton, in dem der Autor über die Wesen und Prozesse der geistigen Welt sprach, erstaunte mich besonders. Keinerlei ›Geheimnis‹, keinerlei ›Mystik‹ oder Wunsch, Eindruck zu machen, war in seinen Darstellungen zu finden. Der einfache, klare, wissenschaftliche Stil machte auch jene Tatsachen einfach und klar, die der Gegenstand der Darstellungen des Autors waren. Was der gefühlsmäßigen Aufnahme unzugänglich war, wurde dem Verstand zugänglich. Ich las eine ganze Reihe Bücher Rudolf Steiners, und die aufmerksame Lektüre gab mir Antworten auf die so bewegenden Fragen, die mich damals beschäftigten. Ich erfuhr zum Beispiel, daß die geistige Welt mit ihren Wesenheiten sich genauso entwickelt und verändert, wie die physische mit ihren Lebewesen. Die *Geschichte* geht nicht nur auf der Erde vor sich. Die geistige Welt war zur Zeit des alten Indien eine andere als jetzt. Sich am Alten festzuhalten, ängstlich die Augen für das Neue verschließend, das aus der geistigen Welt kommt, heißt, sich zum geistigen Atavismus zu verurteilen. Genauso erfuhr ich, daß echte Geisteswissenschaft es nicht nötig hat, den Materialismus zu verneinen, solange er sich in den Grenzen jenes Bereiches hält, auf den er sich *tatsächlich* bezieht und sich nicht das Recht anmaßt, eine *universale* und *einzig mögliche* Weltanschauung zu sein.

Ebenso erfuhr ich, daß die Anthroposophie (sowohl im Methodischen als auch im Inhaltlichen) viel Neues in die einzelnen Bereiche von Wissenschaft und Kunst hineintrug. Schon vor dem Weltkrieg und besonders danach erfuhr die Anthroposophie eine immer größere Ausbreitung und Anerkennung. Schulen, Krankenhäuser, heilpädagogische Heime, Laboratorien, biologische und andere naturwissenschaftliche Institute, landwirtschaftliche und künstlerische Zentren begannen in Europa, England und den Vereinigten Staaten zu entstehen. Später, als ich einige dieser Einrichtungen besuchte, hatte ich die Möglichkeit, mich zu überzeugen, wie praktisch die Grundsätze der Anthroposophie sind, wie nahe diese Wissenschaft der Erde steht und wie eng sie mit unserer Kultur verbunden ist. Jede Phantastik ohne Boden unter den Füßen ist der Anthroposophie fremd. Nichts soll man ungeprüft aus der Geisteswissenschaft annehmen – sagt Rudolf Steiner. *Denken* soll der Anthroposoph und nicht *glauben*. Die Autorität spielt in der Anthroposophie keine Rolle. Denen, die in sich höhere Wahrnehmungsorgane entwickeln wollen, werden entsprechende Übungen gegeben, und *jeder* kann in der geistigen Welt das *selbst* erleben, worüber die Anthroposophie spricht. Die geistige Welt ist nur für den ein Geheimnis, der sich nicht genügend anstrengen *will*, um in sie einzudringen. Die erste, grundlegende Übung, die Rudolf Steiner vorschlägt, führt zur Fähigkeit eines logisch-klaren aktiven Denkens hin. Ohne diese Fähigkeit kann der Anfänger im Hellsehen ein Opfer von Illusionen werden und sich, statt in die geistige Welt, in den Bereich der Phantastik und des Selbstbetruges versenken.

Aber die grundlegende und entscheidende Erfahrung war für mich die, daß Christus im Mittelpunkt all dessen steht, worüber Steiner spricht.

Die Anthroposophie eröffnete sich mir als eine zeitgenössische Form des Christentums.

Diese meine Begegnung mit der Anthroposophie war die glücklichste Periode meines Lebens.«[9]

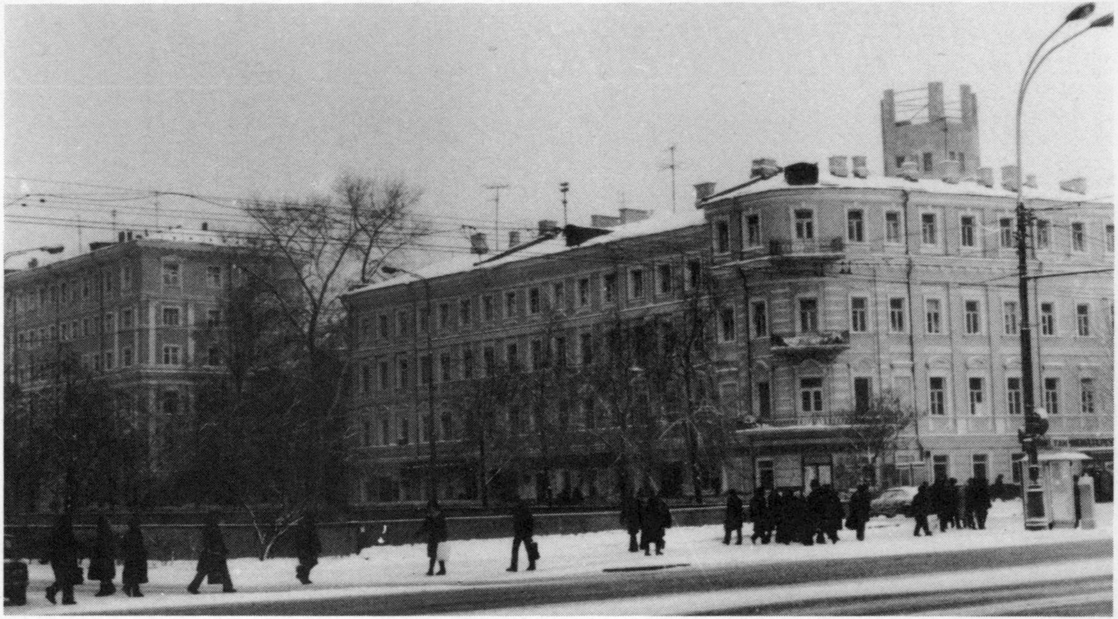

In diesem Haus in Moskau am Arbatplatz, Ecke Nikitinskij-Boulevard, wohnte und unterrichtete in den zwanziger Jahren Michail Tschechov. In Tschechovs »rundem« Wohnzimmer las Andrej Belyj seine Vorträge über Alexander Blok.

Photo Schuravljev / Schulteß 1986

Zu Beginn der 20er Jahre tritt M. Tschechov in Moskau in die Anthroposophische Gesellschaft ein und vertieft sich in die Bücher und Vorträge Rudolf Steiners. In seinem berühmten »Runden Zimmer« am Arbatplatz, an der Ecke des Nikitskij Boulevards, welches als Theaterstudio für den von Tschechov geleiteten Schauspielunterricht diente, organisierte der Künstler anthroposophische Vorträge und Treffen. Hier, an den Tschechov'schen Samstagen, las A. Belyj seine drei originellen und dem Geiste nach hervorragenden Vorträge über Alexander Blok vor.

Seine ersten künstlerischen Versuch, die Ideenwelt der Anthroposophie auf der Bühne zu verwirklichen, unternahm Tschechov im Jahre 1924 in der Rolle Hamlets. Nach den Worten der Kritik[10] verwandelte der Schauspieler den willensschwachen Shakespeare'schen Helden durch die Verbindung mit dem Geist des verstorbenen Vaters in einen willensstarken Hamlet. Die von Tschechov auf der Bühne dargestellte Idee Hamlets stellte seine persönliche künstlerische Erfahrung unter Beweis. Ähnlich einem Hierophanten höherer Einweihungsstufe durchlebt der Hamlet Tschechovs jenen höheren Geisteszustand, aus dem sich neues Leben gebiert, welches den Tod überwunden und überlebt hat. Michail Tschechov bemüht sich, sein Wissen und seine Erfahrung aus der Anthroposophie in sein künstlerisches Schaffen mit einzubeziehen. Im »Tschechov'schen Studio« beginnt der russische Schauspieler neue Übungen für die Schauspielkunst einzuführen, die durch die Vorträge und Bücher Rudolf Steiners inspiriert waren. Er verbannte die antireligiösen Tendenzen aus dem Repertoire seines Theaters. In der Geistigkeit, in der Ganzheit der geistigen Welt des Schauspielers sieht Tschechov sehr breite Möglichkeiten für das Theater der Zukunft. Die Vorträge Rudolf Steiners gaben Tschechov einen neuen Zugang zum Wort und seiner Beherrschung. Der Schauspieler soll verstehen, daß der Weg zum Wort, der über Anatomie und Physiologie geht, falsch ist. Der wahre Weg, so lehrte Tschechov, liegt in der lebendigen Sprache. M. Tschechov eignete sich von Rudolf Steiner die Lehre über Laut und Sprache an und unterstreicht das in seinen Erinnerungen:

»... wie reich und erfüllt war, was Rudolf Steiner gab... Wäre es für einen gewissenhaften Schauspieler nicht wichtig zu wissen, wie

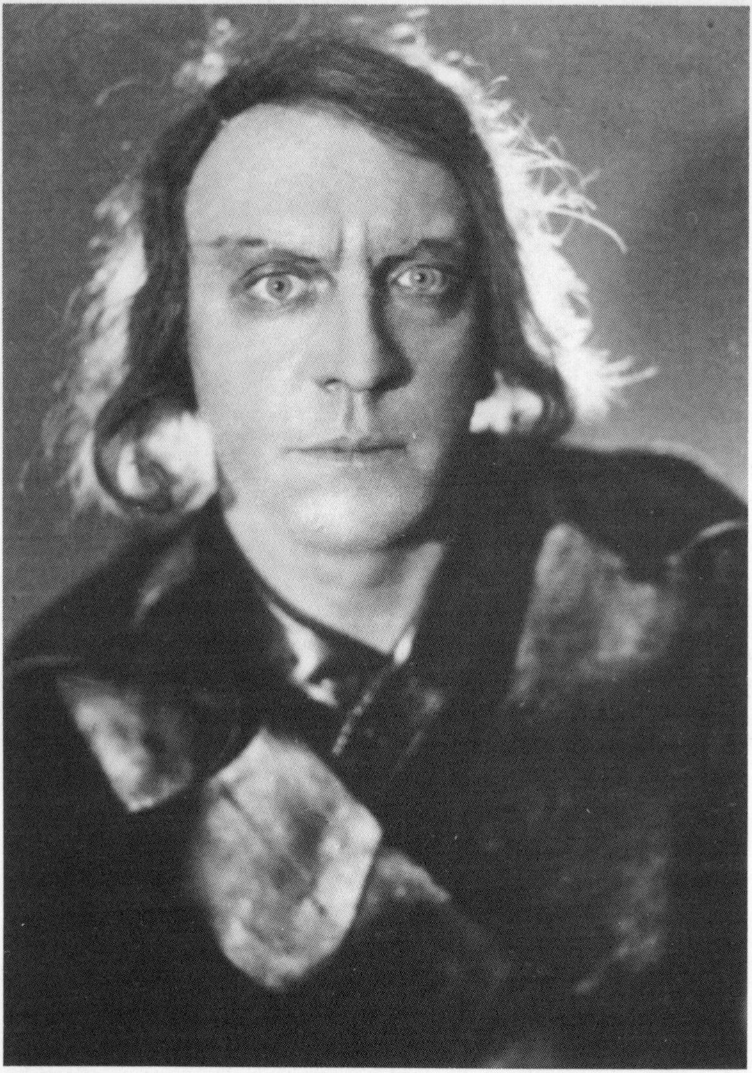

M. Tschechov
Hamlet in der Tragödie von Shakespeare.

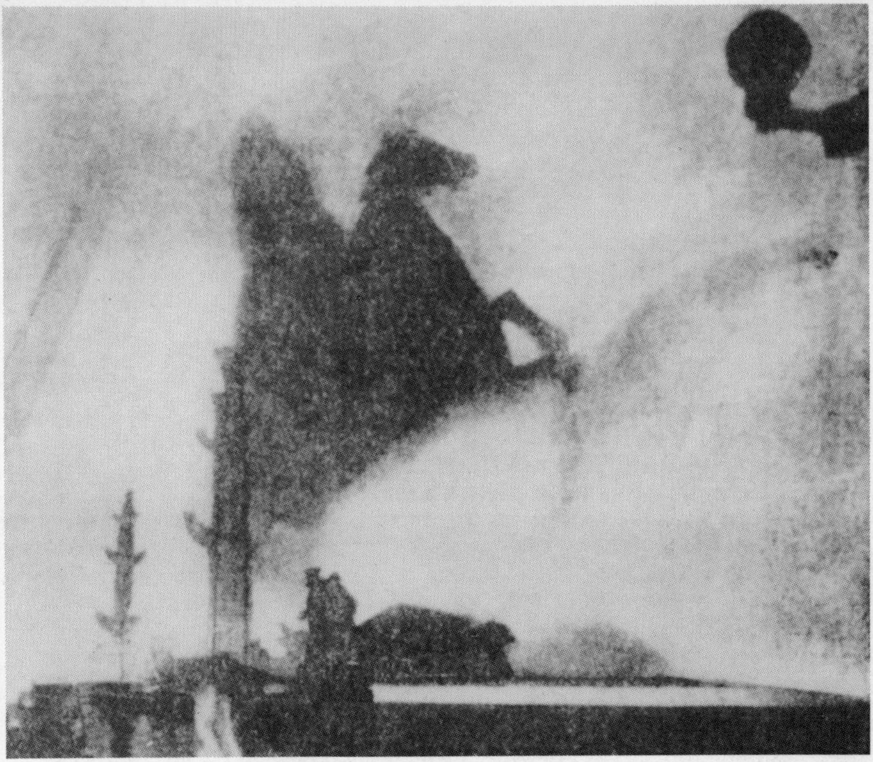

Andrej Belyj, »Petersburg« (»Der Tod des Senators«). Skizze A. Libkovs zur Aufführung im MChAT II, 1925.

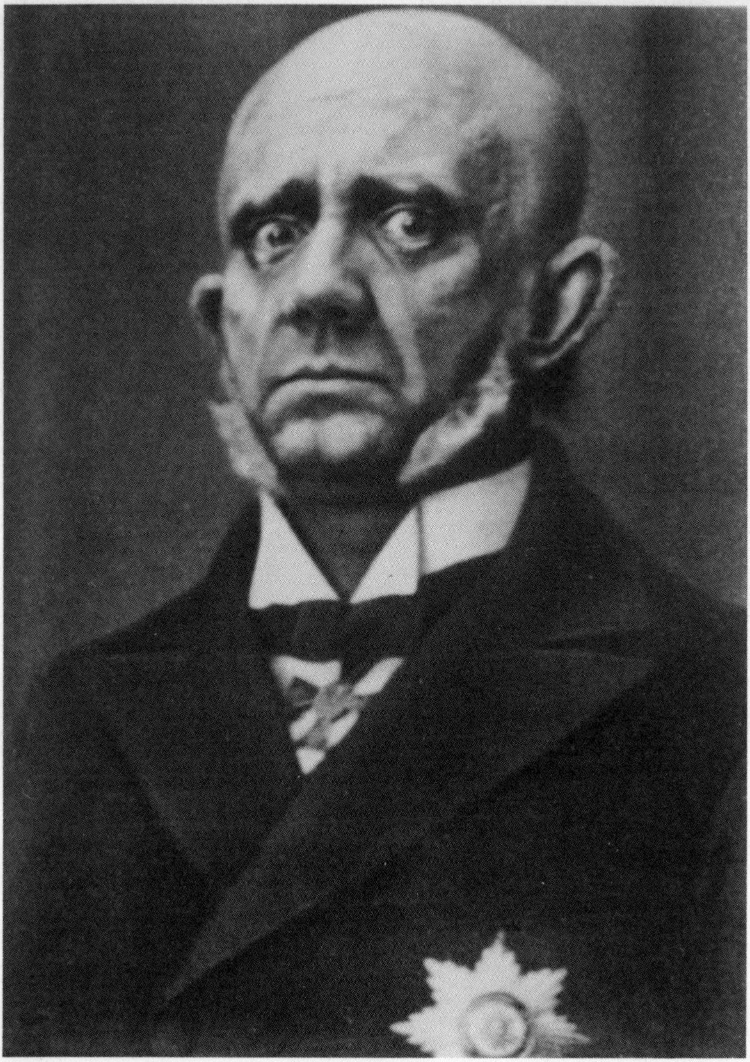

M. A. Tschechov.
Senator Apollon Apollonovitsch Ableuchov im Drama von Andrej Belyj »Petersburg«, 1925.

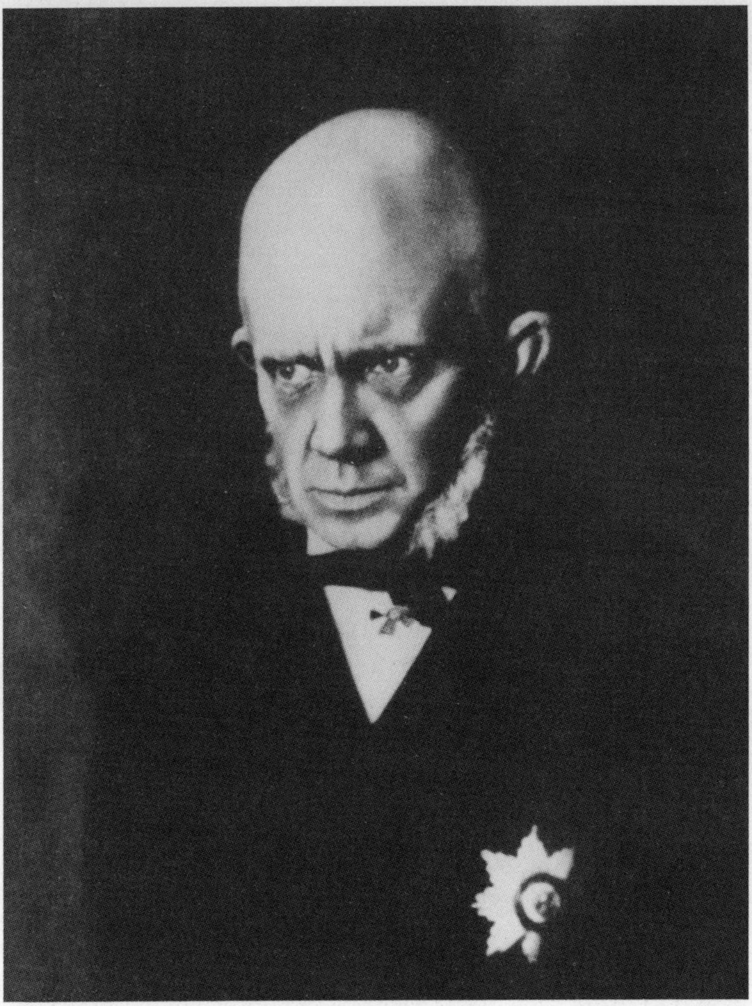

M. A. Tschechov,
Apollon Apollonovitsch Ableuchov.

die menschliche Sprache im Laufe der vielen, vielen Jahrtausende sich gebildet hat? ›A‹, ›E‹, ›I‹, ›O‹, ›U‹ – all das sind einzelne, selbständige Wesen mit einer individuellen Seele und einem nur ihnen eigentümlichen lautlichen Inhalt. Alle diese ›Individualitäten‹ beeinflußten im Laufe der Jahrtausende den Menschen, so daß sie seinen Sprachapparat entwickelten und formierten. Sie alle lebten um den Menschen herum und suchten ihren Ausdruck durch die menschliche Sprache. Für den materialistisch eingestellten Schauspieler unserer Zeit ist es schwer zu verstehen, daß sie, diese Laute, schon bevor der Mensch lernte, sie auszusprechen, existierten. Außerhalb des Menschen lebten sie in Naturereignissen und -kräften, und in Reaktion auf diese lernte er sie in sich selbst kennen. Der Mensch der Urzeit lebte in engerer Beziehung zu seiner Umgebung. Er drang nicht mit seinem Verstand in die Umwelt ein, sondern mit seinem ganzen Wesen. Er hörte das Rollen des Donners und strengte sich an, es zu verstehen. Er suchte den Laut, der dem Rollen des Donners ähnlich war. Er begann ihn zu imitieren. Und seine Sprache formierte mit immer größerer Deutlichkeit den Laut »rrr«.[11] Auch auf dem Gebiet der Bewegung und der Gesten in der Schauspielkunst übernahm M. Tschechov viel von Rudolf Steiner. Er lehrte, daß der Schauspieler eine besondere, tiefere Aufmerksamkeit aus seinem Inneren auf seine Bewegungen und seinen Körper überhaupt richten soll. Jede Bewegung soll durch eine spezifische Farbe bestimmt sein, und dadurch bekommt jede Bewegung eine bestimmte Färbung. Der Schauspieler soll nach Tschechovs Meinung die Musikalität und Plastik der Sprache tief erfühlen, und er soll sie in Bewegung umsetzen können.

»Und die Geste half dem Menschen, die Laute zu formen. Alles was kreist, rollt, sich dreht, alles was spiralig, rund und eingewikkelt war: dies alles imitierte er mit seiner Geste, mit dem ganzen Körper, mit Händen und Füßen. Und all dies war in ihm: »rrr!«. Die Geste kam in den Laut hinein und lebte in ihm wie eine Kraft. Die ganze Welt begann ihm durch »R« verständlich zu werden. Die andere Welt öffnete sich ihm in allem, was floß, einfloß, flog, blühte und schmeichelte, und er drang in sie ein und ahmte sie mit Gesten und Lauten nach: So formierte sich schrittweise der Laut »L« in seiner Sprache. Alle Konsonanten, sagt Rudolf Steiner, sind das Resultat der Imitation der Außenwelt. Die Vokale sind wärmer als die Konsonanten. In ihnen fanden die Gefühle und Wünsche und Leidenschaften des Menschen, der seine Sprache formierte, ihren Ausdruck. Im Staunen oder in der Ehrfurcht öffnete sich der ganze Mensch dem Ereignis gegenüber, er rief aus: »A!«, »A« ist die Geste des Sichöffnens, Aufnehmens. Wenn er sich dagegen ängstigte und versuchte, das zu fliehen, was ihm Furcht einflößte, sprach er »U« aus. Zwei gegensätzliche Gesten leben in diesen Lauten. In den Worten, die noch wenig verdorben sind, kann man hören, wie die einzelnen Laute den Inhalt des Wortes ausdrücken. Die Geste der Geschlossenheit und das Angstgefühl leben in verschiedenen Variationen in Wörtern, wo das »U« klingt: Múka (Qual), Burja (Sturm), Užas (Furcht), Tuča (Wolke), Trud (Mühe), Trus (Feigling). Das trifft selbstverständlich auch auf die anderen Sprachen zu. Die deutschen Wörter: Furcht, Sturm, Blut, dumpf, dumm, dunkel. Oder die englischen: doom, boor, brutal, cruel drücken auch die Variationen der Angst und der Geschlossenheit aus. Die Geste der Offenheit und das Freudegefühl erlebt man in den Worten mit dem Laut »A«: Dar (Gabe), Raj (Paradies), Pravda (Wahrheit), blago (heil); Wahrheit, Gabe, Strahl, Schlaf; star, grant, calm, glance etc. Wie viele neue schöpferische Freude wartet auf den zukünftigen Schauspieler, wenn er verstehen wird, daß die Geste, die in dem Laut verborgen ist, nicht nur Ausdruckskraft gibt, sondern auch Kraft seiner Sprache. In der Eurythmie Rudolf Steiners findet er diese Geste. Durch die Übungen wird er in der Lage sein, z. B. die umfassende, mit Liebe erkennende Geste im Laute »O« zu erleben; die befestigte, sich behauptende, in die Ferne strebende Geste des Lautes »I«; oder die konzentriert, weise die Ereignisse durchdringende Geste, die sich in »M« einschließt; die Geste »K« – sie bricht zusammen, zerstört, vernichtet oder, wenn man den geistigen Aspekt nimmt, sie überwindet den Widerstand der Materie und schafft in ihr neue Formen. Für den zukünftigen Schauspieler, der seine Muttersprache auf diese Weise erlernt hat, wird sie nach und nach der Schlüssel zur Psyche des Volkes selbst. Auch der Charakter der anderen Völker wird sich ihm durch die Laute öffnen. Was lebt z. B. im Laut des russischen Wortes ›JA‹ (ich)? In ihm stecken zwei Laute: Am Anfang ein schwaches ›I‹ (J) und am Ende ein starkes ›A‹: ›JA‹. Im Laut ›J‹ zeichnet sich schon schwach für den russischen Menschen die Kraft der Selbstbehauptung ab, die diesem Laut ›J‹ entspricht. Der russische Mensch, kaum, daß er sich anfaßt, verliert sich, verschwimmt im ›A‹; er sucht die Verschmelzung mit der Welt, mit seiner kosmischen Umgebung. Sein Selbstbewußtsein führt ihn von der Erde weg. Drückt sich darin nicht die unserem Volke angeborene Tendenz zur Suche aus, zum Leben in Problemen? Tolstoj, Dostojevskij, Solovjev: haben sie sich nicht wie wahrhaftige russische Menschen der Suche nach Gott gewidmet? Durch moralische Festigung seines Willens ging Tolstoj seinen russischen Weg; durch Qualen und Leidenschaften des russischen Herzens versuchte Dostojevskij Gott zu fassen; die klare, deutliche Logik Vladimir Solovjevs wurde zum russischen christlichen Gedanken. Es ist egal, wie stark, wie hartnäckig, wie nachdrücklich der russische Mensch sein ›JA‹ ausspricht, er verstärkt nur das ›A‹, das seine Seele zur Erkenntnis des Höheren öffnet. Der Italiener sagt ›IO‹. Hören Sie, wie er kräftig in seinem ›I‹ auf der Erde steht. Wie leidenschaftlich, wie stark er die Erde, auf welcher er steht, liebt: Im ›O‹ umarmt er sie, er umarmt auch die Sonne und das Licht und die Wärme – die Luft – die Farben und den Sternenhimmel. Was sagt uns das englische ›I‹ (AJ)? Ist es nicht das volle Gegenteil zum russischen ›JA‹? Wenn der Engländer die kosmischen Sphären mit ›A‹ erreicht hat, eilt er im ›I‹ (J) zurück zur Erde. In der Erdsphäre ist er zu Hause. Das geistige Wissen braucht er für die irdischen Zwecke. In ihnen findet er den Sinn und die Stütze seiner Existenz. Der Engländer, der Amerikaner – die wahren Schöpfer der äußerlichen Zivilisation. Ihr Volksgenius stirbt langsam in der heutigen Epoche der Entwicklung der Menschheit. Ihr Selbstbewußtsein führt sie von der Welt zur Erde. Es ist gleichgültig, wie kräftig der Engländer sein ›I‹ (AJ) ausspricht – er kann sich nicht lang auf dem Laut ›A‹ aufhalten, er muß schnell zum ›J‹ runter gehen, aber der russische Mensch kann sich sehr lange in seinem ›A‹ aufhalten. In diesem, mit nichts zu begrenzenden, breiten und von dem Menschen weglaufenden ›J-AAA‹ kann der russische Mensch weinen und lachen. Das englische ›I‹ (AJ) erlaubt keine Emotionen. Es ist irdisch, kurz und entschlossen. Das deutsche ›Ich‹: Was für eine Kraft klingt in diesem harten Bewußtsein, das den Deutschen durchdringt! ›Ich‹ fordert die Betonung auf dem ›I‹, sonst bleibt es nicht genügend ausdrucksvoll. Vor allem, besser und mehr als etwas anderes, kennt und schätzt der Deutsche sich selbst. Er ist das Zentrum, aus welchem sich seine ganze Tätigkeit und seine Erkenntnis entwickeln. Im ›CH‹ steigt der Deutsche von der Erde hoch, er sucht seine Ideale, er philosophiert, moralisiert, er baut sein System der abstrakten Begriffe, aber er verliert die Erde nicht, und kräftig, sehr kräftig, steht er auf ihr! Das italienische ›I‹ ist viel schwächer als das deutsche. Der Italiener liebt die Erde, der Deutsche beherrscht sie. Das eigensinnige, hochmütige und potentiell gefährliche deutsche ›I‹ ist durch das erkennende ›CH‹ ausgeglichen. Töten Sie dieses ›CH‹ im deutschen Selbstbewußtsein, und der Deutsche zeigt die zerstörende Kraft seines aggressiven ›I‹. Das harte ›I‹ wird dann zum grausamen werden. Ist dies nicht das, was wir jetzt sehen? Wir leiden dadurch, daß man dem deutschen Volk sein ›CH‹, seine idealistische Philosophie, weggenommen hat und sie durch ein Surrogat ersetzt hat. So spricht die Weisheit der deutschen, englischen und russischen Sprache. Die Sprache, das Wort sind Hauptwaffen des Schauspielers auf der Bühne, und sie sind vom Schauspieler vernachlässigt worden. Was für Material in den letzten Jahrzehnten gesammelt wurde! Wie viel haben Rudolf Steiner und seine Nachfolger, Wissenschaftler und Sprachgestalter, auf dem Gebiet der Sprache gegeben und ausgearbeitet! Wer von den zeitgenössischen Regisseuren und Schauspielern weiß davon? Wer hat sich für die Schulen, in denen man die neue Sprachtechnik, die auf dem Boden der Entdeckungen Rudolf Steiners basiert, lernen kann, interessiert? Wer hat die Kraft der von Rudolf Steiner gegebenen Übungen selbst erlebt?«[12]

Die revolutionäre Lage und die zunehmende offizielle materialistische Weltanschauung verhinderten die Verbreitung der Lehre Rudolf Steiners unter den Schauspielschülern im »Tschechov-Studio«. Die Russische Anthroposophische Gesellschaft wurde offiziell verboten, die Lehre von Rudolf Steiner stand im Gegensatz zur Ideologie der marxistisch eingestellten Führung der jungen Sowjetrepublik. Die Tätigkeit Tschechovs als Regisseur, als Schauspieler und als Leiter des Theaters löste sich wegen äußerer Umstände von selbst auf.

»Einmal kam im Theaterbüro ein Brief des Narkompros (Volkskomissariat für Aufklärung) an, der an mich adressiert war. Darin schrieb man (noch in einer freundlichen Form), daß meine Tätigkeit

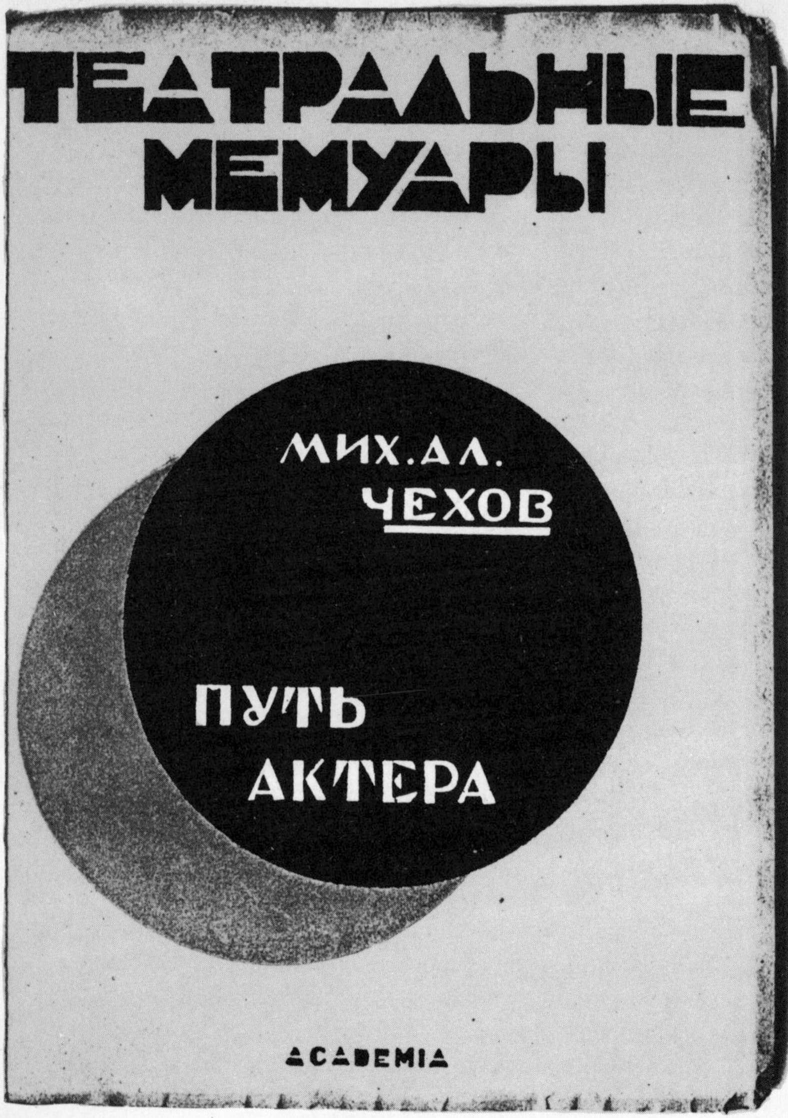

Titelblatt der Erinnerungen von M. A. Tschechov: »Der Weg eines Schauspielers«, Leningrad 1928.

als Theaterleiter als nicht befriedigend anerkannt werde und daß ich aufhören müsse, die Ideen von Rudolf Steiner unter den Schauspielern meiner Theatertruppe zu verbreiten. Dem Brief wurde eine Liste mit Zitaten aus den Büchern von Rudolf Steiner beigefügt. Sie illustrierten diejenigen Gedanken, welche ich während der Proben und der Übungen an die Schauspieler brachte. Die Arbeit der Zitatenauswahl wurde sehr sorgfältig und verständnisvoll gemacht. Dies war die Arbeit derjenigen zwei Schauspieler, die meinen Ideen sehr »treu« waren und sehr oft bei den Übungen abwesend waren... sie versteckten sich hinter den Türen. Sie schrieben meine Äußerungen auf, die ihnen verdächtig erschienen und fanden nachher die entsprechenden Zitate in den Büchern Rudolf Steiners...[13]

Michail Tschechov wurde im Jahre 1928 gezwungen, nach Deutschland zu emigrieren. Die Tatsache, daß Tschechov im Ausland geblieben war, wirkte sich unheilvoll auf das Leben der russischen Anthroposophen aus. Man begann offene Repressalien gegen sie auszuüben, was Michail Tschechov während des Exils quälte:

»Das, was ich bis jetzt als Anthroposophie bezeichnete, was ich als ein grandioses System der Gedanken über die Welt und den Menschen wußte und liebte – wurde jetzt in mir ein selbständiges, lebendes Wesen... So betete meine Seele in diesem Moment, aber sie war schwach und konnte eine neue Probe nicht durchstehen. Zu mir kam, oder genauer gesagt, plötzlich erschien, von hinten, eine kleine, alte, dürre Frau, mit einem schwarzen Strohhut, dessen Krempe ihr Gesicht bedeckte.

Sie schien mir wie ein bedrückender Traum zu sein. Mit tiefer Stimme sagte sie zu mir: ›Ihre Abreise aus Moskau war ein Grund für die Verhaftung und Verbannung der Mitglieder der Anthroposophischen Gesellschaft. Wenn Sie ein anständiger Mensch sind, dann werden Sie sofort nach Rußland zurückkehren.

Nur Ihre Rückkehr kann die Verhafteten retten...‹«[14]

Schon anfangs der 20er Jahre, als Tschechov sich während der Gastspiele in Berlin befand, besuchte er die Wohnung Rudolf Steiners in der Motzstraße 17. Er wurde persönlich dem Begründer der Anthroposophie vorgestellt. Doch zum ersten Gespräch und zur tieferen Bekanntschaft kam es in Arnheim, wo Rudolf Steiner einen Vortragszyklus hielt.* In der gleichen Zeit lernte Tschechov Michail Bauer und Margareta Morgenstern kennen, und diese Begegnung verwandelte sich in eine große Freunschaft, die bis zum Tode des Schauspielers Bestand hatte.

Ab Ende der 20er Jahre begann ein Wanderleben des russischen Schauspielers im Westen. In Berlin und Wien arbeitete Tschechov mit dem berühmten Regisseur Max Reinhardt zusammen. Für kurze Zeit wurde Tschechov der Leiter des jüdischen Theaters »Habima«; einige dieser Schauspieler waren schon Schüler von Tschechov in Moskau gewesen. Mit dieser Truppe führte Tschechov in Berlin das Stück Shakespeares »Ein Sommernachtstraum« auf. Das Theaterstück hatte Erfolg. Unter den Zuschauern befand sich der berühmte indische Philosoph und Dichter Rabindranath Tagore, der von der Aufführung sehr begeistert war.

Michail Tschechov fühlte während seiner theatralischen Arbeit in Deutschland ständig eine gewisse Unzufriedenheit. Er suchte etwas Neues, und in der Tiefe seiner Seele wuchs die Idee des neuen Theaters, das auch seine anthroposophischen Studien umschließen sollte; für besonders wichtig hielt er, Eurythmie und Sprachgestaltung in das neue Theater einzubeziehen. Da Tschechov wußte, daß unter der Leitung von Marie Steiner für die Aufführung der Mysteriendramen in Dornach gearbeitet wurde, versuchte er eine Zusammenarbeit mit Dornach zustandezubringen. Marie Steiner, die Tschechovs Fähigkeiten als Schauspieler sehr hoch schätzte, lehnte jedoch die Zusammenarbeit ab und unterstrich dabei, daß die Aufgabe des russischen Theaters in der Vervollkommnung des traditionellen Theaters bestehe und die Arbeit an den Mysteriendramen die Aufgabe des deutschen Geistes sei.

Im Jahre 1930 ging Tschechov mit neuen Gedanken und Hoffnungen nach Paris, wo er ein russisches Theater organisierte. Dieses Theater hatte bedauerlicherweise beim Publikum keinen großen Erfolg. Die Suche nach Neuem, das Gefühl, daß das alte Theater im Sterben liege, die Notwendigkeit der inneren Wiedergeburt – all diese Gedanken spiegelten sich in einem Programmartikel Tsche-

* Rudolf Steiner hielt im Jahr 1924 in Arnheim (Holland) den Vortragszyklus »Das Karma der Anthroposophischen Gesellschaft«, G.A.240, Dornach 1977.

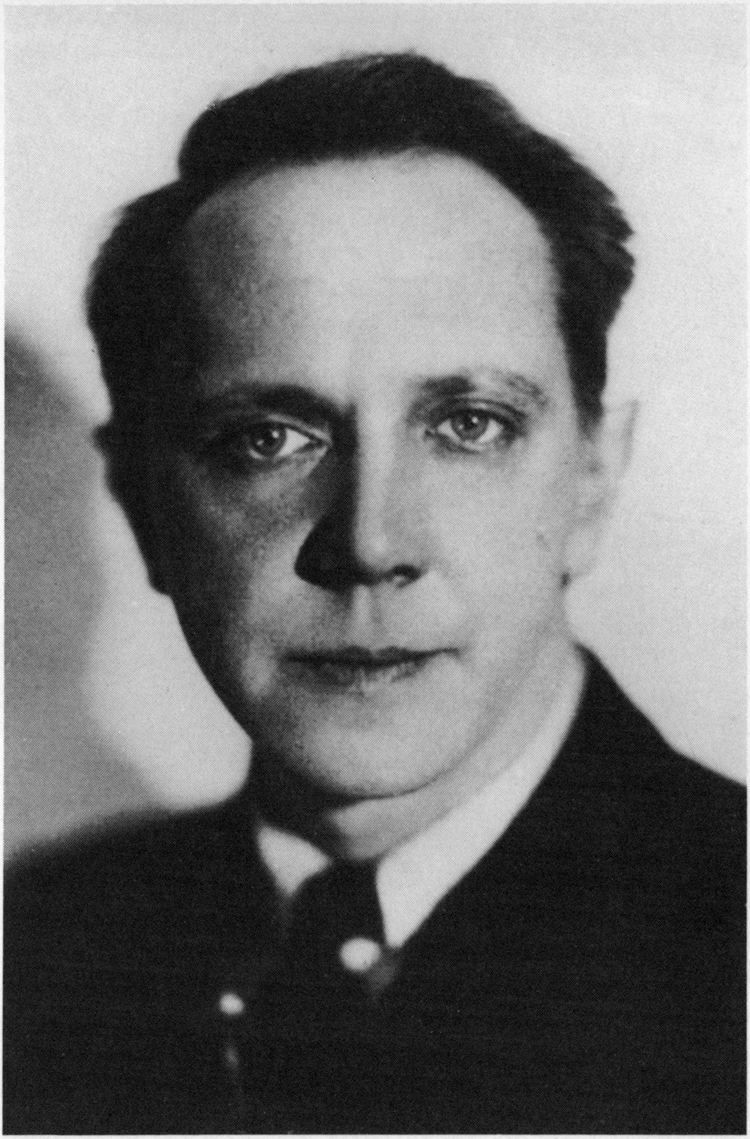

Michail Tschechov, Paris 1931.

chovs, »Le Théatre est Mort! Vive le Théatre!« wider, der in Paris geschrieben wurde. Vor der Abreise nach Paris studierte M. Tschechov in Rudolf Steiners Schule eifrig die Phänomene der Körperbewegung und der Sprache. Diesen beiden notwendigen Attributen eines Schauspielers räumte Tschechov im zukünftigen Theater einen bedeutenden Platz ein:

»Die szenische Sprache wird aus dem heutigen naturalistisch-chaotischen Zustand herauskommen, und durch die spezielle Arbeit bekommt sie die künstlerisch-schöne und geistig-tiefe Ausdruckskraft, welche von jedem Zuschauer ohne Sprachunterschiede verstanden wird, da die künstlerische Überzeugungskraft der Sprache weitgehend die Ebene des engen intellektuellen Sinns der Wörter überschreitet. Hier liegt der erste Schritt zur Internationalität der zukünftigen Theaterkunst. Die Kunst der Geste erfährt die gleiche Veränderung, und sie wird den Körper des Schauspielers zu einem Instrument machen, das ganz feine, sensible, tiefe und scharfe Themen ausdrücken kann. Solche Sprach- und Gestenkunst wird dahin führen, daß der Schauspieler Schritt für Schritt die Herzen und den Verstand der Zuschauer beherrscht, da die szenische Kunst beginnt, Antworten auf die ganz hohen und brennenden Forderungen der menschlichen Seele zu geben.«[15]

Der Mißerfolg in Paris zwang den Schauspieler, seine Tätigkeit in Riga und Kaunas (1932–34) auszuüben. Dort hatte er sehr großen Erfolg; er war gleichzeitig Regisseur und Hauptdarsteller Ivans des Schrecklichen im »Tod Ivans des Schrecklichen« von A. Tolstoj im lettischen Staatstheater und als Foma Opiskin in »Dorf Stepancikovo« von F. Dostojevskij im Russischen Dramatheater von Riga. Im Baltikum arbeitete er an den Werken Rudolf Steiners weiter, und später erinnerte er sich in seinen Aufzeichnungen daran:

»Ich las viel, studierte die Vortragszyklen von Rudolf Steiner und schrieb weiterhin meine Gedanken über die Schauspieltechnik nieder... Aufs Neue bewertete ich jetzt die Eurythmie Rudolf Steiners. In deren Gesten und Formen waren die schöpferischen Kräfte der Natur und des Menschen verkörpert. Welcher Reichtum und welche Vielfältigkeit! Aber meine Gesten und deren Kompositionen waren zufällig. Als ich dafür eine Gesetzmäßigkeit suchte, begann ich entsprechende Literatur zu lesen und die Arbeit nahm mehrere Jahre in Anspruch. Je mehr ich las, desto mehr verlor ich mich in der Fülle der Literatur. Aber auch dieses Mal, wie schon immer, kam ich mit der Hilfe klarer und genauer Gedanken von Rudolf Steiner aus dem Labyrinth heraus. Ich begann die anthroposophischen Schriftsteller zu studieren. In ihren naturwissenschaftlichen, medizinischen, pädagogischen, historischen, astronomischen usw. Werken war den Fragen der Komposition und des Rhythmus viel Raum gewidmet. Besondere Hilfe leisteten mir die theologischen Werke, die durch die geisteswissenschaftlichen Forschungen Rudolf Steiners ins Leben gerufen worden waren.

Auf dem Wege des Studiums der rhythmischen und kompositionellen Figuren, die die Bibel beinhaltet, gelang es den Theologen, den neuen Sinn, der in diesen Figuren verborgen war, zu deuten.

Bald schon hatte ich ein sehr starkes Interesse an diesen wunderbaren Werken, unabhängig von meinem Grundziel. Jetzt ruhten meine »Gesten« und ihre Kompositionen auf fester Grundlage der Gesetzmäßigkeit. Ich begann nachzudenken, wie die Geste, die so stark auf die Seele wirkt, in der Theaterkunst angewendet werden kann. Und ich sah: jedes Theaterstück, jede Bühnengestalt, Kostüm, Dekoration, Sprache (durch die Geste der Eurythmie), mit einem Wort: alles was der Zuschauer auf der Bühne sieht und hört, kann man wie eine lebende, erregende ›Geste‹ mit ihren ›Eigenschaften‹ gestalten, deren Kombinationen dem Theaterstück und dem Spiel des Schauspielers eine kompositionelle Harmonie geben können. Außerdem können sie den Sinn dessen, was auf der Bühne geschieht, vertiefen«.[16]

Die nationalistischen Stimmungen in Lettland und Litauen zwangen Tschechov, das Baltikum zu verlassen. Er fuhr für Gastspiele nach Amerika, nachher gründete er das »Tschechov-Theater« in Dartington Hall in England. Dieses Theater war gleichzeitig eine Schauspielschule. Vor dem Zweiten Weltkrieg siedelte Tschechov entgültig nach den USA um. Am 5. Oktober 1936 wurde in New York das neue Schauspiel-Studio »Tschechov-Players« eröffnet. Diese neue experimentelle Schauspielschule hatte Anthroposophie als ihre geistige Grundlage.

Diese Tatsache wurde offiziell nirgendwo zum Ausdruck gebracht, was seine bestimmten Gründe hatte, die der russische Schauspieler in den Briefen an Margareta Morgenstern beschreibt:

»Was den Unterricht der Eurythmie betrifft, habe ich mich schon längst entschlossen, keine Lehrerin einzuladen. Ich habe den Namen des Doktors im Prospekt aus dem einfachen Grund nicht erwähnt, da man, wenn man das macht, eine Anthroposophische Schule haben und sicher sein muß, daß das, was man unterrichtet, tatsächlich den Wünschen und dem inneren Sinn des Doktors entspricht. Solche Verantwortung kann ich nicht auf mich nehmen. Ich weiß, und habe es selbst auch gesehen, wie oft die schlechten und unvollkommenen Sachen dem Publikum unter dem Namen des Doktors gezeigt worden sind, und wie dies in den bestgesinnten Menschen unkorrigierbare Eindrücke hinterlassen hat. Alle Fehler derjenigen, die den Namen des Doktors benutzen, werden unmittelbar auf ihn zurückfallen. Ich nenne dies Unverantwortlichkeit und ziehe es vor, mich von der zweifelhaften Vertretung des Doktors abzuwenden, wegen ihm selbst und wegen meiner Verehrung. Wenn ich in der Schule etwas aus der Lehre des Doktors benutzen werde, dann nur auf der Grundlage veröffentlichter Bücher, und die Schüler werden immer wissen, aus welcher Quelle diese oder jene Mitteilung stammt.

Ich erwähne die Eurythmie im Prospekt nicht, weil ich es noch für vorzeitig hielt und es auch noch immer dafür halte. Außerdem bin ich mir der anthroposophischen Lehrerinnen nicht sicher. Sie können nicht unterrichten und sich nicht an die gegebenen Zustände anpassen, sondern sie schlagen sofort mit der Bibel auf den Kopf! Davor habe ich mehr Angst als vor allem anderen. Nach zwei, drei Schlägen mit der Bibel können die Schüler für ihr ganzes Leben vor der Anthroposophie Angst bekommen. Deshalb kann ich sie nicht zu ihr führen, wie ich es gern tun wollte. Außerdem, als ich Dein Telegramm erhielt, worin stand, daß ich kein moralisches Recht hätte, die Lehre des Doktors zu unterrichten, ohne dies zu erwähnen, verlor ich endgültig das Recht auf eine Eurythmielehrerin. Jetzt habe ich mich folgendermaßen entschlossen: auf jeden Fall werde ich während eines halben Jahres ohne offizielle anthroposophische Lehrerin arbeiten. Ich werde die Schüler nach Möglichkeit zur Aufnahme der anthroposophischen Mitteilungen vorbereiten, und dann annonciere ich offiziell und werde eine Lehrerin einladen. Aber selbstverständlich werde ich mit den Schülern über den Doktor sprechen und ihnen, falls es nötig wird, mitteilen, was in den Büchern gelesen werden kann. – Dies kann keinem Lehrer in keiner

Schule verboten werden. Ich werde mich mit ihnen von Mensch zu Mensch darüber unterhalten, ohne es im Prospekt zu erwähnen und eine vorurteilige Meinung zu bilden, welche die Schule blind und taub für Anthroposophie machen wird. Ich werde ihnen nicht die Bibel auf den Kopf schlagen«.[17]

Mit dem Beginn des Zweiten Weltkriegs wurden die vielen Schüler zur Armee eingezogen, weshalb die Schule geschlossen werden mußte. Da Tschechov für seinen Lebensunterhalt sorgen mußte, blieb ihm nichts anderes übrig, als mit Hollywood zusammen zu arbeiten. Er verabscheute das Kino, hielt den Film für unmenschlich und satanisch. Schon in Rußland hatte sich der Schauspieler auf diesem Gebiet versucht und im Film »Der Mensch aus dem Restaurant« (1927) mitgespielt. Daraufhin entstand bei ihm eine Antipathie zu dieser Massenkunst. Sein Schicksal zwang ihn aber in Hollywood in folgenden Filmen zu spielen: »In Our Time« von und mit Ida Lupino (1944), »Spellbound« von Hitchcock (1945), »Specter of the Rose« von Ben Hecht (1946), »Cross My Heart« (1947), »Texas Brooklyn and Heaven« und »Arch of Triumph« (1948), »Invitation« und »Holiday for Sinners« (1952), »Rhapsody« (1954). Parallel zur Arbeit im Kino unterrichtete Tschechov Yul Brynner, Martin Ritt, Jack Palance und Marilyn Monroe.

Die Anthroposophie blieb für Tschechov Grundlage und Sinn seines Lebens. Er konnte es nicht verstehen und sich nicht vorstellen, wie man der Anthroposophie untreu werden oder sich von ihr abwenden könne. Sein ganzes innerliches Leben war mit den Werken Rudolf Steiners und seiner Nachfolger verbunden. Besonders nahe stand Tschechov die anthroposophische Aufnahme des Christentums.[18]

Er las viel von Emil Bock und hatte vor, ein Theaterstück aufzuführen, das eine Serie von Bildern aus der Bibel umfaßte, worin sich die Idee der geistigen Menschheitsgeschichte verkörpern sollte. Bedauerlicherweise kam die Aufführung dieses tragischmystischen Theaterstückes nicht zustande. Sein Bestreben, Ideen Rudolf Steiners und Emil Blocks über die geistige Menschheitsgeschichte mit dem Theater zu verbinden, erklärte Tschechov dadurch, daß es im zeitgenössischen Theater keine bedeutenden und tieferen Theaterstücke gebe. Nur in den Werken Rudolf Steiners erfuhr er von einer Theaterkunst, die dem Zeitgeist entsprach und für die Zukunft notwendig war.

Am Ende seines Lebens systematisierte und faßte er seine schöpferische Tätigkeit in dem Buch »To the Actor« zusammen. Darin gibt er einige Gedanken Rudolf Steiners wieder, und auch die Auszüge aus einigen seiner Bücher dienen zu mehreren Kapiteln als Epigraphen.

Am 13. September 1955 starb Michail Tschechov in Beverly Hills in Kalifornien. Wie seine Freunde erzählen, kam der Tod unerwartet. Einen Tag zuvor hatte er sich noch in Rudolf Steiners Mysteriendramen vertieft.

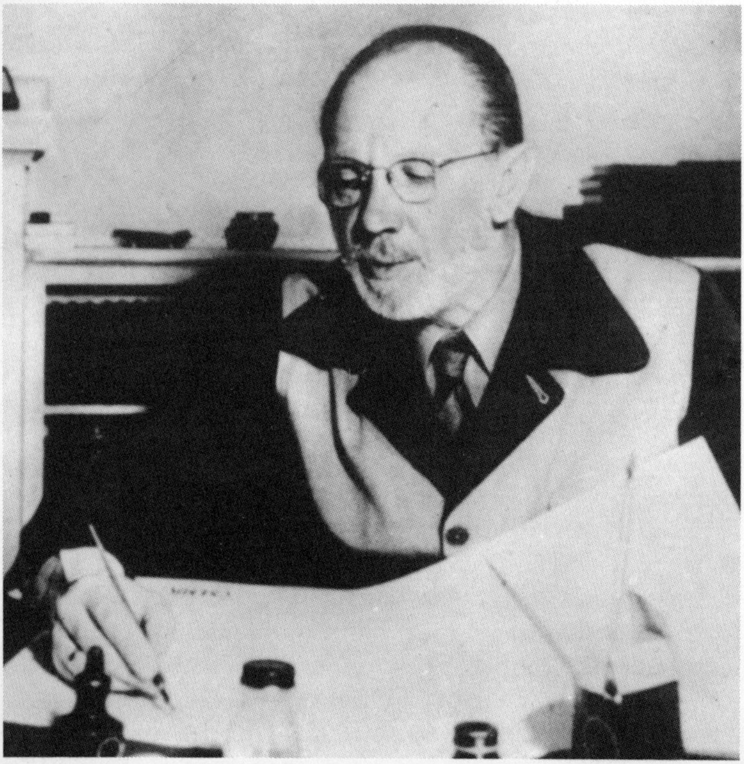

Michail Tschechov kurz vor seinem Tod in Hollywood.

Nachwort

Im Sommer des Jahres 1984 faszinierte mich bei der Lektüre der Erinnerungen Andrej Belyjs an Rudolf Steiner »Verwandeln des Lebens« die Tatsache, daß die Anthroposophie unter den Russen einen großen und tiefen Widerhall gefunden hat. Ich entschloß mich, mich gründlicher mit der Geschichte der Verbreitung der Theosophie und der Geisteswissenschaft in Rußland zu befassen, sowie auch herauszufinden, was für einen Einfluß sie auf das Schaffen der russischen Intelligenz zu Anfang des Jahrhunderts ausgeübt haben. Die Beschäftigung mit der erhältlichen Literatur zeigte mir, daß dieses Thema noch lange nicht ausgeschöpft ist.

Viele russische persönliche Schüler Rudolf Steiners hinterließen uns ihre lebendigen Erinnerungen: Andrej Belyj gibt nicht nur in »Verwandeln des Lebens« detaillierte Schilderungen über sein Leben mit Rudolf Steiner, sondern auch in vielen Briefen und in seinem Werk »Warum ich Symbolist geworden bin«. Assja Turgeneva und Margarita Voloschina erzählen über die Anfänge der anthroposophischen Bewegung.

Aber dennoch: es gelang mir nicht, einen Gesamtüberblick von dem Beitrag der Russen an die anthroposophische Arbeit ins Auge zu bekommen. Ich entschloß mich, das Bild zu vervollständigen und die Resultate meiner Nachforschungen in dieser Darstellung zusammenzufassen. Manche Einzelheiten, die sonst in Vergessenheit geraten wären, finden so ihren Zusammenhang.

Da die Vertreter der ersten Welle der russischen Anthroposophen alle nicht mehr am Leben sind, mußte sich die Forschung nach neuem Material ganz auf schriftliche Quellen stützen.

An dieser Stelle möchte ich Herrn Kurt von Wistinghausen meinen Dank für seine Hilfe bei der Sammlung von Material über Michail Tschechov ausdrücken. Die anregenden Gespräche mit ihm gaben meiner Arbeit einen entscheidenden Impuls.

Ebenso danke ich Herrn Dr. R. Friedenthal und Herrn Dr. W. Kugler von der Rudolf Steiner Nachlaßverwaltung/Dornach für die Möglichkeit, die dort im Archiv befindlichen russischen Unterlagen einzusehen und zu verwenden.

Für die ständige, vielseitige Unterstützung und die lebendige Diskussion, die der Arbeit zugute kam, danke ich Herrn Thomas Meyer aus Basel herzlichst.

Mein besonderer Dank gilt Herrn Goran Grubaćevič aus Zürich für die Übersetzung mehrerer Gedichte und Texte.

* * *

Die dem Leser vorliegende kulturhistorische Arbeit ist weit davon entfernt, den Anspruch zu haben, eine vollständige und ganz abgeschlossene Bearbeitung des Themas »Theosophie, Anthroposophie und die Russen« zu liefern.

Die Materialien und Unterlagen zu diesem Thema sind über die gesamte Welt verstreut und liegen hauptsächlich in sowjetischen Archiven. Die meisten Vertreter der ersten Generation russischer Theosophen und Anthroposophen sind heute nicht mehr am Leben; in vielen Fällen ist nicht bekannt, wo ihr schriftlicher Nachlaß verblieben ist. Daher wird der Autor allen Privatpersonen, bzw. Institutionen, die ihm weiteres Material zur Verfügung stellen können, mit Hilfe welchem man das Thema ergänzen und vertiefen kann, dankbar sein (als solches Material sind die persönlichen Erinnerungen, Briefe, Fotografien usw. dienlich); ebenso wird sich der Autor über alle kritischen Bemerkungen und Ergänzungen freuen.

Die heutige anthroposophische Arbeit der letzten Jahre in Rußland hat neue Inspirationsquellen, die nicht unbedingt der alten russischen anthroposophischen Bewegung entspringen. Aber solch eine Bewegung hat existiert und hat einen bestimmten Einfluß auf die innere Welt vieler Russen gehabt. Die russischen Anthroposophen, welche Zeitgenossen Rudolf Steiners waren, waren – das kann man auch heute noch mit Bestimmtheit sagen – eine Elite in Dornach; ebenso führten sie eine aktive kulturelle Arbeit im nachrevolutionären Rußland durch. So wäre es eine vollständige Verantwortungslosigkeit, ihre Namen, ihr Leben und ihre

Tätigkeit dem Vergessen anheimzugeben. Diese sind auch für die heutige Arbeit von Bedeutung: »Das Beste, was wir von der Geschichte haben, ist der Enthusiasmus, den sie erregt«. (J. W. Goethe)

Anhang

Alexander Pozzo, Erinnerungen an Rudolf Steiner

1938

Übersetzung aus dem Russischen: Victor Fedjuschin

Wenn ich über Rudolf Steiner spreche, möchte ich Ihnen nicht Erinnerungen vermitteln, sondern seine lebende Gestalt, die vor der Seele eines jeden steht, der das Glück hatte ihn zu kennen.

Im Mai wird es 25 Jahre her sein, daß ich Rudolf Steiner 1913 kennenlernte. Damals fuhr ich nach Helsingfors mit dem Ziel, die Anthroposophie und ihre Begründer kennenzulernen. Dort hielt zu der Zeit R. Steiner einen von seinen Zyklen.

Damals konnte ich kein Deutsch, und während den Vorträgen hatte man keinen Dolmetscher. Zu verstehen war es sehr schwer. Trotzdem fühlte ich sofort, daß ich mich in einer seriösen und bedeutenden Bewegung befand.

In Helsingfors hatte ich viele Freunde und ich gedachte, mit ihrer Hilfe zu dem Vortrag zu gelangen.

Ich möchte mich ein bißchen länger bei dieser ersten Begegnung mit der Anthroposophie und Rudolf Steiner aufhalten. In Helsingfors fand ich viele Bekannte, die schon Mitglieder der Anthroposophischen Gesellschaft waren (es existierten schon die Gruppen in Moskau und Petersburg).

Dies sollte die zweite Ankunft Rudolf Steiners in Rußland sein. Der Kongreß hatte schon begonnen, aber Rudolf Steiner selbst war noch nicht da. An dem Tag, an welchem er ankommen sollte, gingen alle zum Bahnhof, um ihn abzuholen. Ich ging auch. Ich fühlte mich innerlich nicht wohl und fehl am Platze. Ich sah den Enthusiasmus, der alle Schüler R. Steiners vereinigte, die auf den Lehrer warteten, aber ich selbst konnte diese Gefühle nicht empfinden. Ich war einsam, ich war ein Fremder in dieser Menge. Ich kannte Rudolf Steiner nicht und konnte ihn nicht als Lehrer betrachten. Dies alles brachte mich dazu, ein bißchen nervös zu sein.

Als der Zug sich näherte, teilten sich alle nach den Nationalitäten auf. Ich war sehr konzentriert, weil ich unbedingt den ersten Eindruck tief erleben und in Erinnerung behalten wollte. Deswegen suchte ich R. Steiner mit den Augen. Aber mein Blick wurde durch die Figur einer ziemlich dicken Frau abgelenkt (Frau Kalckreut), die später Anthroposophin wurde). Diese Frau stieg vor meinen Augen aus dem Waggon aus. So lange ich sie beobachtete, bemerkte ich Rudolf Steiner nicht, der genau vor mir stand und seine Hand mir entgegenstreckte.

Es ist schwer, den ersten Eindruck von seinem Gesicht zu beschreiben. Das Gesicht konnte ich nicht mit den Gesichtern, denen ich schon in meinem Leben begegnet war, vergleichen. Auf mich schauten tiefe, aufmerksame und gutmütige Augen: Für eine Sekunde blieben sie auf mir ruhen, dann schauten sie auf die anderen; es schien, als ob sie alle in ihrer Tiefe und in ihrer Unendlichkeit aufnehmen wollten. Ich kann nur eines sagen – sein Gesicht war nicht ein Gesicht unseres Zeitalters, auch konnte man über dieses Gesicht nicht sagen: »Hier ist der Mensch aus einem bestimmten Zeitalter.« Nein. Er gehörte der Zeit selbst: der Gegenwart, der Vergangenheit und der Zukunft.

So war meine erste Begegnung, mein erster Eindruck. Nachher begannen an den Abenden die Vorträge in einer technischen Schule am Stadtrand. Es war eigenartig, wie die Stühle zu diesen Vorträgen gestellt wurden. Sie standen nicht quer im Saal, sondern an den Wänden entlang. Vor ihnen sprach R. Steiner.

Wie ich schon erwähnte, fanden die Vorträge abends statt, und Rudolf Steiner sprach vor dem Hintergrund der Abenddämmerung. Da ich kein Deutsch konnte, verstand ich fast nichts. Aber das scharfe Interesse, die Gesten und die Figur des Lektors selbst vermittelten mir den Sinn, worüber gesprochen wurde.

Nach den Vorträgen versammelten wir uns bei Bugaieff (A. Belyj), und er gab uns den Sinn des gehaltenen Vortrages wieder. Ich verband dieses mit jenem, was ich gehört hatte, sozusagen was ich mit dem Gehör hatte aufnehmen können, und dies war für mich sehr wichtig, da auf solche Weise die Verständnisarbeit mit allem Neuen, womit ich zusammenstieß, vor sich ging. Nach der Nacherzählung des Vortrages durch Andrej Belyj verglich ich diese mit dem, was ich gehört hatte, und dann entstand zwischen mir und Rudolf Steiner eine unbestimmte, aber immer mehr und mehr von mir gefühlte Verbindung.

»Was ist für mich die Anthroposophie«, – das war die Frage, die damals vor mir stand. Da ich sie noch nicht kannte, hatte ich Angst, mir eine bestimmte Antwort zu geben. Meine Unkenntnis der deutschen Sprache erlaubte mir nicht, mit R. Steiner persönlich Kontakt aufzunehmen. Deswegen entschloß ich mich, mit M. Ja. Steiner zu sprechen. Dieses Gespräch war sehr charakteristisch für Marija Jakovlevna, das mir ein Bild von ihr als Mensch und als Vertreterin der anthroposophischen Bewegung vermittelte.

Dies geschah auf folgende Weise. Ich schrieb einen Brief an Marija Jakovlevna und bat Natalija Alekseevna Turgeneff, ihn zu übergeben. Ich wurde am nächsten Tag empfangen. Das Gespräch verlief sehr freundlich. Marija Jakovlevna machte auf mich einen unvergeßlichen, erschütternden Eindruck. Gleicheitig mit Freundlichkeit und Gutmütigkeit besaß sie eine strenge, ich hätte gesagt, eine königliche Schönheit. Wenn jemand mich gebeten hätte, den Eindruck, welcher nach diesem Gespräch bei mir sich später gebildet hatte, wiederzugeben, hätte ich gesagt: »Wie verständlich, wie einfach, wie gut.« Nur am Ende, als ich um die Erlaubnis bat, bei den Zyklen, die Rudolf Steiner halten sollte, anwesend sein zu dürfen, nahm das Gespräch eine andere Wendung.

»Das, worum Sie bitten«, sagte Marija Jakovlevna, »zwingt mich nachzudenken. Nachzudenken deswegen, weil man R. Steiner oft hören kann: Er liest viel und über verschiedene Themen. Sie bitten doch um Erlaubnis, bei sogenannten ›Zyklen‹ anwesend sein zu dürfen. Die Zyklen hält R. Steiner nur in einem sehr engen Kreis von Leuten, die schon eine notwendige Vorbereitung haben, und von Leuten, die...«, hier machte Marija Jakovlevna eine kleine Pause, »und von Leuten, die Anthroposophie als eine Wissenschaft angenommen haben. Dieser Kreis besteht aus denjenigen Leuten, die wissen, daß das, was R. Steiner sagt, Wahrheit ist.«

Marija Jakovlevna schaute mich direkt an.

»Aber ich weiß«, sprach sie weiter, »daß Sie die deutsche Sprache nicht beherrschen; es gibt keine Übersetzungen, aber andererseits hat der persönliche Eindruck für den russischen Menschen eine sehr große Bedeutung, deswegen nehmen wir Sie an. Aber hören Sie zu...« Sie stand auf. Vor mir stand keine Weltdame mehr. Vor mir stand ein Ritter. Ein Ritter, der mit Wahrheit bewaffnet war, der Gerechtigkeit suchte, der bereit war, der Wahrheit bis zum Ende zu dienen und sie zu verteidigen.

»Aber hören Sie zu: Wir binden Sie dadurch nicht. Sie sind in Ihren Handlungen und in Ihren Urteilen frei. Aber wir bitten Sie nur um eines: Falls Sie zur Überzeugung kommen sollten, daß R. Steiner nicht recht hat, falls es Ihnen scheint, daß das, was er sagt, nicht richtig ist, dann erklären Sie es kühn, genau so kühn, wie wir Sie jetzt in unseren Kreis aufnehmen.«

Ich war erstaunt. Ich verstand die Verantwortung, die auf mich genommene Verpflichtung, die Verpflichtungen, die ich seit diesem Moment der Anthroposophie und der Gesellschaft gegenüber habe.

Meine Angelegenheiten drehten sich so um, daß ich aus Helsingfors nicht wegfahren konnte, wie ich früher geplant hatte. Ich konnte deswegen nicht, weil ich kein Recht hatte, die Antwort zu verschieben. Und diese Antwort zu geben, war für mich nicht so leicht. Die Antwort sollte aus meinem Inneren herauskommen, aus der tiefen Quelle meines Bewußtseins. Sie sollte genau so bestimmt und so einfach sein, wie ich in diese, mir bis jetzt unbekannte Gesellschaft aufgenommen wurde.

Ich begann, die Vorträge zu besuchen. Je mehr ich nachdachte, desto tiefer ging ich in all dies ein, was ich hörte, desto stärker und genauer fühlte ich, daß ich nicht irgendwie auf die gestellte Frage antworten konnte.

Rudolf Steiner hielt den Vortragszyklus über »Bhagavadgita und Paulusbriefe«. Das, worüber er sprach, war so ungewöhnlich, so originell, so fremd all dem, was ich vorher gehört hatte, und gleichzeitig so hoch und genial, daß ich jetzt wußte: um meine Frage zu beantworten, mußte ich dies alles, worüber Rudolf Steiner sprach, näher kennenlernen. Ich fühlte, daß ich unvorbereitet ergriffen wurde. Meine Philosophie, mein Lebensverständnis genügte mir nicht. Ich wußte nur eines, da ich aufgenommen wurde, wurde mir geglaubt. Aber glaubte ich selbst? Aus der Tiefe meiner Seele, zuerst undeutlich, aber dann immer und immer genauer wuchs die Antwort: »Ja. Ja«, ich glaubte, ich wollte glauben. Ich fühlte, daß alles was hier gesprochen wurde, Wahrheit war. Es war verborgene, bis jetzt fast niemandem zugängliche Wahrheit.

Hier halfen mir sehr die abendlichen Gespräche bei Bugaieff, sie halfen mir, mich in diese Welt, die mir bis jetzt unbekannt war, einzuleben, sie aufzunehmen und später auch Rudolf Steiner zu verstehen.

In die Gesellschaft wurde ich durch die Bürgschaft meiner anthroposophischen Freunde aufgenommen.

Dies ist in kurzen Zügen meine erste Begegnung mit der Anthroposophie und mit ihrem Begründer.

Jetzt weiche ich von meinen Erinnerungen ab und versuche, Ihnen das Porträt von Rudolf Steiner selbst zu skizzieren. Vor allem erstaunte uns seine tiefe Stimme, die aus seiner innersten Brust herauskam. Ganz ungewöhnlich waren das Gesicht und die Augen. Ich habe schon erwähnt, daß es schwer ist, sein Gesicht zu beschreiben. Es ist deswegen schwer, weil sein Gesicht nicht gewöhnlichen Gesichtern ähnlich war. Ich wiederhole – das war nicht ein Gesicht aus unserem Zeitalter. Sein Gesicht gehörte zu allen Zeiten und zu allen Epochen. Er sprach sehr oft mit geschlossenen Augen. Als er sie öffnete, ging sein Blick durch den ganzen Saal, und es schien, daß dieser Blick keine Grenzen hatte und daß er die Ferne aufnahm und erfaßte . Über den Blick von Vl. Solovjev sagte man, daß er nicht sah, was wir sehen und er das sah, was wir nicht sehen. Über den Blick von Rudolf Steiner kann man sagen, daß er alles sah: was wir sehen und was wir nicht sehen.

Seine Augen waren so, als ob sie aus dem Lichte selbst gewebt würden. Während seiner Rede leuchteten sie mit dem geistigen Licht, als ob sie seine geistige Individualität widerspiegelten. Manchmal warf er den Kopf nach hinten und konzentrierte seinen Blick auf irgendeinen Punkt. Und es war so ein Eindruck, als ob er etwas sah, etwas betrachtete. So war es immer, wenn er über irgendeine historische Persönlichkeit oder über ein geschichtliches Ereignis sprechen mußte. Es schien, daß er nicht in sein Gedächtnis griff, sondern erzählte, was war, er beschrieb das, was er im Moment sah. Einmal, als Rudolf Steiner über Vl. Solovjev sprach, sagte er, wenn man über solche Persönlichkeiten spricht, dann erlebt man etwas, was der Furcht ähnlich ist, man erlebt eine innere Erhebung, und man darf nicht so einfach ohne notwendigen Ernst über solche Persönlichkeiten sprechen. Und es war so ein Eindruck, daß er dies alles selbst erlebte, daß er im Moment Vl. Solowjev sah.

Man wurde nicht nur von seinen Augen beeindruckt. Eine große Rolle spielten die Augenlider. Als Rudolf Steiner zustimmend sprach, bewegte er die Lider. Und diese Bewegung war ungewöhnlich ausdrucksvoll. Wenn er emporblickte, dann hob er zusammen mit den Augen auch die Lider, und es entstand ein Eindruck, als ob Schmetterlinge ausflogen.

In meinem Leben hatte ich viele Redner gehört, unter denen auch einige glanzvolle waren. Aber man konnte sie alle nicht mit Rudolf Steiner vergleichen. Er sprach nicht wie die anderen sprachen. Er gestikulierte auf besondere Art, da er vollständig die Gestik beherrschte. Mit der Geste illustrierte er nicht, auch machte er damit keine Ergänzung, sondern er sprach durch sie. Und es war so ein Eindruck, daß man sogar ohne seine Stimme, nur aus den Gesten verstehen konnte, was er erzählte. Ganz bewundernswert war, wie er eine Verneinung äußerte, indem er eine Hand mit der anderen bedeckte, und dies machte immer einen sehr großen Eindruck.

Rudolf Steiner lachte nicht oft. Doch das Lächeln stand fast immer in seinem Gesicht. Es war sehr vielseitig. Besonders erhellte sich sein Gesicht mit einem jubelnden Lächeln, ich hätte gesagt, sogar mit einem triumphierenden Lächeln, wenn er Kinder sah. Und überhaupt war seine Beziehung zu Kindern, seine Liebe zu ihnen sehr charakteristisch für ihn. Und die Kinder selbst liebten ihn, und niemals hatten sie Angst, mit ihm zu sprechen. Ich sage dies ganz absichtlich, denn alle, die Rudolf Steiner gekannt hatten, fühlten sich immer unbeholfen, es war ihnen sogar irgendwie fürchterlich, sich an ihn zu wenden. Kann sein, daß dies deswegen geschah, weil wir ihn nicht ablenken wollten, oder wir uns nicht immer würdig fühlten, mit ihm zu sprechen. Ich weiß nur eines, daß jeder ein unheimliches Gefühl haben mußte, wenn man sich an ihn wandte. Hier muß ich beifügen, daß dieses Angstgefühl sofort verschwand, wenn wir mit Rudolf Steiner zu sprechen begannen. Ich weiß, die Kinder hatten kein Angstgefühl, wenn sie sich an R.

Steiner wandten; ich glaube, daß der Grund darin liegt, daß die Kinder viel reiner, viel naiver als wir sind.

Es war bedrückend zu sehen, wenn etwas Rudolf Steiner betrübt machte. Und es war viel, was ihn betrübt machte. Für ihn war es immer unangenehm zu sehen, wenn jemand sich über jemanden beklagte. Er pflegte sich die Beschwerde und mit ihr deren ganze Aufzählung der negativen Eigenschaften des Menschen, über den man sich beklagte, anzuhören, um dann ganz leise zu sagen: »Schon gut, und etwas Gutes haben Sie überhaupt nicht bemerkt?«.

Und sogar die Ungeschicktheit, private Schwierigkeiten zu überwinden, stimmte Rudolf Steiner traurig. Er wollte immer, daß der Mensch als Sieger aus den Lebensschwierigkeiten hervorging, daß er sich immer bemühte, Unannehmlichkeiten und Hindernissen nicht auszuweichen.

Dagegen liebte er Humor in allen seinen Erscheinungen. Er liebte Späße in allen ihren Variationen; er freute sich an Spaß und spaßte selbst sehr oft. Es ist erstaunlich, wie er das Maß kannte und fühlte – seine Späße waren immer scharf und lustig, aber dabei wurde niemand verletzt oder gekränkt. Ich erlebte dies selbst. Es passierte in Dornach, beim Bau des ersten Goetheanum. Ich war wie immer früh aufgestanden und beeilte mich, zur Arbeit zu kommen. Ich sah Rudolf Steiner und Marija Jakovlevna vor mir gehen; sie gingen nicht sehr schnell, aber ich hatte Eile und wollte sie gerne überholen. Weil ich fürchtete ihr Gespräch zu stören, wollte ich ihnen nicht begegnen. Ich wußte nicht, wie ich mich verhalten sollte. In diesem Moment bemerkte ich einen schmalen Weg, der auch zum Goetheanum führte, aber es war ein kleiner Umweg. Ich beschleunigte meine Schritte und ging auf diesem Weg. Aber auch sie wurden schneller, so daß ich, als ich mich meinem Arbeitsplatz näherte, mich Rudolf Steiner Angesicht zu Angesicht gegenüber fand. Bei der Begrüßung lächelte er, als ob er sagen wollte: »So oder so sind Sie hereingefallen.«

Diese kleine Episode gibt einen tieferen Einblick in Rudolf Steiners Charakter. Auch zeigt sie eine ungewöhnliche Beweglichkeit seiner Menschlichkeit auf. Auch zeigt sie die außergewöhnliche Fähigkeit, alles schon im Flug zu ergreifen, sofort die kleinste Seelenbewegung des Mitmenschen zu verstehen. Das Ereignis, welches ich eben beschrieben habe, ist eigentlich unbedeutend, und doch ist es für immer in meinem Gedächtnis geblieben, wohl deswegen, weil es noch einmal unterstreicht, wie viel Liebe, Verständnis und Freundlichkeit Rudolf Steiner seinen Mitarbeitern gegenüber hatte.

Noch als ich mich von Rudolf Steiner ein wenig entfernte und er inzwischen auf einen kleinen Hügel gestiegen war, bemerkte ich, daß nicht nur seine Augen, sondern seine ganze Gestalt wie aus Licht gesponnen schien, nämlich absolut schwerelos. Seine Schritte waren selbstbewußt, aber gleichzeitig waren sie ungewöhnlich leicht. Man hatte den Eindruck, daß Rudolf Steiner eine Anstrengung machen mußte, um sich nicht von der Erde zu entfernen.

In seinen Händen waren irgendwelche Pakete. Aber er hielt sie nicht mit den nach unten ausgestreckten Armen, sondern drückte sie an sich selbst. Hier habe ich mich erinnert, daß schon Aristoteles sagte, die menschliche Freiheit liege in der Möglichkeit, die Arme horizontal zu halten. Die Kreuzfigur ist nicht das Symbol der Folter oder nur Foltersymbol, wie es Leo Tolstoj behauptete, sondern sie ist das Symbol der menschlichen Freiheit. Das Tier kann nicht seine Pfoten horizontal ausstrecken, es ist nicht imstande, die Schwerkraft zu überwinden. Durch das Ausstrecken seiner Arme jedoch bezeugt der Mensch ein in ihm verborgenes Streben nach Freiheit und die Überwindung der Naturkräfte durch die Kraft des menschlichen Geistes. Die mit Last behangenen Arme verderben den Menschen. Rudolf Steiner durchdrang mit seinem Bewußtsein jede Kleinigkeit des alltäglichen Lebens. Keinen Schritt, keine Bewegung machte er unbewußt. Natürlich sind das nur Kleinigkeiten, aber vielleicht können sie deutlicher Rudolf Steiner skizzieren. Hier hätte ich gerne eine kleine Folgerung gemacht: Wenn die von der Schwerkraft nicht beherrschten Hände die menschliche Freiheit bezeugen, so soll man sie auch während der Arbeit so halten, daß sie als frei erscheinen. Mit ein Grund, warum von der ganzen Gestalt Rudolf Steiners ein Hauch von Freiheit ausging...

Ich werde nicht über Rudolf Steiners Gutmütigkeit und Weisheit, ja Weisheit, erzählen, da das allgemein bekannt ist. Öffnen Sie jeden seiner Vorträge, jedes seiner Bücher, und Sie werden die Liebe, die er den Menschen entgegenbrachte, fühlen.

Abgesehen von seiner grenzenlosen Liebe zu den Menschen, gab es auch Momente, in denen Rudolf Steiner zornig war. Doch geschah es nur selten und nur in Gegenwart sehr nahestehender Freunde.

Doch auch Rudolf Steiners Zorn konnte man nicht mit dem eines gewöhnlichen, ja sogar großen Menschen vergleichen. Dies geschah, als ob es ein Naturereignis wäre. Er erzürnte sich mit der ganzen Selbstbeherrschung und Freiheit eines Blitzes, der aufleuchtet und einschlägt. Er erzürnte sich hauptsächlich über die Lüge, während er die Wahrheit verteidigte. Wenn er sich über irgendwelche Menschen erzürnte, so war es erschreckend und großartig zugleich. Aber in seinem Zorn beleidigte und verletzte Rudolf Steiner niemals den Menschen: Er verurteilte die Tat, er war zornig auf die Tat.

Es war eine richtige Kunst, mit Rudolf Steiner zu sprechen. Rudolf Steiner liebte die Sprache und beschützte sie. Er sprach und erklärte immer deutlich und genau, und er verlangte von den anderen dieselbe Genauigkeit und Deutlichkeit in ihren Ausdrücken. Deshalb antwortete er immer genau so auf eine ihm gestellte Frage, wie diese formuliert war.

Ich erinnere mich, wie einmal Arenson, der alte Anthroposoph, der bereits einen eigenen Zirkel geführt hatte, sich an Rudolf Steiner mit der Frage wandte, ob er dies oder jenes für seinen Zirkel tun könne. Rudolf Steiner antwortete: »Ja, Sie können.« Arenson war über die Antwort sehr erstaunt, da er ganz sicher gewesen war, eine negative Antwort zu bekommen. Er wandte sich an Rudolf Steiner nur deshalb, um den Mitgliedern seines Zirkels mitteilen zu können, daß er das, was sie von ihm verlangten, nicht tun könne, weil Rudolf Steiner selbst dagegen war. Arenson dachte nach und stellte nach einiger Zeit die Frage nochmals, aber anders formuliert: ob er das Recht dazu habe. Dann antwortete Rudolf Steiner: »Nein, Sie haben kein Recht. Es ist besser, es nicht zu tun.«

Ein ähnlicher Fall passierte mit einem anderen Mitglied der Gesellschaft, mit Čapek, der von der Abstammung her ein Tscheche war. Er war Mitglied einer politischen Partei und wollte in dieser Partei das Dreigliederungsprinzip durchsetzen. Deshalb zwang er die Parteimitglieder, in dieser Richtung zu arbeiten. Als er sich mit Rudolf Steiner traf, fragte er nach dessen Meinung: »Kann ich auf solche Weise versuchen zu arbeiten?« Rudolf Steiner antwortete ihm: »Versuchen Sie es, aber führen Sie den Versuch bis zum Ende.« Bald hat es sich ergeben, daß man auf diesem Wege fast unüberwindbaren Hindernissen gegenüberstand. Aber Čapek erinnerte sich an Rudolf Steiners Rat und arbeitete weiter. Am Ende wurde es ganz klar, daß man in einer Partei die Dreigliederung nicht durchführen kann. Und erst dann verstand Čapek die Worte Rudolf Steiners, daß man bis zum Ende arbeiten muß, das heißt, man muß aus dem Rahmen einer Partei herauskommen und die Dreigliederung im ganzen staatlichen Organismus durchführen.

Zuerst hatte es mich sehr erstaunt, wie Rudolf Steiner über den Tod sprach. Er sprach darüber, als ob er ihn überhaupt nicht fürchtete, als ob ihm das Mitleidsgefühl zu den Sterbenden ganz fehlte. Aber einmal habe ich einer Beerdigung mit ihm zusammen beigewohnt; ich konnte seine Empfindungen näher beobachten. Und hier bemerkte ich, den Tod erlebend, erlebte er gleichzeitig die Geburt des Geistes und freute sich über diese Geburt. Aber die Trauer war auch auf seinem Gesicht. Er trauerte um den Abschied von der Individualität.

Ich erinnere mich, wie er einmal aus dem Krankenhaus zurückkehrte, wo er dem Tod eines Jungen beigewohnt hatte; ich werde niemals seinen Gesichtsausdruck vergessen. Dieser Ausdruck widerspiegelte eine triumphierende Ruhe – der Triumph des Geistes über die Materie, der Triumph der geistigen Geburt über den physischen Tod. Da er bei dieser Geburt anwesend war, konnte er diesem Jungen helfen, in die geistige Welt einzutreten: Er war sein Führer.

Außerdem war Rudolf Steiner noch ein bemerkenswerter Arzt. Ich war selbst sein Patient und wurde von seiner Liebe, die er Kranken entgegenbrachte, sehr beeindruckt.

Einmal, so erinnere ich mich, nahm eine Schülerin, Frau von Reden, Sprachgestaltungsstunden bei Marija Jakovlevna. Sie litt sehr an Migräne; Marija Jakovlevna bemerkte es und schickte diese Frau zu Rudolf Steiner. Er untersuchte Frau von Reden und sagte: »Sie haben eine Migräne, und sie wird Sie nicht verlassen.« Und sofort fragte Rudolf Steiner: »Sind Sie einverstanden, bei uns Geschichte und Literatur zu unterrichten?« Sie erklärte sich bereit und nahm das Angebot an. Auf den ersten Blick scheint dieser Fall ein wenig komisch zu sein. Aber wenn man darüber nachdenkt, dann staunt man, wie gut Rudolf Steiner Menschen kannte und wie weise er war. Ja, Frau von Redens Krankheit war wirklich unheilbar. Was wirklich helfen konnte, war das Wissen, daß die Krankheit nicht heilbar war. Deshalb bot ihr Rudolf Steiner sofort an, zu unterrichten: Es wird ihr sowieso nicht besser gehen, und man braucht keine Zeit zu verlieren. Später hatte es sich erwiesen, daß sich Frau von Reden an ihr Schicksal gewöhnt hatte. Da sie unterrichtete, begann sie weniger und weniger über ihre Krankheit nachzudenken und fing sogar an, die Krankheit zu vergessen.

Rudolf Steiner benutzte sehr oft den Humor, um uns zu korrigieren und Bemerkungen zu machen. Er ließ keine Frage unbeantwortet. Etwas, was er nicht mochte, waren leere und falsch klingende Phrasen. Wie ich schon erwähnte, war Rudolf Steiner im Gespräch sehr genau und forderte von den anderen das gleiche. Ich erlebte dies an mir selbst.

Einmal, so erinnere ich mich, wurde ich bei Rudolf Steiner zum Mittagessen eingeladen. Ich war ein bißchen aufgeregt. Unterwegs traf ich den Briefträger, der mir einen Katalog eines Verlags gab. Auf der ersten Seite stand die Mitteilung, daß der dritte Band des Buches ›N‹ erschienen sei. Weiter gab es noch eine Fußnote mit den Ziffern I und II. Ihnen schenkte ich keine besondere Aufmerksamkeit, ich dachte einfach, die Mitteilung bedeutet, daß nach dem ersten und zweiten Band der dritte Band erschienen sei.

Es war immer so, daß es schwierig war, beim Mittagessen mit Rudolf Steiner ein Gespräch anzufangen. Dies verwirrte mich ein wenig und Rudolf Steiner, als er es bemerkte, wandte sich an mich mit einer Frage: »Wissen Sie schon, daß der dritte Band des Buches ›N‹ erschienen ist?« Ich beeilte mich zu antworten, daß ich es wisse, und außerdem gebe es den ersten und den zweiten Band. Rudolf Steiner war darüber verwundert und fragte, wobei er meine Worte wiederholte: »Der erste und der zweite Band?« Ich antwortete ganz sicher: ja, und daß ich das selbst im Katalog gesehen hätte. Rudolf Steiner antwortete, er habe auch den Katalog bekommen, aber das nicht bemerkt, und möchte nochmals nachschauen. Er stand auf und ging in sein Kabinett. Undeutlich begann ich zu fühlen, daß ich mich in etwas geirrt hatte, aber worin genau, konnte ich nicht begreifen. Als Rudolf Steiner mit dem Katalog zurückkam, klärte sich alles. Es erwies sich, daß die Fußnote wirklich über die zwei ersten

Bände war, aber dort stand, daß sich die Herausgabe dieser Bände wegen Druckproblemen verspätete und nur der dritte Band erschienen sei.

Ich begrenze mich auf diese – kann sein – unbedeutenden, kleinen Beispiele, die aber meiner Meinung nach sein lebendes Porträt in allen Kleinigkeiten des alltäglichen Lebens besser vermitteln können.

Jetzt werde ich vom letzten Teil des Lebens Rudolf Steiners erzählen. Ich werde Ihnen berichten, wie ich ihn nach dem Krieg im Jahre 1920 wieder traf, als ich damals nach Dornach zurückkam.

Bei dieser Gelegenheit möchte ich bemerken, daß ich mich das erste Mal in der Zeit zwischen 1914 und 1916 in Dornach befand. Anfang 1916 mußte ich mit Bugaieff zusammen an die Front fahren. Beim Abschied war Rudolf Steiner sehr freundlich zu uns. Er sagte: »Sie fahren an die Front, und Sie werden Krieg führen. Es ist ganz natürlich, dem eigenen Land den Sieg zu wünschen. Aber vermeiden Sie, Ihre Feinde zu hassen, vermeiden Sie den Haß den Menschen gegenüber.«

Dies war eine kurze, aber volle Weisheit und ein sehr sinnvolles Geleitwort. So gut wie wir konnten, versuchten wir, das zu verwirklichen.

Als der Krieg zu Ende war, wie ich schon gesagt habe, Anfang 1920, kam ich wieder nach Dornach. Ich fand überall große Veränderungen vor. Damals fand die intensive Arbeit statt, um die Dreigliederung des staatlichen Organismus in die Wirklichkeit umzusetzen. Eine breite Bevölkerungsschicht sollte mit dieser Idee bekanntgemacht werden. Fast alle Mitglieder der Gesellschaft arbeiteten auf diesem Gebiet, und Rudolf Steiner stand an der Spitze der Arbeit. Sie wissen doch, was für einen Wert Rudolf Steiner auf das Dreigliederungsprinzip legte. Er sah alle Schwierigkeiten und Konflikte im europäischen Leben voraus, falls sein System nicht angenommen würde. Jetzt können wir seine Besorgnisse nur bestätigen und ihn bewundern, wie scharfsichtig er war, und wie gut er imstande war, die Ereignisse vorherzusagen.

So vieles veränderte sich in Dornach. Aber die größte Veränderung fand ich in Rudolf Steiner selbst. Ich bemerkte sie, als er mir die Hand entgegenstreckte. Das war eine andere Hand. Ich würde nicht sagen, daß Rudolf Steiner, im gewöhnlichen Gebrauch des

Wortes, älter geworden wäre, wie alle älter werden, wie wir älter werden; auf seinem Gesicht, seiner Figur lagen nicht Jahre, sondern Jahrtausende. Es schien so, als ob ein Blei der Müdigkeit auf ihn drückte. Aber seine Arbeitsfähigkeit verringerte sich nicht. Sie hatte sich sogar erhöht. Jetzt verbrachte er viel Zeit, um die Briefe an die Mitglieder der Gesellschaft zu schreiben. Meiner Meinung nach sind diese Briefe die Krone, das Meisterstück seines Schaffens. Darin gab Rudolf Steiner kurz, aber gleichzeitig stark und malerisch seine Ratschläge und Anleitungen. Seine Individualität, sein Genius erreichte in diesen Briefen den Höhepunkt.

Er war genau wie früher ein hervorragender Redner, aber man konnte sehen, welche Überwindung es ihn kostete, den Kontakt mit den Menschen aufrecht zu erhalten. Nicht deswegen, weil die Menschen weiter unten standen als er: dies zeigte er niemals; es wurde für ihn immer schwieriger, ihr Unverständnis, ihre Kaltblütigkeit in bezug auf das, was er – Hellseher und Eingeweihter – für wichtig und für bedeutungsvoll hielt, zu ertragen.

Gleichzeitig mit der Freude, als ich ihn sah, fühlte ich seinetwegen eine innere Trauer und Besorgnis. Und alle hatten das gleiche Gefühl. Ich weiß nicht, aber vielleicht war es eine Vorahnung unseres bevorstehenden Unglücks – der Brand des Goetheanums. Ich erinnere mich nur an jene Tage, die völlig anders waren; es waren die Tage einer inneren, aber noch nicht erkannten Besorgnis.

Im Goetheanum hatte ich die Pflicht, als Nachtwächter zu arbeiten. Wir wurden vor einem geplanten Attentat gewarnt. Über das Goetheanum und über Rudolf Steiner kursierten ganz geschmacklose und ganz böse Gerüchte. Man sagte sogar, daß im Goetheanum nachts Schwarze Messen zelebriert würden, daß die Anthroposophische Gesellschaft eine Vereinigung schwarzer Magier sei etc. Deshalb verstand ich schon seit den ersten zwei, drei Wachen, daß meine Pflicht nicht einfach eine Formalität war, sondern daß man das Goetheanum ernsthaft bewachen mußte, weil es nicht mehr in unseren Kräften lag, ein allfälliges Unglück aufzuhalten.

Deshalb entschloß ich mich, die Feuerwehr zu organisieren. Aber meine Bemühungen hatten keinen Erfolg, weil die männliche Bevölkerung des Goetheanum Maler, Schauspieler und Bildhauer waren, die nachts nicht mehr arbeiten konnten.

Einmal las Rudolf Steiner einen Zeitungsartikel, worin stand, daß nur ein Funke genügt hätte, um den anthroposophischen Tempel in eine Ruine zu verwandeln. Die Lage wurde ernster und ernster. Da endlich bildete sich eine freiwillige Feuerwehr. Es begannen die speziellen Feuerwehrkurse, von einem Ingenieur geführt. Als Rudolf Steiner einmal während solcher Feuerwehrübungen vorbeiging, interessierte er sich dafür und bemerkte, daß der Unterricht ganz abstrakt verlief. Da unterbrach er die Übungen und sagte: »Wie werden Sie sich verhalten, wenn das Feuer hier, an diesem Platz – am linken Portal des Gebäudes – entdeckt wird?« Und er selbst gab einige Ratschläge.

Als nach einiger Zeit das Feuer ausbrach, verlief der Brand genau so, wie ihn Rudolf Steiner dargestellt hatte.

Es passierte an Silvester – im Jahr 1923. Ich übernahm nach dem Vortrag die Wache, d.h. man übergab mir ungefähr um 10 Uhr abends die Schlüssel des Gebäudes. Die Gäste verließen langsam das Goetheanum. Als ich den Saal entlang ging, wo der Vortrag stattgefunden hatte, begegnete ich dem Wächter. Eine Minute danach bekam ich den scharfen Rauchgeruch zu spüren. Instinktiv rannte ich zum südlichen Portal (Sie erinnern sich an Rudolf Steiners Worte; als er über die Möglichkeit des Brandes sprach, zeigte er genau auf diesen Platz) in den sogenannten Weißen Saal. Dort sah ich sofort eine schwere braune Rauchwolke. Gleich gab ich Alarm. Die Leute kamen angerannt, man begann zu löschen.

Rudolf Steiner nahm nach dem Vortrag das Abendessen zu Hause ein. Das Glöckchen klingelte. Dieses Klingeln sollte Rudolf Steiner benachrichtigen, falls mit dem Goetheanum etwas passierte.

In dieser Nacht war Rudolf Steiner derjenige, der am meisten verlor, denn das Goetheanum war der künstlerische Ausdruck seiner unerschöpflichen geistigen Arbeit, die er während seines ganzen Lebens geleistet hatte. Obwohl Rudolf Steiner fast unüberwindbare Schmerzen und Trauer empfand, verlor er nicht eine Minute die Selbstbeherrschung. Auch wenn er es nicht war, dann schien er trotzdem ruhiger als alle anderen zu sein. In Zeiten der Freude oder des Unglücks beherrschte sich Rudolf Steiner ungewöhnlich, er blieb immer Herr über seine größten und schwersten Erlebnisse.

Punkt 12 Uhr krachte die Kuppel zusammen. Vom Goetheanum blieb nur der rauchende Haufen einer Ruine.

Am nächsten Tag, abgesehen davon, was passiert war, forderte

Rudolf Steiner, daß das ganze Programm des Tagesrhythmus genau das gleiche blieb, wie es vorher gewesen war. In dem wie durch ein Wunder erhalten gebliebenen Anbau fanden weiterhin die Vorträge, die Proben und die Arbeit statt.

Ich als Wächter mußte am nächsten Tag mit Rudolf Steiner sprechen. Ich wußte, daß ich unschuldig war. Ich hatte alles getan, was in meinen Kräften stand. Das, was passiert war, hatte meine Fähigkeiten überfordert. Da jedoch der Brand während meiner Wache ausgebrochen war, fragte ich Rudolf Steiner, ob ich weiter auf meinem Posten bleiben solle. Dies war keine persönliche Frage – mein Gewissen war sauber.

Rudolf Steiner war wahrscheinlich müde. Seine Stimme war schwach. Er führte mich ins Atelier, wo seine Skulptur stand, alles was von der Feuersbrunst verschont worden war. Er fragte mich freundlich, was los gewesen sei und was ich wolle. Ich beschrieb ihm alles und wiederholte meine Frage, ob ich auf meinem Posten, nach dem, was geschehen war, bleiben solle.

Die Freundlichkeit verschwand aus seinem Gesicht, und er fragte mich, langsam, jeden Buchstaben aussprechend: »Haben Sie etwas nicht richtig getan?« Ich antwortete: »Nein.« Dann legte er sofort seine Hand freundlich auf meine Schulter und sagte: »In solchen Sachen stellt man keine Schuldfragen. Uns trifft hier keine Schuld. Unsere Feinde haben ihre Sache getan.« Mit der Hand auf seine Skulpturgruppe zeigend, sagte er mit Tränen in den Augen: »Aber wir geben uns das Wort, jenes zu bewahren, was geblieben ist.«

Mit dem Gebäude verlor Rudolf Steiner den lebendigen Ausdruck seiner Kunst. Diesen Schlag, so schien es, konnte er nicht verkraften.

Das Jahr 1923 und die erste Hälfte des Jahres 1924 war die letzte Zeit seiner Tätigkeit. Er war übermüdet. Als er im September 1924 nach Dornach zurückkam, begann er wieder viel zu arbeiten. Er las den dramatischen Zyklus. Er hielt die Vorträge für Ärzte, für Priester, für Pädagogen. In seiner freien Zeit sprach er viel mit den Mitgliedern der Gesellschaft.

Während der Vorträge befand ich mich auf einem bestimmten Platz, damit, im Falle eines neuen Attentats, notwendige Maßnahmen unternommen werden konnten. Das Gebäude wurde 24 Stunden pro Tag bewacht. Wenn Rudolf Steiner zum Rednerpult ging, mußte er mich jetzt immer passieren. Und ich bemerkte eine Neuigkeit – die Leichtigkeit seines Ganges war verschwunden. Er suchte, so schien es, eine Stütze. Und als er an mir vorbei ging, stützte er sich an der Wand: Dies hatte er früher niemals getan. Nach dem Vortrag tat er es zweimal. Als wir uns am nächsten Tag versammelten, kam er nicht. Er war krank. Das war das erste Mal, daß Rudolf Steiner einen Vortrag hatte ausfallen lassen. Das war das erste Mal in seinem Leben.

Am nächsten Tag stand bei der Villa Rudolf Steiners ein Wagen. Man brachte Kissen und Decken ins Auto.

Ein halbes Jahr verbrachte ich vor dem Atelier, wo sich der kranke Rudolf Steiner befand. Es ist eigenartig, daß das Schicksal ihn genau dort, in seinem Atelier, zum Sterben führte. Dies dauerte ein halbes Jahr.

Im März sagte mir einer der Ärzte, daß man mich bitte, meinen Stuhl näher zu den Türen des Ateliers zu stellen und, falls ich das Klingeln des Glöckchens höre, sofort einzutreten...

Ich verstand, was das bedeutete – die Tage Rudolf Steiners waren gezählt...

Er starb am 30. März.

Jetzt kann man dieFrage nach dem Grund des Todes Rudolf Steiners stellen. In seinem Karma lagen bestimmt nicht Krankheit und Leiden. Als er aber an die Spitze der Gesellschaft trat, nahm er ihr Karma auf sich. Er lebte, litt und starb für sie. Er gab uns nicht nur das Geheimnis der geistigen Offenbarungen, sondern er nahm unsere Sünden auf sich, und sie verbrannten ihn.

Anmerkungen und Bibliographie

»Geschichtliche Krisis«

1 Correspondance de G. Samarine avec la Baronne de Radhden, Moskau 1892, S. 243, Vgl. Renate Riemeck; »Mitteleuropa. Bilanz eines Jahrhunderts«, Freiburg i. Br. o. J., S. 40.
2 F. M. Dostojevskij, »Dnevnik pisatelja za 1877 god«, YMCA-PRESS, o. J., S. 205.
3 Ebenda.
4 Vgl. Renate Riemeck, »Mitteleuropa. ...«, S. 24.
5 A. I. Solschenizyn. Rede am 30. Juni 1975 in Washington, zitiert aus: Wilhelm Bloess, »Moralität und Literatur«, in: »Gegenwart«, April/Mai 1976, S. 3.
6 Vgl. C. G. Harrison, »Das transzendentale Weltall«, (Vortrag 2), deutsche Übersetzung, Leipzig 1897.
7 Zitiert aus: Maria Rasputin, »Mein Vater Rasputin«, Stuttgart 1968, S. 115–116.
8 Zitiert aus: Assja Turgenieff, »Erinnerungen an Rudolf Steiner«, Stuttgart 1972, S. 87.

Berücksichtigte, aber nicht zitierte Literatur
Günther Stöckl, »Russische Geschichte«, Stuttgart 1973.
Richard Pipes, »Rußland vor der Revolution«, München 1977.
Rudolf Steiner, »Aufsätze über die Dreigliederung des sozialen Organismus und zur Zeitlage 1915–1921«, GA 24, Dornach 1961.
Karl Heise, »Entente – Freimaurerei und Weltkrieg«, Basel 1920.
Rene Fülöp-Müller, »Rasputin«, Berlin-Wien-Leipzig, o. J.
A. P. Izvolskij, »Erinnerungen«, Moskau 1924.

»Das religiöse Suchen der russischen Intelligenz«

Vom Marxismus zum Idealismus

1 Nikolaj Gavrilovič *Černyševskij*, »Čto delat'?«, Roman, (»Was tun«). Russische Ausgabe: Lenizdat, 1970. Deutsche Ausgabe: Aufbau-Verlag, Berlin-Weimar 1974.
2 Lev Nikolaevič *Tolstoj*, »Čto takoe religija i v čjem suščnost' eje?«, in: Polnoe sobranie sočinenij, Tom 35, Moskva 1950, S. 198; (L N. Tolstoj, »Was ist die Religion und worin besteht ihr Wesen?«, Kapitel XVII, dieser Aufsatz wurde im Jahre 1902 geschrieben).

3 Vladimir *Solovjev*, »Drei Reden zum Andenken an Dostojevskij«, aus der dritten Rede, 19. Februar 1883, Verlag »Der Kommende Tag«, Stuttgart 1922.
4 Vladimir *Solovjev*, »Kurze Erzählung vom Antichrist«, Erich Wewel-Verlag, München 1968, S. 11.
5 Vladimir *Solovjev*, »Drei Gespräche«, Verlag Heinrich Ellermann, Hamburg und München, o. J., S. 250.
6 »Problemy idealizma«, Hrsg. P. I. Novogorodcev, Veröffentlichung der Moskauer Psychologischen Gesellschaft, Moskau, o. J.
7 »Vechi«-Sammelband über die russische Intelligenz, Moskau 1909.
8 Ausführlich darüber siehe: Jutta Scherrer, »Die Petersburger religiös-philosophischen Vereinigungen«, Berlin 1973.
9 Dmitrij Sergeevič *Merežkovskij*, »Christos i antichrist« – Triologie, in: Gesamte Werke, Band 1–15, Wolf-Verlag, St. Petersburg-Moskau, 1912, »Grjaduščij cham«, in: Gesammte Werke, Band 11.
10 Sergej *Bulgakov*, »Dva grada«, Moskau, 1907; »Svet nevečernij«, Moskau 1917. »Ot marksizma k idealizmu«, Moskau 1903.
11 Nikolaj *Berdjaev*, »Smysl tvorčestva«, Moskau 1916.
12 A. V. *Lunačarskij*, »Religija i socializm«, St. Petersburg, Šipovnik 1908.
13 N. K. *Michajlovskij*, zitiert nach Jutta Scherrer, S. 44.
14 D. S. *Merežkovskij*, »O pričinach upadka i o novych tendencijach v sovremennoj russkoj literature«, in: Gesamte Werke, Band XV, S. 250.
15 V. *Brjusov*, »Svjaščennaja žertva« (Heilige Opfer), in: »Vesy« (Die Waage), Nr. 1, 1909.
16 A. *Belyj*, »Okno v večnost'« (Das Fenster in die Ewigkeit), in: »Vesy« (»Die Waage«), Nr. 12, 1904, sowie auch: »Čechov«, in: Nr. 8, 1904.

Ausgewählte Bibliographie zum Kapitel »Das religiöse Suchen der russischen Intelligenz«

Vom Marxismus zum Idealismus

Otto Wilhelm *Müller*, »Intelligentia«, Frankfurt a. M. 1971.

N. A. *Gredeskul*, »Marksizm i idealizm«, Char'kov 1905.

Ivanov-Razumnik, »Ob intelligencii« (Über Intelligenz), St. Petersburg 1910. »Istorija russkoj obščestvennoj mysli (Geschichte des russischen gesellschaftlichen Denkens), Berlin 1923.

Scherrer, Jutta, »Die Petersburger religiös-philosophischen Vereinigungen«, Berlin 1973.

Zernov, Nikolaj, »The russian religious renaissance of the twentieth century«, London 1963.

Stepun, Fedor, »Moskva nakanune vojny«, »Moskva i Petersburg nakanune vojny (Moskau kurz vor dem Krieg; Moskau und Petersburg kurz vor dem Krieg), in: Novyj žurnal – New Journal Nr. 26, 27, New York. »Mystische Weltschau. Fünf Gestalten des russischen Symbolismus«, München 1964. »Vergangenes und Unvergängliches«, München 1947.

Scheibert, P., »Von Bakunin zu Lenin«, Leiden 1956.

Vengerov, S. A. (Hrsg.), »Russkaja literatura XX veka«, (Die russische Literatur des XX. Jahrhunderts), Moskau 1914.

Makovskij, S., »Na parnase serebrjannogo veka« (Auf dem Parnas des silbernen Zeitalters), München 1962.
Mazaryk, Th. G., »Rußland und Europa. Studien über die geistigen Strömungen in Rußland. Zur russischen Geschichte und Religionsphilosophie«, Band 1–2, Jena 1913.
Scheibert, P., »Die Petersburger religiös-philosophischen Zusammenkünfte von 1902–1903, in: Jahrbücher für Geschichte Osteuropas, Nr. 12, 1964, S. 513–560.
Martov, L., »Obščestvennye dviženija i umstvennye tečenija v period 1884–1905 gg« (Die gesellschaftliche und geistige Strömung während der Periode 1884–1905), in: »Istorija russkoj literatury XIX veka«, herausgegeben von D. N. Ovsjaniko-Kulikovskij, Band 5, Moskau 1911.

»Theosophie in Rußland«

1 Rudolf *Steiner* »Die geistigen Wesenheiten in den Himmelskörpern und Naturreichen«, GA 136, Dornach 1960, S. 204.

2 Über die Bedeutung der Sophia-göttlicher Allweisheit im russischen religiösen Leben siehe: P. *Florenskij*, »Stolb i utverždenie istiny« (Der Pfeiler und die Grundfeste der Wahrheit), Moskva 1914; sowie auch S. *Bulgakov*, »The Wisdom of God«, New York – London 1937; Vl. *Solovjev*, »Una Santa«, Gesamtausgabe Band 3, Erich Wewel Verlag, München.

3 Ausführlich über das Leben von Konstantin siehe: O. *Bogrjanskij*, »Prostrannye ili panonskie žitija Konstantina filosofa« (Die ausführlichen oder pannonischen Viten Konstantins des Philosophen), in: Čtenija v Imperatorskom Obščestve Istorii i Drevnostej Rossijskich (Die Lesungen in der Gesellschaft für Geschichte und Altertümer Rußlands), 1863, Band 2, S. 1–224; 1884, Band 2, S. 225–398; 1873, Band 1, S. 399–534.

4 Literatur über den Rosenkreuzerorden ist sehr zahlreich, hier sind nur die bedeutendsten Arbeiten, die auf das Rosenkreuzertum in Rußland eingehen, aufgezählt.

4.1. M. N. *Longinov* »Novikov i moskovskie martinisty« (Novikov und die Moskauer Martinisten), Moskau 1867

4.2. S. V. *Eševskij*, »Sočinenija po russkoj istorii« (Werke über die russische Geschichte) Band 3, Moskva 1870

4.3. »Masonstvo v ego prošlom i nastojaščem« (Das Freimaurertum in seiner Vergangenheit und Gegenwart), herausgegeben von S. P. Mel'gunov und N. P. Sidorov, 2 Bände, 1914–1915

4.4. A. N. *Pypin*, »Russkoe masonstvo« (Russ. Freimaurertum), Petrograd 1916

4.5. G. V. *Vernadskij*, »Russkoe masonstvo v carstvovanie Ekateriny II« (Das russische Freimaurertum während der Regentschaft Katharinas II.), Petrograd 1917

5 Ausführlich über Kuhlmann siehe Artikel von N. S. *Tichonravov* in: »Sočinenija« (Werke), Band 2, Moskva 1898; sowie auch D. V. *Cvetaev*, »Podlinnoe rozysknoe delo o Kul'mane« (Die wahre Untersuchungsaffäre Kuhlmann) in: Čtenija Obščestva Istorii i Drevnostej Rossijskich, 1863, Band 3; S. *Heller* in: Castrum Peregrini, H. 2, Amsterdam 1951.

6 Eid für die Aufnahme in den theoretischen Grad ist nach G. V. Vernadskij zitiert, S. 70, siehe Anm. 4.5.

7 Die Literatur über Blavatskaja ist nicht überschaubar, hier wurden folgende Werke benutzt:

7.1. Josephine *Ransom*, »Madame Blavatsky as Occultist«, London 1931

7.2. A. P. *Sinnet*, »Incidents in the life of M-me Blavatsky«, London 1913

7.3. Countess Constance *Wachmeister*, »Reminiscences of H. P. Blavatsky and Secret Doctrine«, Theosophical Publishing Society, London 1893

7.4. E. F. *Pisareva*, »E. P. Blavatskaja«, Genf 1937

7.5. V. P. *Želichovskaja*, »Radda-Baj«, in: Radda-Baj »Zagadočnye plemena« (Rätselhafte Stämme), Sankt-Petersburg, ohne Jahr.

7.6. V. P. Zelichovskaja, »E. P. Blavatskaja« in: Russkoe obozrenie (Die russische Umschau), 1891, Nr. 11–12.

7.7. S. A. *Vengerov*, »Istočniki slovarja russkich pisatelej« (Quellen des Lexikons russischer Schriftsteller), Petersburg 1900, Stichwort: Blavatskaja, E. P.

7.8. Kritiko-biografičeskij slovar' russkich pisatelej i učenych (Das kritisch-biographische Lexikon der russischen Schriftsteller und Wissenschaftler) Petersburg 1892, Stichwort: Blavatskaja, E. P.

7.9. V. P. *Želichovskaja*, »E. P. Blavatskaja i sovremennyj žrec istiny« (E. P. Blavatskaja und der heutige Priester der Wahrheit), Petersburg 1893

7.10. Vs. S. *Solovjev*, »Sovremennaja žrica Izidy« (Die heutige Priesterin Isis), Petersburg 1904

7.11. N. *Želichovskaja*, »Elena Petrovna Blavatskaja« in: Vestinik Teosofii (Theosophischer Bote), Nr. 5–8, 1910.

8 E. P. Blavatskaja, zitiert nach den Worten von V. P. Želichovskaja aus: »Radda-Baj«, S. 3, siehe Anm. 7.5.

9 Brief an Franz Hartmann vom 3. April 1886, siehe Franz Hartmann, »Helena Petrovna Blavatsky – die Sphinx des 19. Jahrhunderts«, Calw, ohne Jahr.

10 »Isis Unveiled«, New York 1876
»The secret Doctrine«, London 1888

10a Siehe Franz Hartmann, S. 10.

11 Worte von E. P. Blavatskaja, zitiert aus: V. P. Želichovskaja, »Elena Petrovna Blavatskaja«, in: Russkoe obozrenie, 1891, Nr. 12, S. 579.

12 Worte von E. P. Blavatskaja, zitiert aus: a. a. O., S. 570.

13 Vs. *Solovjev*, »Sovremennaja zrica Izidy«, Petersburg 1904, S. 182.

14 Siehe Franz Hartmann, S. 11.

15 *Radda Baj* (Iz peščer i derbej Indostana«, »Zagadočnye plemena golubych gor« (Aus den Höhlen und Dschungeln Hindostans; die rätselhaften Stämme der Blauen Berge) in: Russkij vestnik (Russischer Bote) 1883; siehe auch »Tiflisskij vestnik« (Tifliser Bote) 1870; »Kitajskie teni« (Chinesische Schatten) in: Novoe vremja (Neue Zeit) 1888; Nr. 4293; Rebus 1883, Band 2; 1884, Band 3; 1885, Band 4. Auf deutsch: »In den Höhlen und Dschungeln Hindostans«, Nürnberg, ohne Jahr (vor 1899); »Rätselhafte Volksstämme«, Fourier Verlag, ohne Jahr.

16 *Rebus*, Petersburg Mai 1884; siehe auch die anderen Artikel über E. P. Blavatskaja in Rebus: V. P. Želichovskaja, 1884, Nr. 28–29; I. Ja. 1883, Nr. 40, 41, 43, 44, 46, 47, 48; sowie auch in: Odesskij vestnik (Odessischer Bote) 1884, Nr. 123.

17 *Vs. Solovjev*, »Sovremennaja žrica Izidy«, S. 17.

18 *Vl. Solovjev*, »Recenzija na knigu E. P. Blavackoj ›The key to Theosophy‹« (Rezension zu Blavatskajas Buch »The key to Theosophy«) und »Zametka o Blavakkoj« (Eine Bemerkung über Blavatskaja) in: Sobranie sočinenij (Gesammelte Werke), Band 6, Petersburg 1903.

19 Über A. S. Gončarova siehe A. Belyj, »Načalo veka« (Beginn des Jahrhunderts), Moskva–Leningrad 1933, S. 14, 54–60, 97, 105, 196; sowie auch »Na rubeže stoletij« (An der Jahrhundertschwelle), Moskva–Leningrad 1930, S. 248–250.
20 A. *Belyj*, »Načalo veka«, Kapitel »Ellis«.
21 Marie von *Strauch-Spettini* an Marie Steiner-von Sivers, Brief vom 9. September 1902 aus Petersburg; zitiert aus: »Aus dem Leben von Marie Steiner-von Sivers«, Dornach 1956, S. 159–160.
22 A. *Kamenskaja*, Brief an Marie von Sivers vom 16. Februar 1905 aus Petersburg (unveröffentlicht).
23 Es gibt eine ausgezeichnete Biographie A. P. Filosofovas: E. F. Pisareva, »Pamjati Anny Pavlovny Filosofovoj« (Im Gedenken an A. P. Filosofova), Petersburg 1912.
24 Ebd., S. 50.
25 Über C. L. Gel'mbol'dt in: »Vestnik« (Der Bote), Ženeva, Nr. 6, November 1937.
Über A. A. Kamenskaja in: Journal de Geneve vom 25. 4. 1952, Tribune vom 24. 4. 1952, Suisse vom 25. 4. 1952.
26 Vgl.: »Mističeskaja flora« (Mystische Flora) in: Živaja žizn' (Lebendiges Leben), Moskva 1908, Nr. 1.
27 E. F. *Pisareva*, Brief an Marie von Sivers vom 31. Januar / 13. Februar 1910, (unveröffentlicht).
28 A. A. *Kamenskaja*, »Teosofija i bogostroitel'stvo« (Theosophie und Gottesbauerntum), Petersburg 1910; sowie auch: A. Sagarda in: Cerkovnyj vestnik (Kirchlicher Bote) Nr. 15–16, 1910.
29 P. D. *Uspenskij*, »Sverchčelovek« (Der Übermensch) in: »Vnutrennij krug« (Der innere Kreis), Petersburg 1913. »Simvoly taro« (Symbole des Tarot) in: Vestnik teosofii (Der Bote der Theosophie) Nr. 3, 1912.
30 Vgl.: »Vestnik« (Der Bote), Ženeva Nr. 2, 1927.
31 Über die musikalisch-theoretischen Forschungen von A. V. Unkovskaja siehe: »Vestnik teosofii«, Petersburg 1910, Nr. 11, 1912, Nr. 2, 4–6, 9–12, 1913, Nr. 10, 12, 1914, Nr. 7–12; sowie auch in: »Vestnik«, Ženeva Nr. 6–12, 1928.
Über das Leben von A. V. Unkovskaja siehe: »Vestnik teosofii« 1916, Nr. 1–12; sowie auch in: »Vestnik«, Ženeva 1928, Nr. 1–2.
32 E. F. Pisareva, Brief an Marie von Sivers vom 15. / 28. März 1913, unveröffentlicht.
33 »Vestnik«, Ženeva 1933, Nr. 3.

Bibliographie

»Theosophie in Rußland«

Briefe von A. A. Kamenskaja an Marie von Sivers (sie befinden sich bei der Rudolf Steiner Nachlaßverwaltung in Dornach / Schweiz.)

Briefe von E. F. Pisareva an Marie von Sivers (sie befinden sich auch bei der Rudolf Steiner Nachlaßverwaltung in Dornach / Schweiz.)

»Vestnik teosofii« (Der Bote der Theosophie), St. Petersburg 1908–18, russische theosophische Monatszeitschrift.

»Vestnik« (Der Bote) – russische theosophische Monatszeitschrift, Genf 1924–1940.

»Rudolf Steiner über Rußland«, Band I, Stuttgart 1975.
Karl R. H. *Frick*, »Die Erleuchteten. Gnostisch-theosophische und alchemische-rosenkreuzerische Geheimgesellschaften bis zum Ende des 18. Jahrhunderts«, Graz 1973.
Karl R. H. *Frick*, »Licht und Finsternis. Gnostisch-theosophische und freimaurerische-okkulte Gesellschaften bis an die Wende zum 20. Jahrhundert«, Teil I, Graz 1975, Teil II, Graz 1978.
K. D. *Kudrjavcev*, »Čto takoe Teosofija i Teosofičeskoe obščestvo« (Was ist Theosophie und was ist die Theosophische Gesellschaft), St. Petersburg 1914.
Horst E. *Miers*, »Lexikon des Geheimwissens«, München 1976.
Alba, »Theosophy in Russia«, in: »Theosophy in Scotland«, vol. 1, 1910/11.
Dingwall (Hrsg.), »Abnormal Hypnotic Phenomena«, vol. 3, London 1968.
Ottone *Penzig*, »Die Theosophie und die Theosophische Gesellschaft«, Berlin 1914.

»Rudolf Steiner und die Russen«

1 *Edouard Schuré*, »Die Kinder des Lucifer«; Die Großen Eingeweihten« (Auszug), in: Luzifer-Gnosis Nr. 9–16, 17, 18, 19, 20–22, 23–29; später wurden diese Übersetzungen von Marie von Sivers als Bücher herausgegeben: Edouard Schuré, »Die Kinder des Lucifer«, Verlag Max Altmann, Leipzig 1905; Edouard Schuré, »Die Großen Eingeweihten«, Verlag Max Altmann, Leipzig 1907; sowie auch: Edouard Schuré, »Die Heiligtümer des Orients«, Verlag Max Altmann, Leipzig 1912.

2 *E. P. Pisareva*, Brief an Marie von Sivers vom 20. September / 30. Oktober 1907.

3 *E. P. Pisareva*, Brief an Marie von Sivers vom 1./14. März 1905.

4 *Marie von Sivers-Steiner*, »Die Anfänge der geisteswissenschaftlichen Vortragstätigkeit Rudolf Steiners«, in: »Nachrichtenblatt« Nr. 35 vom 30. August 1925; zitiert aus: »Aus dem Leben von Marie Steiner-von Sivers«, Verlag der Rudolf Steiner Nachlaßverwaltung, Dornach 1956, S. 43–44.

5 *Vgl. Margarita Woloschin*, »Die grüne Schlange. Lebenserinnerungen«, Verlag Freies Geistesleben, Stuttgart 1954, S. 165–166.

6 *Olga Annenkova*, Brief an Marie von Sivers vom 6. 1. 1909 (Rudolf Steiner Nachlaßverwaltung, Dornach).

7 *Margarita Woloschin*, »Die grüne Schlange«, Stuttgart 1954, S. 145. Vgl. auch Assja Turgenieff, »Erinnerungen an Rudolf Steiner«, Stuttgart 1972, S. 15–16; N. Valentinov, »Two years with the symbolists«, Standford 1969, S. 219.

8 *Rudolf Steiner*, Brief an Minzlova vom 7. März 1906, in: Rudolf Steiner, »Zur Geschichte und aus den Inhalten der ersten Abteilung der Esoterischen Schule 1904–1914«. GA 264, Dornach 1984, S. 105.

9 *Rudolf Steiner*, Brief an Minzlova vom 23. März 1908.

10 *Rudolf Steiner*, aus dem Brief an Minzlova, Berlin, 16. 11. 1908.

11 *N. A. Berdjaev*, »Selbsterkenntnis«, Holle Verlag, Darmstadt o. J., S. 213.

12 Vgl.: Bericht von *Kobylinskij-Ellis*, aus dem Jahre 1911, über das Studium der Werke Rudolf Steiners in Moskau (auf russisch; unveröffentlicht, befindet sich in Dornach bei der Rudolf Steiner Nachlaßverwaltung).

13 *Vgl. I. Knižnik*, Besprechung des Buches Rudolf Steiners: »Das Christentum als mystische Tatsache und die Mysterien des Altertums«. In: »Russkaja mysl'« (Russischer Gedanke), Nr. 9, 1912, S. 326.

14 *Margarita Woloschin*, »Die grüne Schlange«, Stuttgart 1954, S. 246.
15 Zitiert aus: *K. D. Kudrjavcev*, »Čto takoe Teosofija i Teosofičeskoe obscestvo«, St. Petersburg 1914, S. 27.
16 *M. Woloschina*, »Die grüne Schlange«, S. 275–276.
17 M. Sch-a, »Erinnerungen an die Moskauer Anthroposophische Gesellschaft. 1917–1923«, Moskau 1975 (unveröffentlicht).
18 Vgl.: *Sch-a*, »Erinnerungen an die Moskauer Anthroposophische Gesellschaft. 1917–1923.« Moskau 1975.
19 Vgl.: *Sch-a*, »Erinnerungen an die Moskauer Anthroposophische Gesellschaft. 1917–1923«, Moskau 1975.
20 *Sch-a*, »Erinnerungen an die Moskauer Anthroposophische Gesellschaft. 1917–1923«, Moskau 1975.
21 Zitiert aus: *Margarita Woloschin*, »Die grüne Schlange«, Stuttgart 1954, S. 302.
22 *Andrej Belyj*, Brief an Assja Turgeneva vom 11. November 1921 aus Kovno. Veröffentlicht in: »Vozdušnye puti«, Nr. 5, N. Y. 1967.
23 Vgl. z. B. Briefe von *B. P. Grigorov* und *T. G. Trapeznikov* an Marie Steiner und Rudolf Steiner (1917–1921). Briefe befinden sich bei der Rudolf Steiner Nachlaßverwaltung, Dornach / Schweiz.
24 Ausführlich über die »Freie Gemeinschaft zur Zusammenarbeit geistiger Bewegungen«, siehe: *Sch-a*, »Erinnerungen an die Moskauer Anthroposophische Gesellschaft«, 1917–1923; Moskva 1975.
25 *Andrej Belyj*: »Počemu ja stal simvolismom...« (Warum ich ein Symbolist geworden bin...), Ann Arbor 1982, S. 108.
26 *A. Belyj*, Brief an Assja Turgeneva vom 11. November 1921 aus Kovno; veröffentlicht in: »Vozdušnye puti«, Nr. 5, N. Y. 1967.
27 *M. Woloschin*, »Die grüne Schlange«, Stuttgart 1954, S. 314–315.
28 Siehe Brief von *M. Voloschina* an Marie Steiner vom 22. 4. 1927, (Rudolf Steiner Nachlaßverwaltung, Dornach).
29 Vgl. Brief von *M. Voloschina* an Marie Steiner vom 22. 4. 1927, (Rudolf Steiner Nachlaßverwaltung, Dornach).
30 Vgl. Brief von *M. Voloschina* an Marie Steiner vom 22. 4. 1927.
31 Vgl. Brief von *A. D. Lebedev* an Marie Steiner vom 10. 3. 1927.
32 *Leo Trotzkij*, »Literatur und Revolution«, Gerhardt Verlag, Berlin 1968, S. 45.
33 *Rudolf Steiner*, »Die soziale Grundforderung unserer Zeit«, G A 186, Dornach 1979, S. 131.
34 Dieser Brief wurde in russischer Sprache außerhalb der UdSSR veröffentlicht; siehe: »K biografij *Andreja Belogo*: tri dokumenta«, Novyj Zurnal, Nr. 124, New York 1976.
35 *M. I. Šachnovič*, »Sovremennaja mistika v svete naukj«, Nauka, Moskva–Leningrad 1965, S. 123–125.
36 *A. N. Oskolkov*, »Kritik der Ansichten der Anthroposophie über die Persönlichkeit«, in: »Fragen der Philosophie und Soziologie«, Heft 1, Verlag der Leningrader Universität 1969, S. 56.
37 *A. Belyj*, »Verwandeln des Lebens«, Zbinden Verlag, Basel 1975, S. 404–405.
38 *M. Woloschin*, »Die grüne Schlange«, Stuttgart 1954, S. 286.
39 *A. Belyj*, »Verwandeln des Lebens«, Basel 1975, S. 424.
40 Ausführlich über Tatjana Kisseleva und über ihre Tätigkeit siehe: *Tatiana Kisseleff*, »Eurythmie Arbeit mit Rudolf Steiner«, Verlag »Die Pforte«, Basel 1982.

Bibliographie

»Rudolf Steiner und die Russen«

Ž-a, »Vospominanija o Moskovskom Antroposofskom Obščestve 1917–1923 gg« (Erinnerungen an die Moskauer Anthroposophische Gesellschaft), Moskva 1975; unveröffentlicht, eine Kopie der Erinnerungen befindet sich bei Victor Fedjuschin.

L. L. Kobylinskij-Ellis, »Otčet« (Bericht über die Arbeit der Rudolf Steiner-Kreise im Jahre 1911 in Moskau), unveröffentlicht, befindet sich in Dornach bei der Rudolf Steiner-Nachlaßverwaltung.

Briefe

M. R. Glier an Marie von Sivers
O. Annenkova an Marie von Sivers
E. F. Pisareva an Marie von Sivers
A. A. Kamenskaja an Marie von Sivers
L. L. Kobylinskij-Ellis an K. P. (Christiforova), an Rudolf Steiner
B. P. Grigorov an Rudolf Steiner, an Frau von Reden
N. A. Grigorova an Rudolf Steiner
M. V. Vološina an E. Il'ina, an Marie von Sivers-Steiner
M. Belocvetova an Marie von Sivers-Steiner
S. Selavri an E. Il'ina
Vl. Leskov an Marie von Sivers-Steiner
G. Kolpakči an Marie von Sivers-Steiner
V. Tomberg an Marie von Sivers-Steiner
T. Trapeznikov an Marie von Sivers-Steiner, an Frau von Reden
A. Pocco an Marie von Sivers-Steiner
A. Lebedev an Marie von Sivers-Steiner
T. Kiseljova an Marie von Sivers-Steiner
K. Christoforova an Marie von Sivers-Steiner

Alle obengenannten Briefe sind in der Rudolf Steiner Nachlaßverwaltung vorhanden.

Russische anthroposophische Zeitschriften

»Antroposofija«, Pariž 1928–1935
»Svedenija«, Dornach 1934–1940
»Tropa«, 1939
»Bjulleten'«, Pariž 1933–1934

Außerdem wurden verschiedene weitere das Thema betreffende Unterlagen aus der Rudolf Steiner Nachlaßverwaltung in Dornach benutzt.

Sonstige Literatur

Rudolf Steiner, »Mein Lebensgang«, GA 28, Dornach 1925

»Die geistigen Wesenheiten in den Himmselskörpern und Naturreichen«, GA 136, Dornach 1960

»Die okkulten Grundlagen der Bhagavad Gita«, GA 146, Dornach 1962

»Zur Geschichte und aus den Inhalten der ersten Abteilung der Esoterischen Schule 1904–1914«, Dornach 1984

»Andrej Belyj und Rudolf Steiner – Briefe und Dokumente«, Beiträge zur Rudolf Steiner Gesamtausgabe, Nr. 89/90, Dornach 1985

»Rudolf Steiner über Rußland«, zusammengestellt von Irmgard und Reinhart Engelen, herausgegeben von der Internationalen Vereinigung der Waldorfkindergärten, Stuttgart 1975

»Aus dem Leben von Marie Steiner-von Sivers«, Dornach 1956

Woloschin, Margarita, »Die grüne Schlange«, Stuttgart 1954

Turgenieff, Assja, »Erinnerungen an Rudolf Steiner«, Stuttgart 1972

Turgenieff-Pozzo, Natalija, »Zwölf Jahre der Arbeit am Goetheanum«, Dornach 1942

Belyj, Andrej, »Verwandeln des Lebens«, Basel 1975; russische Ausgabe »Vospominanija o Štejnere«, Pariž 1980

»K biorgafii Andreja Belogo: tri dokumenta«, herausgegeben von G. P. Struve in: »Novyj žurnal, Nr. 124, New York 1976

»Pis'ma Andreja Belogo k A. S. Petrovskomu i E. N. Kesel'man«, herausgegeben von R. Keys in: »Novyj žurnal«, Nr. 122, New York 1976

Belyj, Andrej, »Autobiographischer Brief an Ivanov-Razumnik« in: Cahiers du Monde Russe et Soviétique, XV, Janvier-Juin 1974

Belyj, Andrej, »Brief an Assja« in: »Vozdušnye puti«, Nr. 5, New York 1967

Malmstad, John, »Introduction, a note on the text and annotations« in: »K. N. Bugaeva »Vospominanija o Belom«, Berkeley 1981

Popp, Oscar, »Der Stumme und der Taube« in: »Erde und Kosmos«, Nr. 2–3, 1985

Damanskaja, »Antroposofija« in: »Golos Rossii«, Berlin 18.12.1921

Leonidov, »Večer evritmiceskogo iskusstva« in: »Dni« 22.3.1928

Kniznik, I., »Rudolf Štejner. Misterii drevnosti i christianstvo« in: »Russkaja mysl'« Nr. 9, 1912

Valentinov, N., »Dva goda s simvolistami«, Stanford 1969

Baryškin, »Moskva kupečeskaja«, New York 1954

Trozkij, Leo, »Literatur und Revolution«, Berlin 1968

Belov, A. V., Karpov, D. A., »Mistika na službe antikommunizma«, Moskva 1978

Oskolkov, A. N., »Kritika vozzrenij antroposofii o ličnosti« in: »Voprosy filosofii i soziologii« Nr. 1, Leningrad 1969

Šachnovič, »Sovremennaja mistika v svete nauki«, Moskva–Leningrad 1965

Bol'šaja Sovetskaja Enciklopedija, 1926, 1933, 1950, 1970, Stichworte: Antroposofija und Štejner.

Filosofskaja Enciklopedija, 1960, 1970, Stichworte: Antroposofija und Štejner

Orlov, V. N.: »Istorija odnoj družby-vraždy« in »Aleksandr Blok i Andrej Belyj – Perepiska«, Moskva 1940

»*Der russische Anthroposoph T. G. Trapeznikov*«

1 Ausführlich darüber siehe: Graf V. P. *Zubov*, »Stradnye gody Rossii. Vospominanija o revoljucii (1917–1925)« (Die schweren Jahre Rußlands. Erinnerungen an die Revolution 1917–1925), Wilhelm Fink Verlag, München 1968; sowie auch: Graf V. P. *Zubov*, »Kunsthistorisches Institut«, »Institut istorii iskusstv«, in: *Mosty* – Brücken, Nr. 10, 1963.
2 *Stepun*, Fedor, »Byvšee i nesbyvšeesja« (Vergangenes und Unvergängliches), Band I, 1956, S. 119.
3 Andrej Belyj, »Načalo veka« (Beginn des Jahrhunderts), Moskau–Leningrad 1933, S. 263.
4 Margarita *Voloschina*, »T. G. Trapeznikov«, Aufsatz, unveröffentlicht, befindet sich im Nachlaß von Margarita Voloschina in Stuttgart.
5 Siehe: Kieler Zeitung, 10. Mai 1910; sowie auch Monatsheft für Kunstwissenschaft, Nr. 12, 1910.
6 Andrej *Belyj*: Brief an Ivanov-Razumnik vom 2. März 1927, in: »Cahiers du Monde Russe et Soviétique 1–2«, Volume XV, Janvier-Juin 1974, S. 70.
7 Brief an M. Morgenstern und M. Bauer vom 31. 1. 1917, unveröffentlicht, befindet sich im Verlag Urachhaus, Stuttgart.
8 M. *Voloschina*, »T. G. Trapeznikov«, unveröffentlicht.

Literatur zu Trapeznikov

Pamjati Trifona Georgievietscha Trapeznikova, (Zum Gedenken an Trifon Georgievitsch Trapeznikov, geb. 12.4.1882, gest. 11.7.1926), in: »Žizn' muzeja«, Bjulleten' Gosugarstvennogo Muzeja Izjaščnych Iskusstv, Nr. 3, Aprel' 1927 (»Das Leben des Museums«, Bulletin des Staatlichen Kunstmuseums, Moskau, Nr. 3, April 1927).

Assja *Turgeneva*, »Po povodu »Instituta istorii iskusstv« (Anläßlich des Artikels »Kunsthistorisches Institut«), in: Mosty-Brücken, Nr. 12, München 1966.

»*Berdjaev (1874–1948) – ein Ritter des Geistes – ein gläubiger Freidenker*«

1 *Nikolai Berdjajew*, »Selbsterkenntnis. Versuch einer philosophischen Autobiographie«, Holle Verlag, Darmstadt und Genf o. J.
2 Literatur zu N. A. Berdjaevs Biographie:
Evgenija Gercych, »Vospominanija« (Erinnerungen), UMCA-PRESS, Paris 1973.
V. V. Zenkovskij, »Istorija russkoj filosofii« (Geschichte der russischen Philosophie), Band II.
F. Stepun, »Mystische Weltschau«, München 1964.
R. Rössler, »Das Weltbild Nikolai Berdjaews«, Göttingen 1956.
Russkaja religiozno-filosofskaja mysl', Hrsg. N. P. Poltorackij, Pittsburg 1975 (Russisches religiös-philosophisches Denken).
3 *Marina Cvetaeva*, »Plennyj duch« (Gefangener Geist), in: »Sovremennye zapiski« (Zeitgenössische Notizen), LV, Paris 1934, S. 246.
4 *Kurt von Wistinghausen* (Hrsg.), Nikolai Berdjajew zu Rudolf Steiner. Zwei Briefe an Andrej Belyj, in: »Die Drei«, Nr. 10, Oktober 1980, S. 644. Vgl. auch:

»Dva pis'ma N. A. Berdjaeva Andreju Belomu«. Publikacija L. Murav'jeva (Zwei Briefe Berdjaevs an Andrej Belyj. Hrsg. L. Murav'jev), in: Mosty – Brükken, Nr. 11, München 1965.

5 a.a.O., S. 641 und 644.

6 a.a.O., S. 641–642.

7 a.a.O., S. 642–643.

8 a.a.O., S. 642.

9 *Marie von Sivers-Steiner*, Brief an Frau Dr. Selander, Helsingfors 18.5.1913, siehe:

10 *N. Berdjajew*, »Selbsterkenntnis«, a.a.O., S. 211–212.

11 *Vgl. Assja Turgenieff*, »Erinnerungen an Rudolf Steiner«, Stuttgart 1972, S. 41.

12 *Andrej Belyj*, »Verwandeln des Lebens. Erinnerungen an Rudolf Steiner«, Basel 1975, S. 174 und 141.

13 *N. Berdjaev*, »Tipy religioznoj mysli v Rossii« (Typen des religiösen Denkens in Rußland), in: »Russkaja mysl'« (Der russische Gedanke), Nr. 11, 1916.

14 a.a.O.

15 a.a.O.

16 *N. Berdjaev*, »Filosofija tvorčestva« (Sinn des Schaffens. Versuch einer Rechtfertigung des Menschen), Moskau 1916, S. 305.

17 a.a.O., S. 339.

18 *Nikolaj Berdjajew*, »Die Philosophie des freien Geistes«, J. C. B. Mohr, Tübingen 1930, S. 135.

»Kev L'votitsch Kobylinskij-Ellis, ein Wanderer zwischen Katholizismus und Anthroposophie«

1 Brief von Ellis an E. K. Metner, 1912. Zitiert nach: S. S. Grečiškin / A. V. Lavrov, »Ellis-poet-simvolist, teoretik i kritik«, in: XXV-Gercenovskie ětenija, Literaturovedenie, Leningrad 1972, S. 61.

2 Brief an E. K. Metner, 13. 1. 1913, zitiert nach Grečiškin / Lavrov, a.a.O., S. 62.

3 N. Valentinov, »Dva goda s simvolistami« – »Two years with the symbolists«, Stanford, California 1969, S. 151.

4 A. Belyj, »Načalo veka«, Moskva–Leningrad 1933, S. 54.

5 Zitiert nach Grečiškin / Lavrov, a.a.O., S. 60.

6 M. Cvetaeva, »Plennyj duch«, »Sovremennye zapiski«, 1934, S. 200.

7 A. Belyj, »Meždu dvuch revoljucij«, Moskau 1914.

8 N. Valentinov, S. 151–152.

9 Ebd., S. 153.

10 A. Belyj, »Načalo veka«, S. 35.

11 a.a.O., S. 40.

12 a.a.O., S. 32.

13 a.a.O., S. 40.

14 Ellis, »O zadučach i celjach služenija kul'ture«, »Trudy i dni«, 1912, S. 92.

15 Ellis »Parsifal« in: »Trudy i dni«, 1913.

16 Kobylinskij-Ellis, »Alexander Puschkin, der religiöse Genius Rußlands«, Olten 1948, S. 196.
Über dieses Buch siehe: »Anmerkungen über Puschkin«, in: »Die Weltwoche«, Zürich, 25. März 1949.

17 A. Belyj, »Verwandeln des Lebens«, Basel 1975, S. 70–71.
18 Brief an Rudolf Steiner, auf russisch, 1910 oder 1911, unveröffentlicht; der Brief befindet sich in Dornach bei der Rudolf Steiner Nachlaßverwaltung.
19 M. Woloschin, »Die grüne Schlange«, Stuttgart 1954, S. 240.
20 Vgl. a. a. O., S. 241.
21 »Molčanie«, in: »Argo«, Moskva 1914, »Molitva« – unveröffentlicht.
22 M. Woloschin, a. a. O., S. 241.
23 Assja Turgenieff, »Erinnerungen an Rudolf Steiner«, Stuttgart 1972, S. 45.
24 Vgl. M. Woloschin, a. a. O., S. 241, A. Turgenieff, a. a. O., S. 45.
25 Ellis, »Vigilemus«, Moskva 1914, S. VI.
26 a. a. O., S. 39.
27 a. a. O., S. 104.
28 Den Versuch, den russischen Symbolismus mit dem Okkultismus zu vereinigen, hat Ellis in seinen »Münchner Briefen« gemacht. Siehe: »Münchenskie Pis'ma«, Trudy i ani, No. 6, 1912.

Ausgewählte Werke von L. L. Kobylinskij-Ellis

1 »Immorteli«, Vypusk I – Sch. Bodler, Moskva 1904.
2 »Russkie simvolisty«, Moskva 1910.
3 »Stigmata«, Moskva 1911.
4 »Argo«, Moskva 1914.
5 »Viligemus«, Moskva 1914.
6 Vladimir Solovjew, »Das Lebensdrama Platons«, mit einem Nachwort über Plato und Solowjew, von L. Kobylinski-Ellis, Matthias-Grünewald-Verlag, Mainz 1926.
7 Gedichte Wladimir Solowjews, übersetzt von Dr. L. Kobylinski-Ellis, Mainz 1926.
8 »Monarchia St. Petri. Die kirchliche Monarchie des hl. Petrus als freie und universelle Theokratie im Lichte der Weisheit«. Aus den Hauptwerken Wl. Solowjew, gesammelt, übersetzt und erklärt durch L. Kobylinskij-Ellis, Mainz 1929.
9 »Christliche Weisheit (Sapientia Divina Cosmologia perennis)«, Verlag Frobenius, Basel 1929.
10 »W. A. Joukowski. Seine Persönlichkeit, sein Leben und sein Werk«, Paderborn 1933.
11 »Alexander Puschkin, der religiöse Genius Rußlands«, Otto Walter Verlag, Olten 1948.

»Maximilian Voloschin – Berührung mit der Anthroposophie«

1 Aus dem Gedicht »Kogda vremja ostanavlivaetsja« (Wenn die Zeit stehen bleibt), gewidmet Valerij Brjusov 1903 in: Maksimilian Vološin: »Stichotvorenija i poemy v dvuch tomach« (Gedichte und Poeme in zwei Bänden), hrsg. von B. A. Filippov, G. P. Struve und N. A. Struve, Paris 1982 und 1984, Band I, S. 29. Fortan »Werke I« und »Werke II« genannt.
2 B. Diks (Boris Lehmann) in: »Kniga o russkich poetach poslednjago desjatile-

tija« (Das Buch über die russischen Dichter des letzten Jahrzehnts), Petersburg–Moskva 1908, S. 367.
3 Vgl. Sergej Makovskij, »Portrety sovremennikov« (Porträts der Zeitgenossen), New York 1955, S. 318.
4 Siehe Anm. Nr. 1.
5 Werke I, S. CVII.
6 Il'ja Ehrenburg, »Portrety russkich poetov« (Porträts russischer Dichter), München 1971, S. 71.
7 Zitiert nach Henning Sietz, »Maximilian Woloschin. Ein Porträt« in: »Info 3«, Nr. 1, 1987.
8 Zitiert nach dem Vorwort A. Jonovs zur der von Vološin verfaßten Monographie »Surikov«. In: »Raduga« (Regenbogen), Nr. 3, 1966, S. 53. Vgl. Claudia Wallrafen, »Maksimilian Vološin als Künstler und Kritiker«, Slavistische Beiträge, Otto Sagner, München 1982, S. 20.
9 Brief Vološins an A. Petrova vom 12. 12. 1901, zitiert nach Wallrafen, S. 21.
10 Vgl. Andrej Belyj, »Dom-muzej M. A. Vološina« (Das Haus-Museum Voloschins) in: »Zvezda« (Stern) 1977, Nr. 5, S. 189.
11 Werke I, S. CX.
12 Werke I, S. 306.
13 E. Mindlin, »Neobyknovennye sobesedniki« (Die ungewöhnlichen Gesprächspartner), Moskva 1968, S. 31; zitiert nach Wallrafen, S. 49.
14 Werke II, S. 97.
15 Henning Sietz, »Maximilian Woloschin. Ein Portrait«, Info 3, 1, 1987.
16 Zitiert nach L. A. Evstigneevas Anmerkungen in: »Maksimilian Vološin. Stichotvorenija (Gedichte) in: Biblioteka poeta, malaja serija (Bibliothek des Dichters, kleine Reihe), Leningrad 1977, S. 398.
17 Werke I, S. CIX.
18 Margarita Woloschin, »Die grüne Schlange«, Stuttgart 1985, S. 295.
19 Marina Cvetaeva, »Živoe o živom« (Lebendiges über einen Lebendigen), zitiert aus: »Maksimilian Vološin – als Künstler«), Moskva 1976, S. 185.
20 Werke I, S. 390.
21 Vgl. D. Klenovskij, »Okkul'tnye motivy v russkoj poezii našego veka« (Okkulte Motive in der russischen Dichtung unseres Jahrhunderts) in: Grani, Frankfurt/M., Nr. 20, 1953, S. 134.
22 Werke I, S. 234; Werke I, S. 232.
23 Werke II, S. 16.

»Andrej Belyj – Porträt eines Symbolisten und Anthroposophen«

1 Evgenij *Zamjatin*, »Lica« (Gedichte), New York 1967, S. 78.
2 Andrej *Belyj*, »Počemu ja stal simvolistom« (Warum ich Symbolist geworden bin), Ann Arbor 1982, S. 81. Fortan »Pjss« genannt.
3 *Ellis*-Kobylinskij, »Russkie simvolisty« (Die russischen Symbolisten), Moskva 1910, Kapitel »Andrej Belyj«.
4 Marina *Cvetaeva*, »Plennyj duch« (Der gefangene Geist) in: Sovremennye zapiski (Zeitgenössische Notizen), LV 1934, S. 247.
5 Pjss., S. 10.
6 Autobiographischer Brief Andrej Belyjs an Ivanov-Razumnik vom 1.–3. März

1927 in: Cahiers du Monde Russe et Soviétique, Volume XV, 1974, S. 52. Fortan »AB« genannt.
7 Andrej *Belyj*, »O francuzskich simvolistach« (Über die französischen Symbolisten), Neizdannye stat'i Andreja Belogo (Unveröffentlichte Aufsätze Andrej Belyjs), Hrsg. A. V. Lavrov, Russkaja literatura Nr. 4, 1980.
8 Andrej *Belyj*, »Otcy i deti russkogo simvolizma«, 1905 (Väter und Söhne des russischen Symbolismus), zitiert aus: Ivanov-Razumnik, »Aleksandr Blok. Andrej Belyj«, Alkonost, Petersburg 1919, S. 66.
9 Pjss., S. 72–73.
10 Ebd., S. 75–76.
11 Ebd., S. 74.
12 Zitiert aus: »Literaturnoe nasledstvo« (Literarischer Nachlaß), Nr. 27–28, Moskva 1937, S. 410.
13 Andrej *Belyj*, »Iz vospominanij« (Aus den Erinnerungen), Beseda (Das Gespräch), Nr. 2, Berlin 1923, S. 100–102.
14 Brief an Aleksandr Blok vom 1./14. Mai 1912 in: »Beiträge zur Rudolf Steiner Gesamtausgabe«, »Andrej Belyj und Rudolf Steiner, Briefe und Dokumente«, Nr. 89/90, Dornach, Michaeli 1985, S. 19–20; Fortan »Beiträge« genannt.
15 Vgl. Andrej *Belyj*, »Iz vospominanij«, a. a. O., S. 118.
16 Brief an Aleksandr Blok vom 10./23. November 1912 in: »Aleksandr Blok i Andrej Belyj. Perepiska« (Alexander Blok und Andrej Belyj. Briefwechsel), Hrsg. V. N. Orlov, Moskva 1940.
17 *Ivanov-Razumnik*, »Aleksandr Blok. Andrej Belyj«, Petersburg 1919, S. 98–99.
18 Brief an Marie Steiner-von Sivers (1913) in: Beiträge, S. 23.
19 Brief an Ivanov-Razumnik vom 4. Juli 1914, zitiert aus: Andrej Belyj »Peterburg«, Nauka, Moskva 1981, S. 519.
20 Vgl. AB., S. 73.
21 Andrej *Belyj*, »Verwandeln des Lebens«, Basel 1975, S. 337–339.
22 *Ivanov-Razumnik*. Brief an Belyj vom 1. Januar 1917, zitiert aus A. V. Lavrov, »Rukopisnyj archiv Andreja Belogo v Puškinskom Dome« (Der handschriftliche Nachlaß Andrej Belyjs im Puschkin-Haus) in: »Ežegodnik rukopisnogo otdela Puškinskogo Doma na 1978 god« (Jahresbericht der Handschriftenabteilung des Puschkin-Hauses), Leningrad, Nauka 1980, S. 27.
23 Leo *Trotzkij*, »Literatur und Revolution«, Berlin 1968, S. 43.
24 Brief an Aleksandr Blok vom 23. Juni 1916 (Dornach) in: »Aleksandr Blok i Andrej Belyj. Perepiska« (Alexander Blok und Andrej Belyj. Briefwechsel), Hrsg. V. N. Orlov, Moskva 1940.
25 Pjss., S. 89.
26 Brief an Marie Steiner vom 13. Januar 1916 (Dornach), Beiträge, S. 41, 47, 48.
27 Pjss., S. 101–102.
28 Marina *Cvetaeva*, »Plennyj duch« (Der gefangene Geist), S. 218–219.
29 Brief an Rudolf Steiner vom 15. April 1920 (Petrograd), Beiträge, S. 50.
30 Andrej *Belyj*, »Material zur Biographie (persönlich), zum Studium nach dem Tode des Autors bestimmt«, zitiert aus: A. V. Lavrov »Rukopisnyj archiv Andreja Belogo v Puškinskom Dome« in: »Ežegodnik rukopisnogo otdela Puškinskogo Doma na 1978 god« (Der handschriftliche Nachlaß Andrej Belyjs im Puschkin-Haus. Jahresbericht der Handschriftenabteilung des Puschkin-Hauses) Leningrad, Nauka 1980, S. 59.
31 A. a. O., S. 60.

32 Brief an Rudolf Steiner vom 15. April 1920 (Petrograd), Beiträge, S. 50–51.
33 Brief an Assja Turgeneva vom 11. November 1921 in: »Vozdusnye puti« (Die Luftwege), Almanach V, New York 1967, S. 306.
34 Brief an Michael Bauer vom 24., 25., 26. Oktober 1921. Unveröffentlicht.
35 Brief an Ivanov-Razumnik vom 23. Oktober 1927, zitiert aus: John E. Malmstad »Introduction« in: K. N. Bugaeva, »Vospominanija o Belom« (Erinnerungen an Belyj), Berkeley 1981, S. 14.
36 Brief an Marie Steiner vom 11. März 1923 in: Beiträge, S. 52.
37 A. Belyj, »Verwandeln des Lebens«, a. a. O., S 404 ff.
38 Pjss., S. 116.
39 Leo Trotzkij, »Literatur und Revolution«, Berlin 1968, S. 48.
40 Brief an Ivanov-Razumnik (1924) zitiert aus: Roger Keys, »The Bely – Ivanov-Razumnik Correspondence« in: »Andrey Bely. A Critical Review«, Hrsg. Gerald Janecek, Kentucky 1978, S. 198.
41 Dieses Buch ist nicht veröffentlicht; über dieses Buch siehe: K. N. Bugaeva, »Vospominanija o Belom« (Erinnerungen an Belyj), Berkeley 1981, S. 155–158, 361, sowie auch Julia Crookenden, »The Chapter ›Simvolizm‹ from Bely's »Istorija stanovlenija samosoznajuščej duši« in: »Andrey Bely Centenary Papers«, Hrsg. Boris Christa, Amsterdam 1980, S. 39–52.
42 Nachrichtenblatt der Anthroposophischen Gesellschaft, Dornach 1934, S. 5.

Belyjs Werke in deutscher Sprache:

1 Die silberne Taube, übersetzt ins Deutsche von L. Wiebeck, Frankfurt am Main 1912; Stettin 1927; übersetzt von Gisela Drohla, München / Zürich 1964
2 Petersburg, übersetzt ins Deutsche von Nadja Strasser, München 1919; übersetzt von Gisela Drohla, Wiesbaden 1959, München 1962, Frankfurt a. Main 1976; übersetzt von Günter Dalitz, Berlin 1982
3 Auf der Wasserscheide. Die Krise des Gedankens, Übersetzung von H. Bidder, Der Kommende Tag, Stuttgart 1922
4 Die Anthroposophie und Rußland. In: »Die Drei«, Nr. 4, 5, 1922
5 »Der Senator«. In: A. Eliasberg, Neue russische Erzähler, Berlin 1920; auch in: Meistererzählungen des russischen Symbolismus, München 1964
6 Im Zeichen der Morgenröte. Erinnerungen an Alexander Blok. Aus dem Russischen von Swetlana Geier. Mit einem Nachwort von Wenzel Götte. Basel 1974
7 Verwandeln des Lebens. Erinnerungen an Rudolf Steiner. Aus dem Russischen von Swetlana Geier. Mit einem Nachwort von Wenzel Götte, Basel 1975
8 Gedichte aus dem »Berliner Liederzyklus« in: Kontinent, Nr. 3, 1975
9 Andrej Belyj und Rudolf Steiner, Briefe und Dokumente. In: Beiträge zur Rudolf Steiner Gesamtausgabe, Nr. 89 / 90, Dornach 1985

Belyjs Werke in anderen Sprachen:

1 Kotik Letaev, übersetzt ins Französische von Georges Nivat, Lausanne 1973
2 Kotik Letaev, übersetzt ins Englische von Gerald Janecek, Ann Arbor 1971
3 Pietroburgo, übersetzt ins Italienische von A. M. Ripellino, Torino 1961
4 Petersbourg, übersetzt ins Französische von J. Catteau und Georges Nivat, Lausanne 1967
5 Petersburg, übersetzt ins Englische von R. A. Maguire und J. E. Malmstad, Bloomington–London 1978
6 Simbolism (Zwei Aufsätze von Belyj), an Anthology, übersetzt und herausgegeben von Thomas West, London und New York, Methuen 1980

»Theosophie, Anthroposophie und Vasilij Kandinskij«

1 Es ist notwendig zu bemerken, daß es für Kandinskij in der Zeit der Entstehung »Über das Geistige in der Kunst« (zu Beginn des Jahrhunderts) keinen Unterschied zwischen der Geisteswissenschaft-Anthroposophie, die sehr stark ihre europäischen Wurzeln betont, und der Theosophie von Elena Petrovna Blavatskaja und ihrer Nachfolger gab. Die Trennung Rudolf Steiners von der Theosophischen Gesellschaft fand im Jahre 1912 statt.
2 Entnommen aus: E. *Hanfstaengel*, »W. Kandinsky«, Katalog, München 1974, S. 9.
3 Lothar *Schreyer*, »Erinnerungen an Sturm und Bauhaus«, 1956, S. 23 und 235; zitiert nach Dr. Rudolf Eppelsheimer, »Das Geistige in der modernen Kunst«, in: »Die Drei«, Nr. 9, 1977, S. 500.
4 W. *Kadinsky*, »Rückblicke«, 1913; in: »Kandinsky. Die gesammelten Schriften«, Band I, 1980, S. 33.
5 *Kandinsky*, »Über das Geistige in der Kunst«, 10. Auflage, Bentelli Verlag, Bern 1973, S. 40.
6 a. a. O., S. 41.
7 a. a. O., S. 42.
8 a. a. O., S. 43.
9 Siehe: Sixten *Ringboms*, »The Sounding Cosmos, A Study in the Spiritualism of Kandinsky and the Genesis of Abstract Painting«, Abo 1970.
10 Vasilij *Kandinskij*, zitiert aus: Sixten Ringbom, »Kandinsky und das Okkulte«, in: »Kandinsky und München«, Prestel-Verlag, München 1982, S. 92.
11 Entnommen aus: a. a. O., S. 105.
12 *Besant* und *Leadbeater*, »Gedankenformen«, Berlin 1908, S. 12.
13 Rudolf *Steiner*, »Die Stufen der höheren Erkenntnis«, GA 12, Dornach 1979, S. 42.
14 W. *Kandinsky*, »Rückblicke«, a. a. O., S. 15.
15 Ronald *Templeton*, »Wassily Kandinsky und Rudolf Steiner«, in: »Das Goetheanum«, 63. Jahrgang, Nr. 23, 3. Juni 1984, S. 179.
16 Nina *Kandinsky*, »Kandinsky und ich«, 1976, S. 235.
17 Brief von Kandinskij an Marc, veröffentlicht von Klaus Lankheit, Der Blaue Reiter, München 1965, S. 261.

Allgemeine Literatur

Grohmann, Will, »Wassily Kandinsky – Leben und Werk«, Köln 1958.

»Michail Aleksandrovitsch Tschechov – Schauspieler und Anthroposoph«

1 Der Brief an Michael Bauer und Margareta Morgenstern vom 3.3.1929, unveröffentlicht (Tschechovs Deutsch wird hier beibehalten); die Tschechov-Briefe an Michael Bauer und Margareta Morgenstern befinden sich im Nachlaß von M. Morgenstern, Stuttgart.
2 Ebd.
3 a.a.O.
4 Siehe die Briefe M. Tschechovs an Freddi vom 23.4.1954, in: »Novyj Žurnal«, Nr. 132, New York 1978.
5 M. Čechov, »Žizn'i vstreči« (Das Leben und die Begegnungen), russische Ausgabe, Novyj Žurnal (New Review), Nr. 6, New York 1944, S. 34.
6 a.a.O., Nr. 7, S. 6.
7 a.a.O., S. 5.
8 a.a.O., S. 20.
9 a.a.O., S. 24–25.
10 Vgl. V.A. Pavlov, »Koketničan'e s bežen'koj« (Koketterie mit dem kleinen Gott) in: »Novyj zritel'« (Der neue Zuschauer), Nr. 13, 1927.
11 a.a.O., Nr. 8, S. 34.
12 a.a.O., S. 34–35.
13 a.a.O., S. 20.
14 a.a.O., S. 49–50.
15 M. Čechov, »Le theatre est Mort! Vive le Theatre«, Novyj Žurnal (New Review), Nr. 101, New York, S. 76.
16 M. Čechov, Žizn' i vstreči, »Das Leben und die Begegnungen«, Novyj Žurnal, (New Review), New York, Nr. 9, S. 65–67.
17 Die Briefe an M. Morgenstern vom 8.6.1936 und vom 5.8.1936.
18 Siehe die M. Čechov Briefe an Freddi, Novyj Žurnal, Nr. 132, S. 147–160.

Bibliographie

»Michail Aleksandrovitsch Tschechov – Schauspieler und Anthroposoph«
M. A. *Čechov*, »Žizn' i vstreči« (Das Leben und die Begegnungen) in: Novyj žurnal (New Journal), New York, Nr. 7–11.
M. A. *Čechov*, Pis'ma (Briefe) in: Novyj žurnal, New York, Nr. 101, 132.
M. A. *Čechov*, »Mysli ob iskusstve aktera« (Die Gedanken über die Schauspielkunst) in: Novyj žurnal, New York, Nr. 2.
M. A. *Čechov*, »Put' aktera« (Der Weg eines Schauspielers), Academia Leningrad 1928
Michael *Chekhov*, »To the actor«, New York 1953
Michael *Tschechov*, »Werkgeheimnisse der Schauspielkunst«, Übersetzung aus dem Amerikanischen, Zürich 1979
M. A. *Čechov*, Briefe an Michael Bauer und Margareta Morgenstern (Nachlaß von Margareta Morgenstern, unveröffentlicht)
M. A. *Čechov*, Briefe an Marie Steiner-von Sivers, unveröffentlicht.
Margarita *Woloschin*, »Michael Tschechov zum Gedenken«, in: »Das Goetheanum«, 5. Februar 1956, 35. Jg., Nr. 6.

V. *Gromov*, »Michail Čechov«, Moskva 1970.

Teatral'naja enciklopedija (Theaterenzyklopädie), Moskva 1967, Band 5, Stichwort: Čechov, M. A.

The Drama Review Michael Chekhov, Published by MIT Press, N. Y. University, School of the Arts, Fall 1983, T 99.

Tschechov in meinem Leben; Filmbühne am Steinplatz, München 1984.

Jurij *Sobolev*, M. A. Čechov, in: »Aktezy« (Die Schauspieler), Moskva 1926.

A. V. *Lunačarskij*, »O teatre i dramaturgii« (Über Theater und Dramaturgie), Moskva 1958.

L. K. *Dolgopolov*, A. Belyj o postanovke »istoričeskoj dramy« »Peterburg« na scene MChAT-2« (A. Belyj über die Aufführung des »historischen Dramas« »Petersburg« auf der Bühne des MChAT-2) in: Russkaja literatura Nr. 2, 1977.

M. *Knebel'*, »Odna rol' Michaila Čechova« (Eine Rolle Michail Tschechovs) in: Teatr, Nr. 6, 1971.

John E. *Malmstad*, »Posleslovie« (Nachwort) in: Andrej Belyj, »Gibel' senatora« (Der Tod des Senators), Berkeley 1986.

»Novyj zritel'« (Der neue Zuschauer), Theaterzeitschrift, Jg. 1926–27.

A. *Morov*, »Tragedija chudožnika« (Die Tragödie des Künstlers), Moskva 1971.

Pis'ma Andreja Belogo k Michailu Čechovu (Briefe von Andrej Belyj an Michail Tschechov) in: »Vstreči s prošlym« (Begegnungen mit der Vergangenheit), Vyp. 4, 1982.